U0236409

实用皮肤科
医师手册
（彩色图解版）

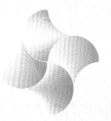

张爱珍　黄敏婷　秦海洸　主编

化学工业出版社

·北京·

内容简介

本书内容共分为十七章，第一章主要介绍了皮肤病的症状和体征、物理诊断、实验室检查、治疗、皮肤美容和养护。第二章至第十七章分别介绍了临床常见的各种皮肤病的诊断要点、辅助检查、鉴别诊断、治疗、预防与调护等。诊断要点部分条目化列出了疾病的特征，并配有体现皮肤病变特征的彩图。治疗部分包括治疗原则、系统药物治疗、局部药物治疗、中药治疗和其他物理治疗方法等，在药物治疗部分以处方的方式列出了各种药物的用法用量，并在说明中列出了各种药物的选择、疗程、药量改变、注意事项等实用内容。本书内容丰富，临床实用性、参考性强，彩色印刷，印装精美，可供皮肤专业医师及全科医师、社区医师、实习医师和关注皮肤健康者参考阅读。

图书在版编目（CIP）数据

实用皮肤科医师手册：彩色图解版 / 张爱珍，黄敏婷，秦海洸主编. —北京：化学工业出版社，2021.8（2025.5重印）
ISBN 978-7-122-39431-6

Ⅰ.①实… Ⅱ.①张…②黄…③秦… Ⅲ.①皮肤病 - 诊疗 - 图解 Ⅳ.① R751-64

中国版本图书馆 CIP 数据核字（2021）第 129097 号

责任编辑：赵兰江　　　　　　　　　　装帧设计：张　辉
责任校对：王　静

出版发行：化学工业出版社
　　　　　（北京市东城区青年湖南街13号　邮政编码100011）
印　　装：中煤（北京）印务有限公司
710mm×1000mm　1/32　印张12¾　　字数311千字
2025年5月北京第1版第4次印刷

购书咨询：010-64518888
售后服务：010-64518899
网　　址：http://www.cip.com.cn
凡购买本书，如有缺损质量问题，本社销售中心负责调换。

定　价：78.00元

编写人员名单

主　编	张爱珍	黄敏婷	秦海洗
副主编	马　寒	朱露妹	韦日娜
	吕　艳	吴志洪	
编　者	马　寒	韦日娜	卢振芝
	朱露妹	吕　艳	张爱珍
	吴志洪	陈　蔚	苏东红
	陈细瑜	赵　曦	秦海洗
	郭　靖	黄敏婷	

前　言

　　本书是在《皮肤科新医师手册》基础上补充完善而成。编者根据临床常见病、多发病调整了录入病种，充实了治疗方案，每一个病例附上了典型症状的彩色图片，使医师更加直观的了解疾病的诊疗，协助临床工作的顺利开展。

　　本书以临床实用性为宗旨，编写语言简洁明了，化繁为简。第一章概论部分介绍了皮肤的结构和功能、皮肤性病常见的症状和体征、常用的物理诊断、实验室诊断方法、常用的治疗方法和疾病的预防措施、皮肤的保健与美容。其他章节为常见皮肤性病的诊疗内容，每种疾病从疾病的好发年龄、好发部位、皮损典型症状等诊断要点进行描述，介绍了应该进行何种辅助检查以及应与哪些疾病鉴别，在治疗部分以药物处方的形式，尽可能详细地列出常规用药量、用法、次数和可替换的药物或联合用药及需要特别注意的事项。治疗方法中包含了目前皮肤科较常用的光电医疗美容知识的介绍。中医药治疗皮肤病有悠久的历史和丰富的经验，我们同时列具了相应的中医药治疗的内容，以供临床医师参考。

　　本书编者在长期临床实践工作的基础上，查阅有关文献进展，编写了这本手册。在编写过程中，力求内容实用、系统，阐述简明、准确。但由于编者水平有限，疏漏及不妥之处在所难免，敬请读者予以指正。

编　者

2021年6月9日

目 录

第一章

概论 / 001

第二章

病毒性皮肤病 / 061

第三章

细菌性皮肤病 / 081

第四章

真菌性皮肤病 / 099

第五章

动物性皮肤病 / 126

第六章

过敏性皮肤病 / 140

第七章

红斑鳞屑性皮肤病 / 196

第十六章

皮肤恶性肿瘤 / 344

第十七章

性传播疾病 / 362

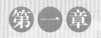

概论

皮肤性病学研究的疾病范围包含皮肤及其附属器疾病和性传播疾病。致病因素有日照、温度变化、化学介质、感染、外伤摩擦等外部因素和心理、遗传、内科疾病、药物反应、感染等内部因素，任何因素都会影响皮肤、黏膜正常结构和功能，导致病变发生。了解皮肤、黏膜的正常结构和生理功能，掌握皮肤性病常见的症状和体征，熟悉疾病的治疗方法，是对疾病做出有效处理的前提。

第一节 皮肤的结构和功能

皮肤是人体最大的器官，约占总体重的16%，成人皮肤面积为1.2～2.0m²，新生儿约为0.21m²。它被覆于体表，与人体所处的外界环境直接接触，在口、鼻、尿道口、阴道口和肛门等处与体内各种管腔表面的黏膜互相移行。皮肤包绕在身体表面，对维持人体内环境稳定极其重要。

一、皮肤的结构

皮肤从外到内依次由表皮、真皮和皮下组织构成，并含有附属器官（汗腺、皮脂腺、指甲、趾甲）以及血管、淋巴管、神经和肌肉等。

1. 表皮　是皮肤最外面的一层，属于角化的复层扁平上皮，主要由角质形成细胞、黑素细胞、朗格汉斯细胞和麦克尔细胞构成。根据细胞的不同发展阶段和形态特点，由外向内可分为5层，分别是角质层、透明层、颗粒层、棘细胞层、基底层（又称生发层）。它能抵抗摩擦，防止体液外渗和化学物质内侵。

2. 真皮　位于表皮和皮下组织之间，属于不规则的致密结缔组织，由纤维、基质和细胞成分组成。由浅至深分为乳头层（又称真皮浅层）和网状层（又称真皮深层），两者无严格界限。乳头层内含丰富的毛细血管和毛细淋巴管，还有游离神经末梢和囊状神经小体。网状层较厚，内有较大的血管、淋巴管、神经穿行。皮肤损伤仅限于表皮层，愈合后不会留下瘢痕，当达到真皮层时就会留下永久的瘢痕。

3. 皮下组织　位于真皮下方，由疏松结缔组织和脂肪小叶组成，其下紧临肌膜。其中含有血管、淋巴管、神经、小汗腺和顶泌汗腺等。皮下组织的厚薄依年龄、性别、部位及营养状态而异。有防止散热、储备能量和抵御外来机械性冲击的功能。

4. 皮肤附属器　包括毛发、皮脂腺、汗腺及指（趾）甲等。

（1）毛发：分长毛、短毛、毫毛三种。毛发在皮肤表面以上的部分称为毛干，在毛囊内的部分称为毛根，毛根下段膨大的部分称为毛球，突入毛球底部的部分称为毛乳头。毛发的生长周期分为生长期、退行期和休止期。毛发的性状与遗传、健康状况、激素水平、药物和气候因素有关。

（2）皮脂腺：位于真皮内，靠近毛囊。除掌、跖外，分布全身，以头皮、面部、胸部、肩胛间和阴阜等处较多。唇部、乳头、龟头、小阴唇等处的皮脂腺直接开口于皮肤表面，其余开口于毛囊上1/3处。皮脂腺可以分泌皮脂，润滑皮肤和毛发，防止皮肤干燥，青春期以后分泌旺盛。

（3）汗腺：可分为小汗腺和顶泌汗腺，小汗腺位于真皮深部及皮下组织。除唇部、鼓膜、甲床、乳头、龟头、包皮内面、小阴唇和阴蒂外，分布全身。而以掌、跖、腋窝、腹股沟等处较多。顶泌汗腺主要位于腋窝、乳晕、脐窝、肛周和外生殖器等部位。它的分泌主要受性激素影响，青春期后分泌旺盛，新鲜的顶泌汗腺分泌物为无臭的乳状液，排出后被某些细菌分解，产生有臭味物质。汗腺可以分泌汗液，调节体温。

（4）指（趾）甲：属于结缔组织，其主要成分是角蛋白。是指（趾）端表皮角质化的产物，起保护指（趾）端作用。

5.血管、淋巴管、神经和肌肉

（1）表皮无血管，真皮层及皮下组织有。动脉进入皮下组织后分支，上行至皮下组织与真皮交界处形成深部血管网，给毛乳头、汗腺、神经和肌肉供给营养，发挥营养代谢和调节体温等作用。

（2）淋巴管起于真皮乳头层内的毛细淋巴管盲端，沿血管走行，在浅部和深部血管网处形成淋巴管网，逐渐汇合成较粗的淋巴管，流入所属的淋巴结。淋巴管是辅助循环系统，可阻止微生物和异物的入侵。

（3）皮肤中有丰富的神经分布，可分为感觉神经和运动神经。多分布在真皮和皮下组织中，通过与中枢神经系统之间的联系感受各种刺激、支配靶器官活动及完成各种神经反射。

（4）立毛肌是皮肤内主要的肌肉类型，由纤细的平滑肌纤维束构成，一端起于真皮乳头层，另一端插入毛囊中部的结缔组织鞘内，受到寒冷和精神紧张等刺激时，立毛肌收缩形成"鸡皮疙瘩"。

二、皮肤的功能

皮肤覆盖全身，能够保护身体内各种组织和器官免受外界有害因素的侵袭，起到屏障作用。此外，皮肤还有吸收、感觉、分泌、排泄、体温调节、代谢、免疫等功能。

1.屏障和吸收功能　皮肤位于人体最外层，对外界物理刺激、化学刺激和微生物刺激有一定防御能力。皮肤的弹性和皮下组织能缓冲外来的机械性冲击力，能抵抗轻度酸、碱的刺激，阻止病毒、细菌向体内侵入，此外，还能阻止体内水分、电解质和其他物质的丧失。各种接触皮肤的固体、液体、微量气体都可以通过皮肤的角质层、毛囊、皮脂腺、汗管等途径吸收，吸收能力与皮肤的厚薄、完整性、角质层的水合程度以及环境温度高低有关。皮肤薄、有创伤、角质层水合程度高、高温环境可以促进皮肤的吸收，反之则降低吸收能力。

2.分泌和排泄功能　皮肤主要通过汗腺和皮脂腺进行汗液分泌和皮脂排泄功能。通过出汗排泄体内代谢产生的废物，维持体内电解质平衡。通过皮脂腺的分泌形成保护皮肤黏膜的皮脂膜，起到润泽毛发、防止皮肤干裂、抑制细菌繁殖的作用。汗液的分泌与外界温度、精神因素和饮食有关，皮脂腺的分泌与年龄、性别、营养等因素有关。

3.体温调节和感觉功能　皮肤有重要的体温调节作用，通过皮肤毛细血管的收缩与扩张和汗液分泌减少与增加来调节对外界气温的适应，高温环境中主要的散热方式是汗液蒸发带走热量。皮肤内有多种感觉神经末梢，对外界刺激，能通过神经传导和大脑皮层的分析，产生冷、热、触、压、痛等单一感觉和干、湿、光滑、粗糙、坚硬、柔软、形体觉、两点辨别觉、定位觉、图形觉等复合感觉。皮肤病中常见的痒觉（又称瘙痒）是引起搔抓欲望的不愉快感觉，属于皮肤黏膜的一种特有感觉，产生机制尚不清楚，情绪和注意力可以影响痒觉的程度。

4.代谢和免疫功能　与身体其他组织器官相比，皮肤的代谢功能具有其特殊性，皮肤内含有水分、电解质、糖、蛋白质、脂类等物质，皮肤代谢异常会出现特定的病症。皮肤还是重要的免疫器官，包括免疫细胞和免疫分子两部分。免疫细胞包括位于表皮的角质形成细胞、朗格汉斯细胞和位于真皮的淋巴细胞、内皮细胞、肥大细胞、巨噬细胞、成纤维细胞和真皮树枝状细胞。免疫分子包括细胞因子、黏附分子和其他分子。它们形成网络系统，与体内其他免疫系统相互作用，共同维持着皮肤微环境和机体内环境的稳定。

第二节　皮肤性病常见的症状和体征

皮肤性病的症状和体征是诊断皮肤性病的主要依据。患者主观感受到的不适称为症状。客观存在、可以看到或者触摸到的皮肤黏膜及其附属器的改变称为体征，又称为皮肤损害（简称皮损）。

一、皮肤性病常见的症状

症状的轻重与原发病的性质、病变程度和个体差异有关。常见的局部症状有瘙痒、疼痛、烧灼以及麻木感等，全身症状有畏寒发热、乏力、食欲不振和关节疼痛等。

1. 瘙痒　是最常见的皮肤病自觉症状。引起皮肤瘙痒的原因有很多，可归纳为皮肤过敏、皮肤干燥和系统性疾病三大类。最常见的原因是皮肤过敏引起，多见于皮炎、荨麻疹、湿疹引起的瘙痒；其次是皮肤干燥引起，由于年老、气候干燥导致的瘙痒，随着年龄增大，皮脂腺退化，中老年人皮肤表面脂膜变薄，皮肤保湿能力下降，皮肤干燥脱屑出现瘙痒；另外有些系统疾病也会伴随皮肤瘙痒的症状，比如肝、肾功能不全出现的黄疸、尿毒症，以及糖尿病、肿瘤、神经功能障碍等都可能伴随皮肤瘙痒。

2. 疼痛　皮肤的真皮浅层、深层都布有神经，与游离于外周的神经末梢构成了人体的重要感觉感受器官，传导触觉、痛觉、痒觉、温度觉和机械性刺激。当神经末梢受到炎症破坏或者压迫时，就会出现疼痛。常见于带状疱疹、皮肤化脓性感染、结节性红斑和生殖器疱疹等疾病。疼痛的性质可为刀割样、针刺样、烧灼样、电击样等，多局限于患处。痛觉敏感（正常的轻微刺激或衣服触及皮肤时诱发的疼痛）常见于带状疱疹。

3.其他症状　皮肤麻木、感觉异常，常见于麻风病。

二、皮肤性病常见的体征

皮损分为原发性和继发性。由皮肤病理变化直接产生的皮损称为原发皮肤损害，对原发皮肤损害的鉴定是皮肤病物理检查的最重要内容。原发性皮损可进一步发展或消退，也可因创伤或其他外在因素而形成继发损害。

1.斑疹　皮肤黏膜的局限性颜色改变，与周围皮肤平齐，无隆起或凹陷，形状不定，直径小于2cm称斑疹，大于2cm时称为斑片。

斑疹分为红斑、出血斑、色素沉着及色素减退斑。红斑分为炎症性和非炎症性，炎症性局部皮温稍高、肿胀、压之变白，非炎症性局部皮温不高，压之退色，多因毛细血管扩张、数量增多导致；出血斑因毛细血管破裂后红细胞外渗所致，压之不退色，直径小于2mm称瘀点，等于大于2mm时称为瘀斑；色素沉着及色素减退斑压之不退色，如黄褐斑、花斑糠疹和白癜风等，因表皮或真皮色素增加或减少所致。

2.丘疹　为局限性、实质性、直径小于1cm的表浅隆起性皮损。丘疹表面扁平、圆形脐凹状、粗糙不平呈乳头状，颜色呈紫红色、淡黄色或黑褐色。丘疹由表皮或真皮浅层细胞增殖、代谢产物聚积或炎症细胞浸润引起。形态介于斑疹与丘疹之间的稍隆起皮损称为斑丘疹，丘疹顶部有小水疱时称丘疱疹，顶部有小脓疱时称丘脓疱疹。

3.斑块　为丘疹扩大或较多丘疹融合而成，直径大于1cm，隆起性扁平皮损，中央可有凹陷。

4.风团　为皮肤表浅性局限性水肿。大小、形状各有不同。皮疹颜色可为红色或苍白色，有红晕。皮损发生此起彼伏，一般经数小时消退，退后不留痕迹，常伴有瘙痒。

5.水疱　为局限性、隆起性、内含液体的腔隙性皮损。直径1cm以下的称为小水疱，大于1cm者称为大疱，内容物含血液者称血疱。根据水疱在皮肤中的位置，有角层下水疱、表皮内水疱和表皮下水疱之分。

6.脓疱　为局限性、隆起性、内含脓液的腔隙性皮肤病，由细菌或非感染性炎症引起。疱液或浑浊、稀薄或黏稠，皮损周围常有红晕。

7.结节　为局限性、实质性、深在性皮损，可为圆形或椭圆形，隆起或者不隆起，需触诊方能查出，有一定硬度或浸润感。由真皮或皮下组织的炎性浸润或代谢产物沉积引起。

8.囊肿　为内含液体或黏稠物及细胞成分的囊状结构，呈圆形或椭圆形，摸之有弹性。一般位于真皮或更深位置，可隆起于皮面或仅可触及。

9.鳞屑　为干燥或油腻的角质细胞层状堆积，由表皮细胞形成过快或正常角化过程受干扰所致。大小、厚薄、形态不一，呈糠秕状、蛎壳状或大片状。

10.痂　由浆液、脓液或血液干燥后形成痂，通常其中混有表皮细胞，有时还有细菌残骸。可薄可厚，质地柔软或脆硬，附着于创面。根据成分不同呈淡黄色、黄绿色、暗红色或黑褐色。

11.糜烂　为局限性表皮或黏膜上皮缺损形成的红色湿润创面，常由水疱、脓疱破裂或浸渍处表皮脱落所致。损害表浅，一般愈后不留瘢痕。

12.溃疡　是局限性皮肤或黏膜缺损形成的创面，可深达真皮或更深位置，因为感染、损伤、肿瘤、血管炎等导致。基底部常有坏死组织附着，边缘陡直、倾斜或高于周围皮肤。愈合较慢，愈后遗留瘢痕。

13.浸渍　是由于皮肤角质层吸收较多水分导致，表皮变软变白。摩擦后表皮易脱落而露出糜烂面，容易继发感染。

14.裂隙　是指深达表皮或真皮的线状裂纹。常因皮肤炎症、角质层增厚或皮肤干燥导致皮肤弹性降低、脆性增加，牵拉后引起。

15.瘢痕　是真皮或深部组织损伤或病变后，由新生结缔组织修复形成。可分为萎缩性和增生性，前者较正常皮肤略有凹陷、表皮变薄、皮肤光滑、局部血管扩张；后者隆起、表面光滑、无毛发、索状或形状不规则、暗红色、质地略硬。

16.萎缩　是皮肤的退行性变，发生于表皮、真皮及皮下组织，因为表皮厚度变薄或真皮和皮下结缔组织减少所致。表皮萎缩常见皮肤变薄，半透明，表面有细皱纹呈羊皮纸样，正常皮沟变浅或消失；真皮萎缩表现为局部皮肤凹陷，表皮纹理可正常，毛发可变细或消失；皮下组织萎缩则表现为明显凹陷。

17.抓痕　也叫表皮剥脱，可呈线状、点状，深度可在表皮或深达真皮浅层。常由机械性损伤所致，如搔抓、划伤或摩擦。

第三节　皮肤性病的物理诊断

皮肤性病的病因复杂，临床表现多样，明确诊断是有效治疗的前提。有些皮肤性病的皮损非常有特点，经验丰富的皮肤科医师通过认真听取病人的主诉、进行直观的体检、询问采集病史，就能给出诊断，但有些不同的皮肤病却会出现相似的症状和体征，为了获得更加准确的诊断，医生还要借助特殊的物理检查手段，通过肉眼观察进行综合分析，以达到明确诊断、指导治疗、观察疗效的目的。

一、皮肤性病的体格检查

皮肤是既能看得到还能摸得到的器官，皮肤性病的临床症状，均发生在体表，可以直接观察和触摸。通过问诊、视诊、触诊等体格检查采集病人信息，结合病史，多数可以得到正确的诊断。

1.问诊　问诊是通过医患问答进行，问诊的内容包含主诉、现病史、既往史、个人史和家族史。

主诉是迫使病人就诊的原因，包含主要的临床表现和持续时间。医生围绕病人的主诉询问现病史、既往史、个人史以及家族史。

现病史包含诱发疾病的因素、前驱症状、初发皮损状况、伴随的局部及全身症状，询问患者治疗经过和疗效。应注意了解饮食、药物、接触物、季节、环境温度、日光照射等外界因素和疾病发生、发展的关系。对于过敏性疾病，更应详细了解患者用药史、接触史。

既往史包含患者过去所有罹患的疾病名称、诊治过程和疗效。重点关注与现在就医的皮肤病相关疾病。还应询问有无药物、食物过敏史。

个人史包含患者的生活情况、饮食偏好、婚姻状况、性活动史，女性患者还应询问是否月经期、怀孕期、哺乳期。

家族史包含家族成员患病情况，有无近亲结婚，对于遗传性疾病的判定意义较大。

2.视诊　视诊最好在自然光线或日光灯下进行。根据情况不仅要观察患者主诉的部位，还要尽可能观察全身皮肤和可视黏膜（结膜，口腔黏膜等）部分，有的患者来看病时，原发疹已经发生变化（搔抓形成瘢痕或皮疹互相融合），原发疹的特点已经不明显，在这种情况下一定要努力寻找原发疹才能做出诊断。视诊要点有以下几点：

（1）判断皮损的性质和种类，分清是原发皮损还是继发皮损，了解皮损大小、颜色、数目、形状、表面是否有鳞屑、是否有内容物、边界是否清楚、高出皮面还是低于皮面。

（2）观察皮损排列特点，是线状、环状、弧状、网状排列还是成群集性排列，或者无规律排列。

（3）皮损的分布可呈全身性、局限性、泛发性、对称性、双侧性、单侧性、沿血管分布、沿神经分布或按皮节分布。

（4）皮损发生部位，某些皮肤病有一定的好发部位，这对诊断有一定帮助。

3.触诊　触诊是医生用手去触摸病人患处，得到的有诊断价值的信息。触诊要点如下。

（1）用手触摸皮损有无浸润，与周围组织是否有粘连、固定。

（2）了解皮疹坚硬度，是柔软还是坚实。

（3）感知皮肤温度，是否有压痛或感觉异常。

（4）触摸附近淋巴结是否存在肿大或压痛。

二、皮肤性病的一般辅助性检查

在皮肤性病的诊断中，常常依靠特殊工具来进行辅助检查，以明确诊断。

1.玻片压迫法　鉴别红斑和紫癜时，用一玻片用力压在病损上 10～20s，如为红斑即退色，如为紫癜则不退色。玻片法观察寻常狼疮结节，可出现特有的苹果酱颜色。贫血痣玻片压后可消失。

2.皮肤划痕试验　医师用钝物（棉签、骨针或牙签钝头等）在被检者前臂屈侧稍加用力划一道线。正常反应为被划过的皮肤先呈白色，然后变成红色，20min 左右红色消失。如果很快出现红色线条隆起、水肿，甚至有渗出倾向，超过 20min 不消退，称为皮肤划痕试验阳性。

3.点状出血试验　寻常型银屑病皮损表现为红色的丘疹、红斑或大小不等的扁平斑块，上面覆盖着厚薄不等、容易脱落的银白色鳞屑。用刀背、竹片等钝物刮除鳞屑，感觉像刮除蜡滴，称为蜡滴现象。鳞屑刮除后可见到一层光滑的透明薄膜，此为薄膜现象。接着再轻轻刮去薄膜则基底出现小出血点，呈筛孔样，称为点状出血现象，即Auspitz征。该检查方法对寻常型银屑病有诊断价值。

4.棘层细胞松解现象　也称Nikolsky征，选外观正常的皮肤，以手指搓擦，如表皮浅层被剥离成片状糜烂面，则为阳性；以手指推挤水疱或大疱，如疱能随推挤而向前移动，亦为阳性。该现象是表皮受损伤的一种特征，常见于天疱疮、大疱性表皮松解型药疹、婴儿剥脱性皮炎等病。

5.同形反应　患者的皮肤存于头面、躯干及四肢等处有鳞屑性红斑、扁平丘疹、水疱、渗液等损害，此损害称为原损害。外观正常的皮肤在各种刮伤、抓伤、针刺、注射等刺激后，沿伤痕出现发生与原损害临床表现相同的新发损害，也称同形现象。常见于白塞病、银屑病、扁平疣等疾病。

6.滤过紫外线检查　也称Wood灯检查，通过含氧化镍的玻片获得320～400nm长波紫外线，照射于皮损可见特殊颜色的荧光，用来协助诊断皮肤病。常用来鉴别头部黄癣和白癣，黄癣呈暗绿色荧光，白癣呈亮绿色荧光。区别白癜风与贫血痣，白癜风皮损在灯下观察发现脱色增强，贫血痣的苍白斑则完全消失不见。另外，对于白色糠疹、结节性硬化、花斑癣有诊断意义。

三、皮肤性病的影像检查

皮肤镜、皮肤超声等影像技术应用于皮肤性病的辅助检查，大大提高了依赖肉眼观察进行诊断的水平，为临床诊断提供了有力的支撑。是非创伤性检查方法，可以减轻病人痛苦，避免皮肤创伤。

1.皮肤镜检查　又称皮肤透光式显微镜，通过显微镜将皮损放大数倍至数十倍，比肉眼所见的形态更为精细，能够观察到活体皮肤表面及其下亚微观结构和病理变化的相关表现，根据观察到的色素及血管结构的形态和模式变化，对多种皮肤病起到辅助诊断作用。常用于皮肤色素性疾病及皮肤浅部肿瘤的诊断与鉴别诊断。

2. 皮肤超声检查　皮肤超声对皮肤各层及其周围组织发生的异常进行定性及定量诊断，很好的描述皮肤各层的特征，显示可见损害的厚度、回声反应性及血管型，评估皮损的活动性和严重性，为决定诊断和制定治疗方案提供有关信息。常用于良性皮肤疾病、皮肤恶性肿瘤、炎症性疾病、甲病以及外源性异物、美容填充物的检查。

3. 共聚焦显微镜检查　是皮肤科新的影像诊断技术。它能够识别细胞和组织接近于病理组织学分辨水平，可以在皮肤水平面扫描皮损比垂直切开所观察面积要大。对皮肤肿瘤、非黑素瘤皮肤肿瘤、炎症性皮肤病、感染性皮肤病等疾病的诊断有较高的辅助作用。

第四节　皮肤性病常用实验室检查

许多皮肤病根据症状及体格检查和一些物理检查手段就可以做出诊断，但某些病例临床表现复杂多样，需要通过实验室检查的手段来明确诊断，此外，实验室检查还是观察疾病发展、治疗中有无不良反应及疗效的指标。

一、皮肤组织病理学检查

该检查是有创检查，需要通过手术方式，按需要切取未经治疗的成熟皮损或典型皮损组织（包含皮肤以及皮下组织），通过处理后观察组织变化以明确诊断，指导治疗。常用于皮肤肿瘤、感染性皮肤病以及代谢性疾病的辅助检查。肿瘤性皮肤病应选择典型皮损，炎症性疾病应选择近成熟期皮损，大疱性皮肤病应选择新鲜皮损，环状损害应选择活动边缘部分，结节性损害取材时要达到足够深度。组织取材时最好包含小部分正常组织，以便鉴别。以下介绍皮肤组织病理常用的术语。

1. 表皮的组织病理变化

（1）角化过度：由于角质形成过多或角质储留堆积引起的角质层过度增厚。

（2）角质栓：在扩大的毛囊或汗管开口处角质显著增多形成角栓。

（3）角化不全：角化过程不完全，角质层有细胞核残留。

（4）角化不良：棘层及颗粒层个别或小群角质形成细胞提前异常角化，表现为胞核浓缩深染，胞浆红染，棘突消失。

（5）颗粒层增厚：颗粒层的厚度增加，胞浆内透明角质颗粒粗大色深。

（6）棘层肥厚：表皮棘细胞层增厚。

（7）乳头瘤样增生：真皮乳头不规则的向上增生，使表皮呈不规则波浪状起伏。

（8）疣状增生：表皮角化过度、颗粒层增厚、棘层增厚和乳头瘤样增生四种病理同时存在。

（9）表皮萎缩：棘层细胞减少，表皮变薄，表皮突不明显或消失。

（10）海绵形成：细胞间水肿引起细胞间隙增宽，细胞间桥拉长而清晰可见似海绵。

（11）基底细胞液化变性：基底细胞空泡化或破碎，使原来基底细胞的栅状排列发生紊乱甚至基底层消失。

（12）棘层松解：表皮细胞间失去粘连而呈松解状态，出现表皮内裂隙或水疱。

（13）微脓肿：表皮内有中性粒细胞或淋巴细胞聚集的小团块。Kogoj海绵状微脓肿指在颗粒层或棘层上部海绵形成的基础上有中性粒细胞聚集。Munro微脓肿指角质层有中性粒细胞聚集。Pautrier微脓肿指表皮内或外毛根鞘淋巴样细胞聚集。

（14）色素失禁：基底细胞及黑素细胞损伤后，黑素从这些细胞中脱落到真皮上部，或被吞噬细胞吞噬，或游离在真皮胶原纤维间隙中。

2.真皮的组织病理变化

（1）纤维蛋白样变性：结缔组织病变而呈明亮的嗜伊红性均质外观，显示出纤维蛋白的染色反应。

（2）黏液变性：胶原基质中黏多糖增多，胶原纤维束间的黏液物质沉积而使间隙增宽。

（3）弹力纤维变性：弹力纤维断裂、破碎、聚集成团或粗细不均呈卷曲状。

（4）肉芽肿：各种原因所致的慢性增殖性改变，形成局部以组织细胞为主的结节状病灶，病变中可含有上皮样细胞、巨噬细胞、多核巨细胞、淋巴细胞等。

3.皮下组织病理变化

（1）脂膜炎：由于炎性反应而引起皮下脂肪组织不同程度的炎性浸润、水肿、液化或变性坏死。

（2）渐进性坏死：某些肉芽肿性皮肤病中，真皮结缔组织纤维及其内的血管等失去正常着色能力，但仍可见其轮廓，无明显炎症，边缘可见成纤维细胞、组织细胞或上皮样细胞呈栅栏状排列。常见于环状肉芽肿、类脂质渐进性坏死、类风湿结节等。

（3）脂膜炎：由于炎症反应而引起皮下脂肪组织不同程度的炎性浸润、水肿、液化或变性坏死。

二、免疫病理学检查

根据抗原-抗体反应原理，利用标记的特异性抗体检测组织或细胞中的抗体成分进行分析，以协助诊断、指导治疗。多用于对天疱疮、类天疱疮、红斑狼疮、皮肌炎、皮肤血管炎等免疫性皮肤病的检查。根据检测方法不同分为直接免疫荧光、间接免疫荧光和免疫酶标法。

1.直接免疫荧光　检查病变组织或细胞中免疫球蛋白或补体的出现及分布，用于诊断、鉴别或辅助诊断免疫性皮肤病。

（1）棘细胞间：天疱疮皮损棘细胞间IgG、IgA、IgM或C_3沉积，呈网状。

（2）皮肤基底膜带：① 红斑狼疮：基底膜带90%以上出现IgG、C_3沉积，呈颗粒状，这一现象的检查称狼疮带试验（Lupus Band Test，LBT）。② 类天疱疮：基底膜带90%以上IgG、C_3沉积，呈线状；IgG沉积于盐裂皮肤表皮侧。③ 线性IgA大疱病：IgA线状沉积于基底膜带。④ 获得性大疱性表皮松解症（EBA）：IgG沉积于盐裂皮肤真皮侧。

（3）血管壁：多种皮肤血管炎的皮肤血管壁有IgG、IgM、C_3沉积，皮肌炎的病变肌肉间质血管壁有IgM、C_3沉积。

2.间接免疫荧光　检查血清中自身抗体的性质、类型和滴度，用于诊断、鉴别或辅助诊断免疫性皮肤病，观察病情变化和药物疗效。

3.免疫酶标　主要标记细胞的某种特异性成分，用于肿瘤的鉴别诊断。

三、真菌检查

常用于疑似真菌感染引起的皮肤性病检查。采集标本包含浅部真菌病的毛发、皮屑、甲屑和深部真菌病的痰液、尿液、粪便、脓液、口腔黏膜以及阴道分泌物。

1.临床样本的采集与处理

（1）皮屑：边缘、疱壁、脓液、深层趾（指）间皮屑或活动边缘皮屑，取材前75%乙醇消毒，做10%KOH涂片，同时种于葡萄糖蛋白胨琼脂培养基上，置室温或37℃培养1～3周。

（2）甲屑：用细挫或牙科磨钻取取病甲与正常甲交界处并且贴近甲床部的甲屑，种于葡萄糖蛋白胨琼脂培养基上，置室温或37℃培养1～3周，并同时做KOH涂片。

（3）毛发：取病发（变色，无光泽，弯曲，脆易折断，松动易拔除）15根，75%乙醇消毒，3～5根做直接镜检，5～10根种于葡萄糖蛋白胨琼脂培养基，划破斜面掩埋。

（4）脓液：无菌采集，注意颗粒，用无菌蒸馏水稀释后寻找。可做G染色或抗酸染色。常规的KOH涂片及接种培养也是必要的。

2.直接涂片检查　为最简单而重要的诊断方法。取标本置玻片上，加一滴10%KOH溶液，盖上盖玻片，在酒精灯上微微加热，待标本溶解，轻轻加压盖玻片使标本透明即可镜检。先在低倍镜下检查有无菌丝或孢子，再用高倍镜证实。主要用于明确真菌感染是否存在，一般不能确定菌种。

3.培养检查　可提高真菌检出率，并能确定菌种。标本接种于葡萄糖蛋白胨琼脂培养基上，置室温下培养1周～3周，以鉴定菌种。必要时可行玻片小培养协助鉴定。菌种鉴定常根据菌落的形态、结构、颜色、边缘、生长速度、繁殖程度、下沉现象和显微镜下形态等判断。

四、淋病双球菌检查

常用于疑诊淋球菌性尿道炎患者。采集标本有男性尿道分泌物、女性宫颈分泌物、新生儿结膜分泌物和关节穿刺液以及前列腺液。

1.临床样本的采集与处理

（1）男性尿道分泌物采集：用含无菌生理盐水的藻酸钙棉拭子，伸入尿道2～4cm，轻轻转动取出分泌物。

（2）女性宫颈分泌物采集：先用无菌的脱脂棉擦去阴道内黏液，用无菌藻酸钙棉拭子插入宫颈内1～2cm处旋转取出分泌物。

2.直接涂片检查　常用于淋球菌感染的急性期检查，取其尿道分泌物做直接涂片，如发现细胞内成双排列、呈肾形的革兰阴性双球菌可初步做出诊断。但阴性不能除外诊断，需做培养检查。

3.分离培养检查　常用于慢性淋病患者与无症状感染者的检查。培养菌落在血平皿上可形成圆形、稍凸、湿润、光滑、透明到灰白色的菌落，直径为0.5～1.0mm。生化反应符合淋球菌特性。

五、衣原体及支原体检查

常用于疑诊非淋球菌性尿道炎患者。采集标本同淋球菌检查。

1.衣原体抗原检测法　用商品试剂盒检测，方便简单，快速，特异性高。质控窗和结果窗均显示一条蓝带为阳性结果，阴性为结果窗无变化。阳性结果结合临床可确定沙眼衣原体感染，阴性时不能完全排除，可用细胞培养法确定。

2.支原体检查　将标本接种到液体培养基中，在5%～10% CO_2 环境中，37℃恒温箱内培养24～72小时，每日观察颜色变化。如由黄色变为粉红色，可能有解脲支原体生长。取0.2ml培养物接种到固体培养基上，培养48小时后于低倍镜下观察，有典型"油煎蛋"状菌落者为阳性。

六、梅毒螺旋体检查

常用于疑似梅毒螺旋体感染患者检查。

1.病原体检查　采集标本为病灶组织渗出物、淋巴结穿刺液或组织研磨液。检查方法有暗视野显微镜检查、直接荧光抗体检查和涂片染色检查法。适用于硬下疳、二期梅毒的扁平湿疣、口腔黏膜斑的检查。

2.血清学检查　采集标本为血液或者脑脊液。人体感染梅毒螺旋体后血清中会产生心磷脂抗体，根据免疫学方法检测，作为梅毒的诊断筛选试验。分为非梅毒螺旋体抗原血清试验和梅毒螺旋体抗原血清试验，前者敏感性高而特异性低作为筛查试验，后者阳性可作为确诊试验。

（1）非梅毒螺旋体抗原血清试验方法有：性病研究实验室试验（VDRL）、不加热血清反应素试验（USR）、快速血浆反应素环状卡片试验（RPR）和甲苯胺红试验（TRUST）。

（2）梅毒螺旋体抗原血清试验方法有：荧光梅毒螺旋体抗体吸收试验（FTA-ABS）、梅毒螺旋体颗粒凝集试验（TPPA）、梅毒螺旋体血球凝集试验（TPHA）和酶联免疫吸附试验（EIISA）。

七、疥螨及人体蠕形螨检查

1.疥螨的检查　人体疥螨常隐藏于皮肤角质层、手指缝或手腕屈侧等处，未见抓破的隧道末端和水疱中。用针尖轻轻挑破水疱，可见疥螨隧道，可见有白色小点爬行，放在显微镜下观察，见到的便是疥螨，还可见到虫卵。经研究发现虫卵和疥螨是一种传染性疾病，需要及时、彻底治疗。

2.阴虱的检查　检查阴虱需要阴毛、头发或腋毛，常可见虫卵或阴虱粘连在毛发上。一般用75%乙醇加一滴10%氢氧化钾溶液，在显微镜下可见到虫卵或阴虱，用肉眼也可以看见阴虱爬行。

3.蠕形螨检查　人体蠕形螨的检查，一般采取挤刮法和胶带粘贴法。用刀片或手挤压面部油脂分泌多的部位，如鼻翼、鼻沟、颊部、口腔周围部位，挤压出分泌物或刮取的分泌物置于载玻片上，滴上一滴生理盐水便可检查出有无蠕形螨。而透明胶法则是将胶带粘贴在上述部位，待几小时后或者是过夜后，取下胶带，复贴于载玻片上可在显微镜下看见蠕形螨。

八、变态反应检查法

有些皮肤病是由变态反应引起的，以下方法可检测抗原。

1.斑贴试验　用于检查接触性皮炎的抗原（过敏原），将被检材料混于基剂（凡士林、乙醇、水）中涂在小片（$1cm^2$）纱布上（3～4层），然后贴敷在背部或前臂屈侧皮肤上，24～48小时后观察结果。如果出现潮红、小水疱为阳性反应，有的物质应做系列性稀释，若与浓度无关，所有的浓度都呈阳性反应时，可确定为变态反应性，假如在一定浓度以下呈阴性反应时，可考虑属于刺激性原因。

2.皮内试验　用于检查即刻型变态反应，将被检液注射于皮内，15～20min以后发生荨麻疹或发生伪足为阳性反应。对敏感性较强的患者用此法有一定的危险性，可以将被检液滴在皮肤表面上然后轻轻划破表皮，15～20min后观察结果。例如结核菌素试验、麻风菌素试验、癣菌素试验、Kveim试验等。

九、血液检查

1.血常规检查　许多皮肤病会有免疫系统的参与，引起外周血成分的变化，有必要进行血常规检查。中性粒细胞增高常见于细菌感染性皮肤病、脓疱型银屑病、坏疽性脓皮病、红皮病、Sweet综合征等；嗜酸粒细胞增高常见于遗传过敏性湿疹、药疹、嗜酸性筋膜炎、疱疹样皮炎、类天疱疮、嗜酸粒细胞增多综合征等；淋巴细胞增高常见于皮肤结核、梅毒、病毒疹及淋巴细胞增生症；红斑狼疮常见红细胞、白细胞、血小板减少。

2.红细胞沉降率检查　增高常见于感染性皮肤病、结核、结缔组织病、血管炎、恶性淋巴瘤等。

3.血清抗体检查　结缔组织病、免疫性大疱病血清中可检测出多种自身抗体。也是观察疾病疗效的指标。

4.肝、肾功能检查及血清电解质测定　常用于结核组织病、大疱性皮肤病、血管炎、重症及其他有可能影响内脏系统功能的皮肤病检查。

5. 脑脊液检查　梅毒患者疑有中枢神经系统受累时，应做脑脊液检查。

第五节　皮肤性病的预防

皮肤性病的预防至关重要，认真做好各类皮肤性病的预防工作，对控制、减少以及消灭某些皮肤病有相当重要的意义。有关各种皮肤病的具体预防措施，将在各有关病种中介绍。

一、预防原则

1. 皮肤的清洁卫生　皮肤是保护人体的第一道防线，外来的各种化学性、物理性、机械性、生物性刺激，以及皮肤表面的汗液、皮脂、脱落的表皮细胞及灰尘等均可导致皮肤病的发生。因此应当注意皮肤的清洁卫生；同时，对于干性、中性、油性等不同性质的皮肤应分别采用不同的清洁方法和保护措施。

2. 重视心理精神因素　由于科学技术的迅速发展，人们生活节奏的加快，精神紧张、情绪抑郁也可导致心身疾病的发生，如神经性皮炎、斑秃等。医务人员应主动关心病人，了解患者思想情况，消除病人的思想顾虑和悲观情绪，以保持正常的生活节奏、稳定的情绪和乐观的精神，以利疾病的预防和康复。

3. 加强整体预防观念　外在因素可致皮肤病，同时内在的各组织和器官疾病也可反映于皮肤，尤其机体抵抗能力的降低是患皮肤病的重要因素。因此，在皮肤病预防中要重视整体预防的作用。

二、预防措施

1. 感染性皮肤病的预防　感染性皮肤病多数是可以预防的。首先应避免与传染源接触，对患者和带菌者进行治疗，并做好家庭内外的消毒隔离工作。例如：

（1）性病绝大多数是由性接触传染的，除了给患者特效治疗外，对其性伴应同时检查治疗，要求患者在家庭内做好消毒隔离工作，在社会上应树立良好的生活作风，取缔卖淫嫖娼，对妓女嫖客应检查治疗。

（2）疥疮、虱病常由人与人直接接触传染，如同卧或亲密接触，也可由被褥、衣服等间接传染，病人应和家人分床睡觉并做好被褥等的消毒工作。

（3）脓疱疮、疖疮等化脓性皮肤病除了直接接触可传染外，皮肤卫生不良或患有糖尿病等免疫功能低下的疾病也可发生。

（4）足癣常常是手癣、体癣、股癣的传染源，常因搔抓而传播。患者应积极治疗，避免搔抓，不穿不透气的鞋袜以防加重病情。

2.非感染性皮肤病的预防　非感染性皮肤病有的原因明确，如能查出致病因素，预防是可行的；有的原因不明或完全不明确，但避免其诱发因素也可使其病情缓解或不再发生。

（1）变态反应性皮肤病，应尽可能查出其过敏原，避免接触致敏物质。如接触性皮炎患者多因接触某些植物、化学物质或动物皮毛而发病，急性荨麻疹患者常因进食某些异性蛋白如鱼、虾、蟹等而致病，药疹患者常因口服或注射某些药物而发病，均应根据病史和过敏性试验查明原因后，告诫病人勿再接触或服用致敏物质。

（2）遗传性皮肤病虽然病因明确，但无有效的治愈方法，应指导患者采取措施避免加重，比如鱼鳞病患者在冬日应常用油脂性护肤霜；着色性干皮病患者应避免日光照射即可避免病情加重；严重的遗传病患者应规劝其不婚或婚而不育。

（3）瘙痒性皮肤病如神经性皮炎、瘙痒症、痒疹等，应说服患者做到不抓或少抓，勿用水烫洗，不外用刺激性强的药物，勿饮酒，忌食辛辣刺激性食物。

（4）职业性皮肤病应做现场调查，改进劳动条件和生产过程。

（5）某些疾病如红斑狼疮、银屑病、湿疹等，虽然病因尚未完全明确，但某些诱因如药物、感染、精神状态、饮食等，往往能诱发或加重病情，应尽量避免。

（6）对于皮肤恶性肿瘤及先天性皮肤病，虽无预防方法，也应做到早发现，早治疗，以避免病情恶化。

第六节　皮肤性病的治疗

皮肤病的特点是诊断容易治疗难。西医对皮肤性病的治疗方法有系统药物治疗、外用药物治疗、物理治疗和皮肤外科治疗。中医理论注重辨证论治、审证求因，治疗方法分内治和外治，在治疗皮肤性病方面有一定的优势。

一、常用的内服药物

皮肤性病科常用的内服药物有抗组胺药、糖皮质激素、抗细菌药、抗病毒药、抗真菌药、抗寄生虫药、维A酸类药、维生素类药、免疫抑制剂、生物反应调节剂等。

（一）抗组胺药

抗组胺药物具有与组胺相同的乙胺基核的基本结构，竞争性与H_1或H_2受体结合而发挥拮抗组胺的作用，使组胺不能与效应细胞结合，阻止其引起的毛细血管扩张、血管通透性增加、平滑肌收缩和腺体分泌增加等反应。抗组胺药物根据拮抗组胺受体的不同，分为H_1受体拮抗剂和H_2受体拮抗剂。H_1受体拮抗剂是皮肤科最常用的口服抗过敏药。H_2受体拮抗剂主要与H_1受体拮抗剂联合用于慢性荨麻疹、皮肤划痕症、血管性水肿等治疗。

1.H_1受体拮抗剂　药理作用有两个方面，一是阻断组胺与效应细胞的H_1受体结合，或通过非竞争性抑制作用，拮抗组胺的药理效应；二是抗变应性作用，通过阻滞肥大细胞和嗜碱性粒细胞释放炎症等介质。通常将70年代前的H₁受体拮抗剂称为第一代抗组胺药，将70年代末和80年代后上市的低镇静或无镇静作用的称为第二代抗组胺药。

（1）第一代抗组胺药：有亲脂性，易透过血脑屏障，部分药物可进入胎盘和乳汁。可导致嗜睡、乏力、困倦、头晕、注意力不集中等，部分药物的抗胆碱作用可导致黏膜干燥、排尿困难、瞳孔散大。高空作业、精细工作者和驾驶员需禁用或慎用，青光眼和前列腺肥大者也需慎用。常用药物有氯苯那敏（扑尔敏）、赛庚啶、酮替芬、异丙嗪（非那根）等。

① 氯苯那敏（扑尔敏）

适应证：荨麻疹、湿疹及其他过敏性皮肤病。

用法及用量：成人口服量4mg，每天3次；肌内注射、皮下注射或静脉注射10mg，每天1次。儿童口服剂量0.35mg/（kg·d），分三次服。

注意事项：不良反应少，可用于老年人和儿童。少数患者用药后有失眠、烦躁等兴奋症状。禁用于癫痫患者，婴幼儿慎用。老年人服用易导致头晕、头痛和血压降低。

② 赛庚啶

适应证：物理性荨麻疹、获得性冷性荨麻疹、瘙痒症状严重的患者。可用于治疗库欣病。可用于支气管哮喘的预防和辅助治疗。也可用于治疗厌食症。

用法及用量：成人口服量2～4mg，每天2～3次；儿童口服量0.15～0.25mg/（kg·d），分3次服。6岁以下单次剂量不超过1mg。

注意事项：青光眼、前列腺增生患者禁用；机动车驾驶员、高空作业者及体衰年老者慎用。长期服用可导致食欲增加，体重增加，停药后可恢复。

③ 酮替芬

适应证：治疗慢性、人工性、胆碱能性及寒冷性荨麻疹。

特别适用于特应性皮炎并伴有呼吸道和消化道症状的患者。可明显减轻尿毒症患者的全身性瘙痒。可用于早期硬皮病，皮损消退、稳定或改善硬皮病症状。

用法及用量：成人及3岁以上儿童口服量1mg，每天2次，对嗜睡明显者，可仅于睡前服1mg。6个月～3岁每次0.5mg，每天2次。6个月以下患者禁用。

注意事项：部分患者服用后有困倦、乏力、口干、胃肠道不适。与口服降糖药合用可发生血小板减少，所以应慎用或禁止合用。能增强各种镇静、催眠药的作用，合并用药时应减少用量。

④ 异丙嗪（非那根）

适应证：过敏性及瘙痒剧烈的皮肤疾病。可作为镇静催眠药、麻醉前给药及预防输液、输血反应。

用法及用量：成人口服量12.5～25mg，每天1～3次；肌注25～50mg或稀释成100ml，缓慢静脉滴注。儿童口服量1mg/（kg·d），分1～3次服。

注意事项：支气管哮喘痰液黏稠者、青光眼患者、妊娠或哺乳期妇女及肝肾功能不全者慎用，光敏性疾病者忌用。

（2）第二代抗组胺药：亲脂性低，不易透过血脑屏障，有低镇静或无镇静作用，不产生嗜睡或者仅有轻度困倦作用，抗胆碱能作用较小，可用于学生、驾驶员和高空作业者。该类药作用时间长，一般每天服用1次，可提高患者依从性。常用药物有氯雷他定、地氯雷他定、西替利嗪、左西替利嗪、咪唑斯汀、曲尼司特等。

① 氯雷他定

适应证：广泛用于各种IgE介导的各种变态反应性皮肤病，也用于过敏性鼻炎，辅助治疗支气管哮喘。

用法及用量：成人及12岁以上儿童口服量10mg，每天1次。1～2岁2.5mg，每天1次。2～12岁，体重大于30kg可按成人量；体重小于30kg每次5mg，每天1次。

注意事项：孕妇、哺乳期妇女慎用。药物经肝脏通过细胞色素P450酶（CYP）途径代谢，不推荐同时应用大环内酯类抗生素、咪唑类抗真菌药及西咪替丁。

② 地氯雷他定

适应证：广泛用于各种IgE介导的各种变态反应性皮肤病。是氯雷他定在肝脏代谢的活性产物，药效是氯雷他定的10倍。不易通过血脑屏障，镇静作用轻微。无潜在心脏毒性。不经过肝脏代谢，和CYP抑制剂无相互作用。

用法及用量：成人及12岁以上儿童口服量5mg，每天1次。

注意事项：12岁以下儿童的疗效安全性尚未确定。

③ 西替利嗪

适应证：广泛用于各种IgE介导的各种变态反应性皮肤病，对慢性荨麻疹、皮肤划痕症、寒冷性荨麻疹有较好疗效。尤其适用于特应性皮炎合并哮喘患者。无心脏毒性作用，无药物相互作用。

用法及用量：成人及12岁以上儿童口服量10mg，每天1次。2～5岁口服量2.5mg/d，最大剂量不超5mg。6～12岁口服量5mg，每天1次。

注意事项：轻度镇静作用，不宜与安定类药物合用。肾功能不全者慎用。

④ 左西替利嗪片

适应证：同西替利嗪。

用法及用量：成人及6岁以上儿童口服量5mg，每天1次。2～6岁口服量2.5mg/d。

注意事项：轻度镇静作用，不宜与安定类药物合用。肾功能不全者慎用。2岁以下儿童的有效性和安全性未确定，不推荐使用。

⑤ 咪唑斯汀

适应证：急、慢性荨麻疹，寒冷性荨麻疹。季节性过敏性鼻炎合常年过敏性鼻炎。无心脏毒性。

用法及用量：成人及12岁以上儿童口服量10mg，每天1次。

注意事项：12岁以下儿童的有效性和安全性未确定，不推荐使用。

⑥ 曲尼司特

适应证：用于瘢痕疙瘩和增生性瘢痕、局限性硬皮病、肥大细胞增生症、肉芽肿性唇炎，以及环状肉芽肿、光泽苔藓、结节病、银屑病、疱疹样皮炎、寻常型天疱疮、疱疹样天疱疮。

用法及用量：成人口服普通胶囊0.1g，每天3次；缓释胶囊0.15g，每天2次。儿童5mg/（kg·d），分3次服。

注意事项：慎用于肝、肾功能不良者，长期用药应定期检查肝功能。孕妇禁用。偶见排尿后不适、尿频等症状，严重者需要停药。

2.H_2受体拮抗剂　通过可逆性抑制位于消化道和皮肤等组织中的H_2受体而发挥抗组胺作用，亦能抑制肥大细胞和嗜碱性粒细胞释放炎性介质，而起到抗变应性作用。常用药物有西咪替丁、雷尼替丁、法莫替丁等。

① 西咪替丁（甲氰咪胍）

适应证：联合H_1受体拮抗剂治疗慢性荨麻疹、色素性荨麻疹、皮肤划痕症、血管性水肿；用于治疗雄激素源性脱发、妇女多毛症、痤疮；复发型单纯疱疹、带状疱疹辅助治疗。

用法及用量：成人口服量0.2～0.4g，每天3～4次。或者加入5%葡萄糖液100ml中静脉滴注。

注意事项：偶可发生白细胞减少、心律失常、血清转氨酶升高、血清肌酐水平增高等。可导致男性乳腺发育、性欲减退、阳痿，女性泌乳伴催乳素升高。

② 雷尼替丁

适应证：同西咪替丁，但不能用于雄激素源性脱发。

用法及用量：成人口服量 0.15g，每天 2 次。

注意事项：偶有粒细胞减少及肝酶增高，大剂量可引起中枢神经系统症状，肾功能不全患者、孕妇慎用，儿童禁用。不宜与克拉霉素合用。

③ 法莫替丁

适应证：同雷尼替丁。

用法及用量：成人口服量 20mg，每天 2 次，餐后和睡前服用。

注意事项：肾功能不全或肝病患者、孕妇慎用。儿童禁用。

3.临床选择抗组胺药物遵循 "有效、安全、经济" 的原则

① 根据临床疾病特点选择用药：赛庚啶对获得性寒冷性荨麻疹疗效好。羟嗪对慢性荨麻疹、皮肤划痕症疗效较好。酮替芬对成人型色素性荨麻疹有效。

② 根据药物化学结构选用：同时使用两种或两种以上抗组胺药能增强疗效，避免使用同一类化学结构的药物。使用某种无效时，应选择其他类的药物治疗。

③ 根据药效学和药代动力学指导用药：第一代抗组胺药作用时间短、镇静作用强，可在睡前服用，适用于因瘙痒影响睡眠的患者。

④ 根据患者年龄及身体状况选择：老年人应避免使用抗胆碱能作用强的药物，如苯海拉明、赛庚啶。尽量选用无明显心脏毒性的阿伐斯汀、氯雷他定、酮替芬等。儿童应选用对中枢神经作用轻、不良反应少的药，如扑尔敏、酮替芬、氯雷他定、西替利嗪等。

4.抗组胺药的使用注意事项　禁止使用于昏睡者、已使用中枢神经系统抑制药物者、狭窄性胃溃疡、幽门十二指肠梗阻以及对抗组胺药过敏者。禁用或慎用于肝肾功能不全者、癫痫者、高空及水上作业者、驾驶员。忌与酒精及其他镇静药同服，

以免加强药物镇静作用。

（二）糖皮质激素

皮肤科临床上使用糖皮质激素（皮质类固醇），是利用在其超生理剂量时的抗炎、抗过敏、免疫抑制、抗毒素、抗休克、抗增生及提高中枢神经系统应激性等药理作用，以治疗皮肤病。

1.糖皮质激素制剂及特点　根据糖皮质激素对下丘脑-垂体-肾上腺轴（HPA）的作用和抗炎效价，通常将系统应用的糖皮质激素分为三类，即低效、中效和高效。

类别	名称	血浆半衰期（min）	片制剂	抗炎效价	等效量	水钠潴留	作用持续时间（h）
低效类	可的松	30	25mg	0.8	25mg	0.8	8～12
	氢化可的松	90	20mg	1.0	20mg	1.0	8～12
中效类	泼尼松	60	5mg	3.5	5mg	0.6	12～36
	泼尼松龙	200	5mg	4	5mg	0.6	12～36
	甲泼尼松龙	180	4mg	5	4mg	0.5	12～36
	去炎松	188	4mg	5	4mg	＜0.5	24～36
高效类	地塞米松	48h	4mg	10	0.75mg	＜0.5	36～54
	倍他米松	48h	4mg	10	0.6mg	＜0.5	36～54

（1）低效类有可的松和氢化可的松，抗炎作用小、糖皮质激素作用强度低、半衰期短，潴钠作用大，对糖代谢影响略大。目前临床少用。

（2）中效类有泼尼松、泼尼松龙、甲泼尼龙和曲安西龙等，作用强度在低效和高效之间。

曲安西龙的半衰期、对糖代谢和蛋白质代谢的影响及对神经精神的影响都与地塞米松相同，而抗炎作用及糖皮质激素作用却远远不及后者。临床上多用作局部注射。

泼尼松临床应用较普遍，因其必须在肝脏中转化为泼尼松龙后才有抗炎作用，因此有肝脏疾病的患者要慎用，以免增加肝脏负担，加重肝损害。

甲泼尼龙和氢化可的松、地塞米松、泼尼松相比有四个优势：抗炎活性增加，盐皮质激素活性减弱；起效迅速，糖皮质激素活性增加；HPA轴抑制弱，肌肉毒性小；无需肝脏转化，减轻肝脏负担。

（3）高效类有地塞米松和倍他米松，抗炎作用和糖皮质激素作用最强、半衰期最长、对糖代谢和蛋白质代谢影响最大、最易引起神经精神症状，但钠潴留作用小。临床常用地塞米松。

2. 糖皮质激素在皮肤科的适应证

（1）最佳适应证：重症药疹、重症多形红斑、过敏性休克、急性血管性水肿、血清病、系统性红斑狼疮、混合结缔组织病、皮肌炎、坏死性血管炎、天疱疮、类天疱疮、结节性多动脉炎、伴多血管炎肉芽肿、中毒性表皮坏死松解症。

（2）次要适应证：红皮病、疱疹样脓皮病、关节病型银屑病、蕈样肉芽肿、系统性硬皮病水肿期、结节病等。

（3）应急适应证：急性荨麻疹、过敏性紫癜、血小板减少性紫癜、结节性红斑、接触性皮炎等。

3. 糖皮质激素的禁忌证

（1）绝对禁忌证：糖皮质激素高度过敏，系统性细菌、真菌感染，原发性单纯疱疹，肾上腺皮质功能亢进症，结核病活动期。

（2）相对禁忌证：精神病和癫痫，活动性消化性溃疡，创伤修复期，角膜溃疡、近期胃肠吻合术患者、糖尿病、严重高血压、骨质疏松症、孕妇等。

4. 糖皮质激素在皮肤科的临床应用方法　给药途径以口服

为主，对于抢救或口服不便的患者，可以静脉滴注。选择合适的糖皮质激素，足量开始，逐渐减量，最小量维持为原则。常用的服用方法有以下几种：

（1）常规给药法：将每日剂量分3次服用。疗效好，但不良反应大。

（2）早晨单剂量给药法：将1天的总量在早晨6点～8点1次服用，该法可减少对下视丘-垂体-肾上腺（HPA）轴的抑制。适用于半衰期短的泼尼松服用方法。

（3）不等量2次给药法：将1天的剂量分2次服用，第1次用全量的3/4，在早上8点服用，第2次用剩余的1/4，在下午3点半前服用。这种给药方法疗效好，不良反应少。

（4）隔日疗法：将2天的总量作为1次，隔日晨6点～8点服用，目的是减少对HPA轴的抑制。适用于中、长程疗法中病情已经控制，剂量已减至甲泼尼龙24mg或泼尼松30mg/天。该方法只适用于中效的，半衰期短的糖皮质激素，如甲泼尼松龙或泼尼松，不适用于短效和长效的药物。通过3步过渡的方式把每天分次给药转变为隔日给药：第1步先变为早晨单剂量给法；第2步把第2天的药量分次向第1天转移；第3步把第2天的药量全部合并到第1天服用。注意过渡过程要稳妥，不求太快。

（5）冲击疗法：采用超大剂量的激素静脉滴注，目的是快速控制病情，适用于抢救危重症或糖皮质激素常规治疗无效的红斑狼疮、皮肌炎、结节性多动脉炎、天疱疮、重症多形红斑等变态反应病。使用方法是用甲泼尼松龙琥珀酸钠0.5～1.0g溶于5%葡萄糖液150ml中缓慢静滴，静滴时间不能低于小时，每日1次，3～5天为1疗程；也可用氢化可的松琥珀酸钠2～6g/d或地塞米松150～300mg/d加入5%葡萄糖液250ml中缓慢静滴，不能超过5天。在冲击疗法结束后，可立即口服泼尼松30～60mg/日或隔日疗法，如病情需要，冲击疗法可间隔多次重复。肾功能不全及电解质紊乱患者禁止使用冲击疗法。

5.不良反应及注意事项 当长期较大剂量应用激素时，可表现出向心性肥胖、满月脸、皮肤萎缩及变薄、多毛、水肿、血糖增高、高血压、低血钾、低钙及骨质疏松等，一般停药后可自行消退。必要时给予低盐、低糖、高蛋白饮食；宜给予补钾、补钙；对大剂量使用激素者，还应注意预防感染和消化道并发症。冲击疗法尚须注意防止急剧电解质紊乱及致死性心律失常。

（三）抗细菌药

在皮肤性病科常常用抗生素来治疗细菌感染性疾病，根据感染不同的菌种选择相应敏感的药物治疗，方能收到较好的疗效。

1.青霉素类 妨碍细菌细胞壁黏肽的合成，使产生和活化自溶酶，造成细菌死亡。是细菌繁殖期杀菌药。

（1）青霉素钾（钠）盐

适应证：脓疱疮、疖、痈、丹毒、蜂窝组织炎、敏感金黄色葡萄球菌所致败血症、梅毒、雅司病。

用法及用量：成人肌内注射，80万～200万单位，分3～4次给药；静脉滴注，200万～2000万单位，分2～4次给药。小儿肌内注射，2.5万单位/（kg·d），每12小时给药1次；静脉滴注，每日按体重5万～20万单位/（kg·d），分2～4次给药。

（2）苄星青霉素（长效西林）

适应证：脓疱疮、疖、痈、丹毒、蜂窝组织炎、敏感金黄色葡萄球菌所致败血症、梅毒、雅司病、鼠咬热、淋病、放线菌病、气性坏疽和炭疽等。

用法及用量：临用前加适量灭菌注射用水使成混悬液肌内注射。成人60万～120万单位/次，2～4周1次；小儿30万～60万单位/次，2～4周1次。

注意事项：对青霉素过敏体质和有过敏史者禁用。不宜合用氯霉素、红霉素、四环素类、林可霉素类、磺胺类等抑菌药物。

2.头孢菌素类　对多数革兰阳性菌、阴性菌和厌氧菌有很强的抗菌活性，毒性较低，过敏反应较青霉素少。根据不同的抗菌谱选择不同的头孢菌素品种。

（1）头孢曲松钠

适应证：各种化脓性皮肤病、软组织敏感细菌引起的感染。如脓疱疮、毛囊炎、疖、痈、蜂窝织炎、臁疮、丹毒、伤口感染、坏死性筋膜炎，以及泌尿生殖道感染，如淋菌性尿道炎、淋菌性盆腔炎等淋球菌感染性疾病。

用法及用量：肌内注射（肌注），成人1g/次，1次/日，1g溶于3.5ml利多卡因注射液（1%）中，供深部肌注（以1%利多卡因注射液溶解的该药禁用于静脉注射）。静脉滴注，成人2g/日。儿童用药剂量，一般每24小时给药20～80mg/kg，分2次。治疗成人淋病1次单剂肌注250mg即可。

注意事项：对青霉素过敏者应注意与头孢菌素类药物的交叉过敏，青霉素过敏者慎用。

（2）头孢拉定（先锋霉素Ⅳ）

适应证：同上。

用法及用量：口服，成人0.25g～0.5g/次，4次/日；小儿每次6.25～12.5mg/kg，每6小时一次。

注意事项：同上。

（3）头孢哌酮（先锋必素）

适应证：同上。

用法及用量：静脉注射、肌内注射，成人1～2g，每12小时1次。严重感染可增至1次4g，每12小时1次。儿童50～200mg/（kg·d），分2～4次给药。

注意事项：同上

（4）头孢噻肟钠

适应证：同上。

用法及用量：静脉注射或静脉滴注，成人2～6g/d，分2～3次，严重感染者每6～8小时2～3g，一日最高剂量不超过12g。新生儿日龄小于等于7日者每12小时50mg/kg，出生大于7日者，每8小时50mg/kg。

注意事项：严重肾功能不全病人须适当减量。

3.氨基糖苷类　对革兰阴性杆菌和耐酸杆菌感染有效。主要对淋病奈瑟菌有高度抗菌活性，对产生β内酰胺酶的淋病奈瑟菌也有良好的抗菌活性；对许多肠杆菌科细菌具中度抗菌活性。此类药物有耳、肾毒性，临床使用应注意。

盐酸大观霉素

适应证：淋病奈瑟菌所致尿道炎、前列腺炎、宫颈炎和直肠感染的二线用药，仅限用于对青霉素、四环素等耐药菌株引起的感染。对淋球菌引起的咽炎，不推荐使用。

用法及用量：成人肌内注射，宫颈、直肠或尿道淋病奈瑟菌感染，单剂一次肌内注射2g。播散性淋病，一次肌内注射2g，每12小时1次，共3日。一次最大剂量4g，于左右两侧臀部肌内注射。

注意事项：使用苯甲醇作为溶媒，临用前，每2g本品加入0.9%苯甲醇注射液3.2ml，振摇，使呈混悬液。禁用于儿童肌内注射。过敏者及肾病患者禁用。

4.大环内酯类　对耐青霉素金黄色葡萄球菌、某些厌氧菌、梅毒螺旋体、军团菌属、支原体、衣原体和某些立克次体有效，对革兰阳性菌敏感，不易通过血脑屏障。

（1）克拉霉素

适应证：脓疱疮、毛囊炎、疖、痈、蜂窝织炎、臁疮、丹毒、放线菌病、坏死性筋膜炎、皮肤炭疽，梅毒、软下疳、性病性淋巴肉芽肿、淋病等。

用法及用量：成人口服量250mg　bid；6个月以上的儿童按体重给药10～15mg／（kg·d），分2次给药。

注意事项：药物吸收不受进食影响。有胃肠道反应。肝功能不全者禁用。

（2）阿奇霉素

适应证：同上。

用法及用量：成人治疗沙眼衣原体或敏感淋病奈瑟菌所致性传播疾病，仅需单次口服1.0g；对其他感染的治疗，第1日，0.5g顿服，第2～5日，一日0.25g顿服，或一日0.5g顿服，连服3日。儿童口服量12mg/（kg·d）顿服（一日最大量不超过0.5g），连用5日或遵医嘱。

注意事项：服用时受食物影响，与食物同时服用降低吸收，应在进食前1～2小时服用。肝功不全慎用。

（3）罗红霉素

适应证：同上。

用法及用量：空腹口服。成人150mg bid或300mg qd。儿童2.5～5mg/（kg·d）bid。

注意事项：肝功不全者慎用。孕妇及哺乳期妇女慎用。禁与麦角胺、二氢麦角胺配伍。

5.四环素类　降低基质金属蛋白酶活性、抑制白细胞趋化性、减少促炎细胞因子产生。该类药有胃肠道不适、肝肾毒性、光毒性、四环素牙、过敏反应等不良反应。

（1）多西环素

适应证：寄生虫感染、淋球菌性尿道炎和宫颈炎、沙眼衣原体所致的单纯性尿道炎、宫颈炎或直肠感染、梅毒。

用法及用量：成人口服量0.1g/d，必要时首剂可加倍。8岁以上儿童，首剂4mg/（kg·d），以后，2mg/（kg·d）bid。

注意事项：该药在饱腹时吸收更好。经胃肠道排泄。肝肾功能不全者可用。8岁以下儿童、孕妇及哺乳期妇女禁用。

（2）米诺环素

适应证：寻常痤疮，沙眼衣原体或解脲支原体引起的无并发症的尿道炎、宫颈感染，男性淋球菌性尿道炎或肛门直肠炎，梅毒。

用法及用量：成人口服首剂量0.2g，以后每12小时服用0.1g，或每6小时服用50mg。

注意事项：该药在空腹时吸收更好。有潜在肝毒性，严重肝病患者禁用。8岁以下儿童、孕妇及哺乳期妇女禁用。

（四）维A酸类药物

是一组与维生素A结构上类似的一大类化合物，可调节上皮细胞和其他细胞的生长和分化，对某些恶性细胞生长有抑制作用，还能调节免疫和炎症过程。根据分子结构不同分为三代。

（1）第一代是维A酸的天然代谢产物，有全反维A酸、异维A酸、维胺酯。

适应证：寻常型痤疮、掌跖角化病。

用法及用量：成人口服量异维A酸0.5～1mg/（kg·d），分2～3次服用；维胺酯50～100mg/d，分2～3次服用。

注意事项：

① 皮肤及黏膜反应：皮肤干燥，面部红斑、掌跖脱屑、皮肤萎缩、光敏感、皮肤脆性增加、出现瘙痒、感觉异常等。口干、鼻干、引起唇炎、口角炎、鼻出血、鼻炎及结膜炎等。甲剥离、甲营养不良、甲沟炎等。毛囊炎、毛发脱落。

② 致畸性：应在妊娠试验阴性后的月经周期开始服药，如服异维A酸，则应在妊娠前4周及停药2月之内避孕。

③ 血脂的影响：主要引起甘油三酯升高。

④ 肝功影响：长期用药可引起肝功异常。

⑤ 肌肉骨骼影响：长期用药可引起骨肥大、骨膜、韧带及肌腱钙化，儿童会出现骨骺提前闭锁，但少见，大剂量用药易出现。

⑥ 中枢神经系统：可引起头痛、头昏、抑郁症，有自杀倾

向，但与药物之间的关系仍未确定，对出现抑郁表现者应及时诊断，相应处理。

（2）第二代是单芳香族维A酸，有阿维A酯、阿维A酸及维A酸乙酰胺的芳香族衍生物。

适应证：用于重症银屑病、各型鱼鳞病、掌跖角化病等，与糖皮质激素、PUVA联用可治疗皮肤肿瘤。

用法及用量：阿维A酯成人口服0.5～1mg/(kg·d)，分2～3次服用，每天最大剂量不宜超75mg；阿维A酸10～30mg/d，随餐服用。

注意事项：阿维A酸是阿维A酯的换代产品，用量小，半衰期较短，安全性显著提高。副作用小于第一代维A酸。

如用阿维A酸，则应在治疗前4周，治疗期间及停药2年内，严格避孕。也有报告停用阿维A酸29个月后，仍能在脂肪中查出阿维A酸，建议停药后避孕5年。

（3）第三代是多芳香族维A酸，有芳香维A酸乙酯、他扎罗汀、阿达帕林。

适应证：银屑病、鱼鳞病、毛周角化症、角化棘皮瘤、T淋巴细胞癌、扁平苔藓等。

用法及用量：芳香维A酸乙酯成人口服量0.03mg/d，维持量为0.03mg，隔天1次。他扎罗汀和阿达帕林为外用制剂。

注意事项：该类药与维生素A合用易引起高维生素A综合征。与四环素合用，可引起假脑瘤改变，表现为颅内高压，出现头痛、头昏及视觉障碍等，与皮质类固醇合用，也可有这一反应。与MTX合用增加肝毒性。

（五）抗真菌药

抗真菌药分为抗真菌抗生素和化学合成制剂，通过损害真菌细胞膜、损害真菌细胞壁和影响核酸合成功能，达到抗真菌的目的，部分作用机制尚未明确。

（1）两性霉素B

适应证：各种深部真菌感染，如系统性念珠菌病、隐球菌病、曲霉病、毛霉病、皮炎芽生菌病、球孢子菌病等。

用法及用量：成人常用量，静脉滴注时可先试从1～5mg或按体重每次0.02～0.1mg/kg给药，以后根据患者耐受情况每日或隔日增加5mg，当增加至每次0.5～0.7mg/kg时即可暂停增加剂量。最高单次剂量按体重不超过1mg/kg，每日或隔1～2日给药一次，总累积量1.5～3.0g，疗程1～3月，也可长至6个月，需视患者病情及疾病种类而定。对敏感真菌所致感染宜采用较小剂量，即成人为一次20～30mg，疗程仍宜较长。小儿常用量静脉滴注及鞘内给药剂量以体重计算均同成人。

注意事项：可有恶心、呕吐、食欲不振、发热、寒战、头痛等不良反应。静脉给药可引起血栓性静脉炎。肾毒性较常见，可出现蛋白尿、管型尿。尚有白细胞下降、贫血、血压下降或升高、周围神经炎、复视和肝损害。肝肾功能不全及孕妇禁用。

（2）灰黄霉素

适应证：小孢子菌、表皮癣菌和毛癣菌引起的皮肤、毛发和甲的浅部真菌感染。主要用于治疗头癣。

用法及用量：成人口服0.2～0.25g/次，0.8～1g/d。开始可用大量为1g/d，显效后减为250～500mg，饭后服，疗程20～30日，同时合并外用杀真菌药。小儿15～20mg/kg/d，分3～4次服用。

注意事项：不宜用于非皮肤癣菌的真菌感染性疾病。有胃肠道不良反应、光敏性药疹、白细胞减少以及肝损害。

（3）酮康唑

适应证：用于系统性念珠菌感染、慢性皮肤黏膜念珠菌病、泛发性体癣、花斑癣等。

用法及用量：成人口服量200mg/d。2岁以上儿童用量为3.3～6.6mg/（kg·d）。

注意事项：有胃肠道反应，有潜在的肝毒性。可导致男性乳房女性化。

（4）伊曲康唑

适应证：浅部真菌病，如各种皮肤癣病、汗斑、皮肤和黏膜念珠菌病泛发且外用药效果不佳者、甲真菌病；深部真菌病，如孢子丝菌病、系统性念珠菌感染。对预防曲霉感染也有一定作用。

用法及用量：根据不同感染部位使用剂量不同、疗程不同。

① 念珠菌性阴道炎：200mg/次，bid，疗程为1天或200mg/次，qd，疗程为3天；

② 花斑癣：200mg/次，qd，疗程为7天；

③ 皮肤真菌病：100mg/次，qd，疗程为15天；高度角化区（如足底部癣、手掌部癣）需延长治疗15日。

④ 口腔念珠菌病：100mg/次，qd，疗程为15天；

⑤ 真菌性角膜炎：200mg/次，qd，疗程为21天；

⑥ 甲真菌病冲击治疗：200mg/次，bid，连用一周为一个冲击疗程。对于指甲感染，推荐采用两个冲击疗程，每个疗程间隔3周；对于趾甲感染，推荐采用三个冲击疗程。每个疗程间隔3周。

注意事项：本品从皮肤和甲组织中清除比血浆慢，因此，对皮肤感染来说，停药后2～4周达到最理想的临床和真菌学疗效，对甲真菌病来说在停药后6～9个月达到最理想的临床和真菌学疗效。对于一些免疫缺陷病人，如白血病、艾滋病或器官移植病人等，采用伊曲康唑胶囊治疗真菌感染时，伊曲康唑的口服生物利用度可能会降低，剂量可加倍。为达到最佳吸收，伊曲康唑胶囊用餐后立即给药，胶囊必须整个吞服。

（5）氟康唑

适应证：浅部真菌病，如皮肤癣菌病、甲真菌病、念珠菌外阴阴道炎、口咽部和食管念珠菌感染；深部真菌病，如肺、泌尿系统感染念珠菌病。

用法及用量：成人口服量，皮肤癣菌病，150mg，每周1次，3～4周。甲真菌病，每周450mg，3～6个月。急性念珠菌性阴道炎、龟头炎，150mg，服用1次。口腔、慢性皮肤黏膜念珠菌病，50～150mg/d，7～14天。系统性念珠菌病，100～200mg/d，10～20天。6个月以上小儿用量，第1天6～12mg/(kg·d)，以后改为每天3～12mg/(kg·d)，直到痊愈。

注意事项：常见头痛、恶心、呕吐、腹痛、腹泻等不良反应，偶有皮疹、肝损害。孕妇、哺乳期慎用。

（6）特比萘芬

适应证：皮肤癣菌病，如手足癣、甲癣、头癣。

用法及用量：成人口服量，角化型手足癣，250mg/d，用药2周。甲癣，250mg/d，治疗指甲需用药6～9周，趾甲用药9～12周。头癣，体重20kg或以下，62.5mg/d；体重20～40kg，125mg/d；40kg以上者，250mg/d，用药4～6周。

注意事项：常见不良反应有腹泻、恶心、呕吐等胃肠道反应，偶有皮肤过敏反应。妊娠、哺乳期，以及严重肝功能不全者禁用。

（六）钙剂

钙离子能降低毛细血管通透性，减少渗出，具有消炎、消肿、抗过敏作用。

常用的钙剂有10%葡萄糖酸钙和5%溴化钙，静脉注射，每日1次，每次10ml。

适应证：荨麻疹、湿疹、接触性皮炎及药疹。

注意事项：静脉推注时宜缓慢，以免引起心搏过强过快、心律不齐或心搏停止于收缩期，老年人更应慎用。钙剂可增加洋地黄的作用，使之毒性增强，故应用洋地黄者禁用钙剂。

（七）锌剂

锌参与蛋白质、脂肪糖代谢，能增强酶的活性；维持人体上皮细胞和各种屏障的正常功能；在免疫调节、胶原合成、成纤维细胞增生和加速溃疡愈合等方面都有着重要的作用。常用的锌制剂有葡萄糖酸锌、甘草锌和硫酸锌。

硫酸锌：成人200～400mg/d，儿童200mg/d，婴儿每日1～2mg/kg，分2～3次餐后服用。

适应证：治疗肠病性肢端皮炎、寻常痤疮、慢性小腿溃疡及湿疹。

注意事项：可有恶心、食欲减退、腹痛及腹泻等胃肠道反应，多较轻微，若将锌制剂放入果汁中服用可减轻对胃黏膜的刺激。

（八）中医药治疗

皮肤性病的中医药治疗应做到审证求因，辨证施治，将局部治疗和整体治疗有机地结合起来。治疗法则的拟定，应根据皮损表现、致病因素及病员体质等情况综合考虑。

1. 疏风止痒法　是皮肤病最常应用的治法，可将其分为疏风散寒止痒法和疏风清热止痒法。

（1）疏风散寒止痒法：适用于风寒证。证见恶寒甚而热轻、无汗、口不渴，皮疹色淡或白、遇冷即发，苔白，脉浮紧等。如寒冷性多形红斑及风寒型荨麻疹等。方用桂枝麻黄各半汤加减。

（2）疏风清热止痒法：适用于风热证。证见皮疹色红或红肿焮痛、发热、微恶寒、口渴、无汗或有汗不畅、小便黄、舌苔薄白或黄、脉浮数。如玫瑰糠疹、风热型荨麻疹等。方用银翘散、消风散加减。

2. 清热解毒法　适用于实火热毒之证。证见皮损局部焮热发红、或红肿热痛、恶寒发热、口渴口苦、便秘、尿黄、舌红、苔黄、脉数。如丹毒、疖病、毒热内蕴型梅毒、性病横痃初期、接触性皮炎等。方用五味消毒饮或黄连解毒汤加减。

3. 清热利湿法　适用于湿热证。证见红斑、或焮红成片、丘疹、水疱、糜烂、渗液、口渴不欲饮、小便短赤、或灼痛溢脓、舌苔黄腻、脉数。如带状疱疹、生殖器疱疹、急性湿疹、滴虫性阴道炎、念珠菌性阴道炎及淋病等。方用龙胆泻肝汤、二妙散、萆薢渗湿汤加减。

4. 清热凉血法　适用于血热证或毒入营血者。证见局部焮红灼热、红斑或紫红斑、条状风团，口渴饮冷、高热烦躁、便干尿黄、舌质红绛、苔黄、脉数。如系统性红斑狼疮急性期、过敏性紫癜、剥脱性皮炎及人工性荨麻疹等。方可选用清营汤、犀角地黄汤加减。

5. 健脾利湿法　适用于脾虚湿阻证。证见皮疹色淡不鲜、糜烂、渗液、纳差、便溏、舌淡、苔白腻、脉濡细等。如亚急性湿疹、慢性淋病等。方可选用除湿胃苓汤加减。

6. 益气固表法　适用于表虚卫气不固证。证见气短懒言、声低倦怠、自汗怕冷，皮疹色淡、着冷即发风团、反复发作，舌质淡、苔薄白、脉细无力。如慢性荨麻疹。方可选用玉屏风散加味。

7. 滋阴降火法　适用于肝肾不足和阴虚火旺证。证见潮热盗汗、虚烦不眠、两颧红赤、腰膝酸软、耳鸣目眩，皮疹潮红、或疮疡弥漫、脓液淋漓，口咽干燥、舌红少苔或苔光剥、脉细数。如红斑狼疮（阴虚型）、皮肤结核。方用知柏地黄丸、大补阴丸加减。

8. 养血润燥法　适用于血虚风燥证。证见皮疹色淡、干燥脱屑、增厚粗糙、皲裂，或毛发枯槁脱落、头晕目眩、心悸失眠、口眼干燥、舌质淡、苔白或净、脉细无力。如神经性皮炎、慢性湿疹、静止期银屑病及干燥综合征等。方用当归饮子、养血润肤饮加减。

9.平肝息风法　　适用于血虚肝旺、肝风内生证。此系肝失血养、血虚生风及肝风内生，或年老气血不足、肌肤失养所致。证见皮疹色淡、干燥脱屑，或增厚皲裂、肌肤隐隐作痒，舌质淡、苔白、脉细或弦。如阴囊神经性皮炎、会阴瘙痒症及慢性荨麻疹。治宜养血平肝、息风止痒，方用当归饮子、天麻钩藤饮加减。

10.活血化瘀法　　适用于经络阻遏、气滞血瘀之证。证见皮疹紫红、瘀斑、局部肿胀、结节，或疼痛如针刺、有定处、拒按，唇舌爪甲紫暗、脉涩。如红斑狼疮、结节性红斑、血管炎性皮肤病及性病横痃的慢性期等。治宜活血化瘀，方用桃红四物汤、仙方活命饮加减。

11.温阳通络法　　适用于寒湿阻络或寒凝气滞证。此系风寒湿邪阻于经络，阳气不能外达，寒凝阻络所致。证见皮疹苍白或青紫、皮温偏低、肢冷、麻木或疼痛、小便清长、苔白滑、脉沉或涩。如雷诺症、冷球蛋白血症及三期梅毒树胶肿。方可选用当归四逆汤以温阳通络、温经散寒。

12.温补肾阳法　　适用于肾阳虚证。肾阳不足，阳气不能外达于肢末，证见面色㿠白、精神萎靡不振、形寒肢冷、肢端发绀、自汗、舌质淡胖、苔白、脉沉细或虚。如皮肌炎、肾病综合征、肿块软而弥漫的性病横痃；还常见于长期大量使用激素治疗后的天疱疮、红斑狼疮患者。治宜温补肾阳，可选用肾气丸、真武汤加减。

二、常用的外用药物

1.外用药物的性能　　根据药物的药理作用主要分为如下类型。

（1）清洁剂

作用：对皮损处的浆液、污物、鳞屑、分泌物、痂皮、脓液等起清除作用。

常用药物：温水肥皂、生理盐水、1：5000～1：8000高锰酸钾稀释液、3%硼酸溶液、植物油或矿物油、0.01%呋喃西林溶液等。

（2）保护剂

作用：具有减少摩擦、防止外界刺激、保护皮肤作用。

常用药物：20%～40%氧化锌油、碳酸钙、氢氧化钙、炉甘石、滑石粉、淀粉、硅油、白垩及植物油等。

（3）止痒剂

作用：具有清凉止痒和麻痹神经末梢止痒作用。

常用药物：0.5%～5%薄荷脑、1%～5%樟脑、1%麝香草酚、1%～3%达克罗宁、各种焦油制剂等。

（4）糖皮质激素制剂

作用：抗炎、止痒、抗增生等作用。

常用药物：根据药物作用强度分为弱效、中效、强效、超强效4种

① 弱效：1%醋酸氢化可的松、0.25%醋酸甲基泼尼松龙。

② 中效：0.05%醋酸地塞米松、0.5%醋酸氢化泼尼松、0.05%丁氯倍他松、0.025%～0.1%曲安缩松、0.01%氟轻松、0.25%醋酸氟氢可的松、0.05%去氯地塞米松。

③ 强效：0.1%丁酸氢化可的松、0.025%双丙酸倍氯美松、0.05%双丙酸倍他米松、0.1%双丙酸地塞米松、0.05%戊酸倍他米松、0.025%氟轻松、0.025%氯氟舒松。

④ 超强效：0.02%～0.05%丙酸氯倍米松、0.1%氯氟舒松、0.1%戊酸倍他米松、0.05%卤米他松、

（5）抗菌剂

作用：具有抑菌和杀菌作用。

常用药物：3%硼酸溶液、0.1%雷夫努尔、5%～10%过氧化苯甲酰、0.5%～3%红霉素、1%克林霉素、0.1%黄连素、1%四环素、2%莫匹罗星等。

（6）抗真菌剂

作用：具有抑制真菌、杀灭真菌的作用。

常用药物：2%～3%克霉唑、1%益康唑、2%咪康唑、2%酮康唑、1%联苯苄唑、1%特比萘芬、5%～10%水杨酸、6%～12%苯甲酸、10%～30%冰醋酸、5%～10%硫黄等。

（7）角质促成剂

作用：增强血管收缩，减轻炎性浸润，促进角质恢复正常。

常用药物：3%水杨酸、0.1%～0.5%蒽林等、2%～5%煤焦油或糠馏油、5%～10%黑豆馏油、3%～5%硫黄、钙泊三醇软膏等。

（8）角质剥脱剂

作用：使过度角化的角质层细胞松解脱落。

常用药物：5%～10%水杨酸、20%～40%尿素、30%冰醋酸、5%～10%乳酸等。

（9）腐蚀剂

作用：具有腐蚀作用，以清除破坏增生的肉芽组织及赘生物。

常用药物：30%～50%三氯醋酸、纯苯酚、5%～20%乳酸、硝酸银棒等。

（10）收敛剂

作用：能凝固蛋白质、减少渗出、抑制分泌、促进炎症消退，起收敛作用。

常用药物：0.2%～0.5%硝酸银、2%明矾液、5%甲醛等。

（11）抗病毒剂

作用：抗病毒。

常用药物：3%～5%无环鸟苷、10%～40%足叶草酯、0.5%足叶草酯毒素等。

（12）杀虫剂

作用：杀灭疥螨、虱、蠕形螨。

常用药物：5%～10%硫黄、2%甲硝唑、25%苯甲酸苄酯、20%～30%百部酊、5%过氧化苯甲酰等。

（13）遮光剂

作用：吸收或阻止紫外线穿透皮肤。

常用药物：5%二氧化钛、10%氧化锌、5%～10%对氨基苯甲酸、5%奎宁等。

（14）脱色剂

作用：减轻色素沉着。

常用药物：3%氢醌霜、20%壬二酸等。

（15）维A酸类

作用：调节表皮角化、抑制表皮增生、调节黑素代谢等。

常用药物：0.025%～0.05%全反式维A酸霜、0.1%他扎罗汀凝胶等。

2. 外用药物的剂型　系指药物配成的型式。皮肤病外用药从剂型上分类大致有溶液剂、软膏剂、油剂、霜剂、洗剂、糊剂、酊剂和外用散剂等。不同的剂型对于皮肤损害可发挥不同的作用，直接影响治疗效果。

3. 外用药使用原则　主要根据皮损的表现和性质来选择适当的剂型和药物。

（1）正确选择剂型：选择剂型的原则可以总结为三句话："干对干，湿对湿，半干对半湿。"即渗出较多时，选用湿敷；渗出少时，采用洗剂、糊剂；干燥、结痂、有鳞屑时，采用乳膏、霜剂。急性阶段，伴糜烂、大量渗液，选溶液做冷湿敷；无糜烂、渗液，选洗剂、粉剂外用；亚急性阶段，皮损渗出甚少者，选糊剂、油剂。干燥丘疹、小片增厚，选乳剂；慢性阶段，浸润、肥厚、苔藓样变，选软膏、硬膏、乳剂、酊剂。

（2）合理选择药物：根据病因选择，比如真菌感染选用抗真菌剂，细菌感染选用抗菌剂。根据病理变化选择，角化不全选用角质促成剂，角化过度选用角质剥脱剂。根据自觉症状选择，瘙痒选用止痒剂。夏季用药宜偏凉，选用洗剂。冬季用药宜温热，选用糊剂或乳剂。

（3）外用治疗注意事项：注意患者与医生的配合。向病人详细说明药物使用方法，尤其敏感皮肤、婴幼儿及皱褶部位。注意外用药的刺激性，浓度应适合。严格掌握药物的适应证、不良反应及禁忌证。

三、妊娠期、哺乳期皮肤病用药注意事项

1.药物对妊娠危险性等级分类　美国药物和食物管理局（FDA）根据药物对胎儿的危险性而进行危害等级分类，分为A、B、C、D、X级，分级标准如下：

A级：在有对照组的研究中，在妊娠3个月的妇女未见到胎儿危害的迹象，并且也没有对其后6个月的危害性的证据，可能对胎儿的影响甚微。

B级：在动物繁殖性研究中（并未进行孕妇的对照研究），未见到对胎儿的影响。在动物繁殖性研究中表现有副作用，这些副作用并未在妊娠3个月的妇女研究中得到证实（也没有对其后6个月的危害性的证据）。

C级：在动物的研究中证明他有对胎儿的副作用（致畸或杀死胚胎），但并未在对照组的妇女进行研究，或没有在妇女和动物并行地进行研究。本类药物只有在权衡了对妇女的好处大于对胎儿的危害之后，方可应用。

D级：有对胎儿的危害性的明确证据，尽管有危害性，但对孕妇用药后有绝对的好处（例如孕妇受到死亡的威胁或患有严重的疾病，因此需用它，如应用其他药物虽然安全但是无效）。

X级：在动物或人的研究表明他可使胎儿异常。或根据经验认为对人或对人及动物，是有危害性的。在孕妇应用这类药物显然是无益的。本类药物禁用于妊娠或将妊娠的患者。

2. 皮肤科常用药FDA分类

（1）抗组胺药：氯苯那敏（B）、西咪替丁（B）、氯雷他定（B）、赛庚啶（B）、苯海拉明（B）、茶苯海明（C）、羟嗪（C）、异丙嗪（C）、西替利嗪（C）、特非那定（C）、布可利嗪（C）。

（2）抗感染药：甲硝唑（C）、阿米卡星（C）、庆大霉素（C）、卡那霉素（D）、新霉素（D）、链霉素（D）、妥布霉素（C）、头孢菌素类（B）、青霉素类（B）、四环素类（D）、地美环素（D）、美他环素（D）、米诺环素（D）、土霉素（D）、金霉素（D）、杆菌肽（C）、氯霉素（C）、克林霉素（B）、红霉素（B）、林克霉素（B）、新生霉素（C）、多黏菌素（B）、万古霉素（C）。

（3）抗真菌药：两性霉素B（B）、克霉唑（B）、灰黄霉素（C）、咪康唑（B）、制霉菌素（B）。

（4）抗病毒药：金刚烷胺（C）、碘苷（C）、阿糖腺苷（C）。

3. 妊娠期药物选择建议

（1）在妊娠过程中尽量选择对孕妇及胎儿均安全的A级和B级药物，妊娠期用药的相关危险性因妊娠时间长短的不同而不同，应注意根据妊娠周期选择用药。

（2）选用适当的剂量和用药时间，用药时间宜短不宜长，剂量不宜大。

（3）经常测定血药浓度，以便及时调整剂量。

（4）尽量避免使用新药，避免使用引起子宫收缩的药物。

（5）尽量避免应用糖皮质激素，如病情需要，尽可能小剂量、短时间应用。一般使用的剂量相当于泼尼松15～25mg/d，比较安全，对胎儿影响小。

4. 哺乳期药物选择建议

（1）避免使用对婴儿产生不良反应的药物，尽量使用不进入乳汁的药物。

（2）服药时注意调整喂奶时间，最好在哺乳后马上服药，并且尽可能推迟下次喂奶时间，最好间隔4个小时以上。

（3）有些药物对新生儿或婴儿影响较大，必须使用时一定要暂停母乳喂养。停药后，待药物充分排出体外后才可以恢复哺乳。

（4）在哺乳期慎用某些可以导致回奶的中药，如大黄、炒麦芽、逍遥散、薄荷等。

（5）外用药应选择一些不易透皮吸收的药物或对婴儿无害的药物，如红霉素软膏、部分弱效糖皮质激素软膏等。

四、常用的物理治疗

1.电疗法

（1）电火花和电灼术：用电压较高、电流较小的高频电源对病变组织进行烧灼破坏。电火花一般用针状单极电极治疗，治疗时电极接近皮损而不与皮肤接触，利用电热作用使组织脱水、干燥；电灼术是将电极接触皮损，利用高频电流在病变组织中产生高热，使之脱水、干枯甚至碳化。

适应证：适用于较小的表浅性皮损，如寻常疣、化脓性肉芽肿等。

注意事项：应严格按无菌操作技术治疗及治疗后护理。对紧靠骨、软骨和关节的损害进行治疗时，应注意避免对周围组织的损害。对瘢痕体质的患者，不宜应用。

（2）电解术：用电解针通过6V、1.5mA的直流电对机体内电解质产生电解作用，电解产物积蓄到一定浓度，对组织产生破坏作用。

适应证：适用于色素痣、蜘蛛痣、睑黄疣等。

注意事项：同电灼术。

（3）高频电离子治疗：利用在触头与组织之间的极小气隙中形成的极高的电场强度使气体分子电离，产生等离子火焰，瞬间温度可达3000℃左右，迅速将组织气化而使病灶永久消失。

适应证：皮肤科各类疣、痣、赘生物、增生性皮损、雀斑、血管痣、尖锐湿疣等。

注意事项：同电灼术。

（4）超声波治疗：利用超声波的物理能作用于人体，组织吸收超声波转变为热能，局部温度升高，皮肤轻微充血、汗腺分泌增多，对结缔组织增生有消散作用。

适应证：适用于疖、痈、囊肿性痤疮、增生性瘢痕，配合维生素E霜、积雪苷霜等药物治疗局限性硬皮病。

注意事项：治疗时应在超声头与局部皮肤间涂耦合剂。治疗眼周皮损时避免超声波方向指向眼球。

2.光疗法

（1）红外线疗法：红外线对皮肤、皮下组织具有强烈的穿透力，对组织产生热效应，能够扩张血管、改善局部血液循环和营养状态，从而促进炎症消退、加速组织修复。

适应证：常用于治疗各种皮肤感染，如疖肿、汗腺炎、毛囊炎、甲周炎，最好配合抗生素治疗。另外，对慢性炎性浸润有良好疗效，如各种慢性溃疡、静脉炎、冻疮、带状疱疹及后遗神经痛等。

注意事项：治疗仪器放置适当距离，防止烫伤皮肤。避免直接照射眼部。长期治疗可产生火激红斑。

（2）紫外线疗法：根据生物学特性不同分为短波紫外线（UVC，波长180～290nm）、中波紫外线（UVB，波长290～320nm）和长波紫外线（UVA，波长320～400nm），其中UVA分为UVA1（340～400nm）和UVA2（320～340nm）。近年，国际照明学会和世界卫生组织等把中波与长波紫外线的分界定在315nm。紫外线波长越长穿透越深，波长短则穿透浅。UVC多数被角质层反射、吸收，仅小部分达到棘细胞层，UVB大部分被表皮吸收，UVA大部分能透入真皮。临床多用最小红斑量（MED）或生物剂量（BD）作为治疗剂量，UVB和UVA

应用较多，具有加速血液循环、促进合成维生素D、抑制细胞过度生长、镇痛、止痒、促进色素生成、促进上皮再生、免疫抑制等作用。

适应证：玫瑰糠疹、银屑病、斑秃、慢性溃疡、痤疮、毛囊炎、疖、丹毒、冻疮等。

注意事项：注意保护非照射治疗区，治疗后避免食用光敏药物、食物，注意防晒。治疗时要佩戴防护镜。UVB治疗后可引起皮肤干燥、瘙痒、红斑、疼痛等不适，过度治疗有引发白内障、皮肤癌的危险。禁用于着色干皮病、卟啉病、皮肌炎、红斑狼疮等疾病。

（3）光化学疗法：是应用光敏剂加紫外线照射引起光化学反应来治疗疾病的方法。临床常用补骨脂素（Psoralen）加长波紫外线（UVA）照射，简称PUVA。光化学疗法除了PUVA外，还可用中波紫外线（UVB）即PUVB治疗。常用的光敏剂为甲氧沙林（8-MOP）。

适应证：银屑病（寻常型银屑病的慢性斑块型疗效最佳，红皮病型银屑病、脓疱型银屑病缓解期、掌跖脓疱病也有一定疗效）、蕈样肉芽肿、湿疹、特应性皮炎、白癜风、皮肤泛发肥大细胞增生症、色素性荨麻疹、扁平苔藓、毛发红糠疹、尿症致皮肤瘙痒、斑秃、光敏性皮炎的预防。

注意事项：口服8-MOP有胃肠道反应，如不能耐受可改为盆浴浸泡给药法。其他注意事项同紫外线疗法。

（4）光动力疗法（PDT）：是利用光动力反应进行诊断和治疗的新方法。原理是病变细胞摄入光敏剂后，在特定光源作用下发生反应，产生氧自由基、单态氧等物质，由此损伤细胞膜和血管内皮细胞，选择性地杀伤病变细胞而达到治疗目的。光动力作用的基本要素有光敏剂、光源和分子氧。常用的光敏剂为5-氨基酮戊酸（ALA），一般外用后3～4小时照射；光源有普通光源（卤素灯、氙灯、汞灯）、激光及单色光源（氦氖激光、半导体激光、蓝光），普通光源仅在体表使用，激光及单色光源不仅用于体表皮损，还可用于治疗体腔内肿瘤；分子氧有O_2和单态氧。

适应证：适用于肿瘤性皮肤病和非肿瘤性皮肤病。如日光性角化、基底细胞癌、痤疮、病毒疣等。

注意事项：不良反应为局部灼热感、红斑、疼痛。

3. 冷冻治疗 冷冻治疗是利用低温作用于病变组织使之坏死或诱发生物效应，达到治疗目的。温度越低，冷冻时间越长，冻融次数越多，降温越快，复温越慢，对细胞杀伤力也越大。应用于冷冻治疗的致冷物质有多种，液氮致冷温度低、沸点低（-196℃）、无毒性，应用方便，价格低廉，是目前常用的制冷剂。治疗方法有棉签法、接触法、喷射法。

适应证：良性皮肤病，各类疣、皮肤良性赘生物、炎症性增生性疾病、色素性疾病；恶性皮肤肿瘤和癌前病变，如损害面积较小的非色素皮肤癌、卡波肉瘤、老年性恶性黑子、黏膜白斑、光线性角花、鲍恩病等。皮损平整、边缘规则者，选择相应大小、形态的冷冻头压冻；浅表的小损害可用棉签蘸取适量的液氮直接接触冻融；皮损高低不平比较厚，面积较大，边界不规则者用喷冻。

注意事项：不良反应有疼痛、水肿、水疱、色素脱失、色素沉着等。慎用于冷球蛋白血症、冷纤维蛋白原血症、糖尿病患者及长期使用糖皮质激素患者。

4. 激光治疗 激光具有相干性强、方向性强、光谱单一的特点，在治疗时可根据病变的性质选择性地作用于靶组织，很少或不损伤周边的正常组织。激光的生物学效应有光热效应、光机械效应、光化学效应、电磁场效应和生物刺激效应。人们根据"光热分解作用"理论，掌握了激光对人体组织的作用原理，使激光光源、激光控制释放系统和操作系统得到迅速发展，让激光治疗技术迅速得到临床得到广泛应用。常用的激光有以下几种：

（1）连续波CO_2激光和脉冲CO_2激光：用原光束或聚焦后烧灼或切割病损组织。

适应证：各种良性皮损，如各类病毒疣、汗管瘤、睑黄瘤、脂溢性角化病、色素痣、瘢痕和皱纹。

注意事项：术者和患者都要佩戴特殊防护眼镜，治疗眼周围皮损应用浸湿的纱布覆盖眼睛。激光束不可以照射到有强反光面的器械上，以免造成误伤。瘢痕体质禁用。

（2）氦氖激光：能够改善皮肤微循环、促进组织新陈代谢、增加巨噬细胞的吞噬作用，有消炎止痛作用。以局部皮损照射为主，也可作为光针采用穴位照射。

适应证：局部照射用于治疗皮肤黏膜溃疡、斑秃、寒冷性多形红斑、带状疱疹。光针穴位照射用于带状疱疹后遗神经痛、皮肤瘙痒症、慢性荨麻疹等。

注意事项：该激光引起的生物效应在小剂量时为兴奋效应，有累积作用，大剂量或长疗程照射时，可导致抑制甚至有害作用。

（3）脉冲红宝石激光：这种光能被黑素高度吸收，但血红蛋白吸收很少，根据不同病情选用不同治疗剂量，需多次治疗。治疗终点判定为治疗后皮损即刻呈灰白色。

适应证：Q开关红宝石激光用于治疗良性色素性疾病疗效好，如太田痣、雀斑、雀斑样痣及文身，对咖啡斑和Becker痣有效，但易复发，对黄褐斑和炎症后色素沉着无效。长脉宽红宝石激光治疗多毛症。

注意事项：治疗前需要常规清洁消毒，治疗范围较大建议外敷复方利多卡因乳膏麻醉。脱毛时要注意配合皮肤冷喷。

（4）脉冲翠绿宝石激光：与红宝石激光原理相同。

适应证：各种浅表性和深在性色素增加性疾病，如太田痣、雀斑、咖啡斑、文身、颧部褐青痣、伊藤痣、异物色素沉着等。

长脉宽翠绿宝石激光治疗多毛症。

注意事项：同红宝石激光。

（5）闪光灯汞脉冲染料激光：血红蛋白吸收激光能量后温度迅速升高，热量传导至血管壁，引起血管内凝血、内皮细胞弥漫性损伤和坏死，达到封闭血管的目的。治疗终点根据不同皮损决定：鲜红斑痣及血管瘤治疗即刻反应为血管变灰色，皮肤出现轻度紫癜；毛细血管扩张等其他疾病即刻反应为靶血管立刻消失或变灰、模糊，数十秒内出现紫癜，但不引起高度水肿和结痂。

适应证：鲜红斑痣、浅表婴儿血管瘤（草莓状血管瘤）、各种类型的毛细血管扩张、静脉湖、蜘蛛痣、化脓性肉芽肿，也可用于扁平疣、趾疣、Civatte 皮肤异色症、血管纤维瘤、膨胀纹和瘢痕的治疗。

注意事项：治疗前需要常规清洁消毒，外敷复方利多卡因乳膏麻醉。

（6）点阵激光：点阵激光是利用点阵光热分解作用原理，点阵激光器通过不同方式产生微光柱，作用于皮肤形成筛孔状微治疗区。微治疗区出现一定程度的气化剥脱和周围局限性组织热凝固，其余大部分皮肤组织不受影响。治疗区组织愈合快，表皮在24小时内即可恢复正常，光热损伤启动组织修复机制，在真皮层持续数周，让胶原合成得到不同程度的增加，从而使皮肤质地紧致，达到美容效果。相比其他剥脱性激光治疗，该方法安全性高、不良反应少、停工时间短，适用于各型皮肤，是目前皮肤激光术的重要手段。

适应证：光老化、痤疮瘢痕、手术或外伤瘢痕、萎缩纹、汗管瘤、黄褐斑等。

注意事项：不良反应有持久性红斑、感染、瘢痕、色素异常，还可以诱发痤疮。

5.水疗 利用水的温热、清洁作用，再加上水中融入的药物作用达到治疗皮肤病的目的。常用的有淀粉浴、人工海水浴、高锰酸钾浴、补骨脂素浴、矿泉浴和中药浴。

适应证：淀粉浴常用于皮肤瘙痒症、泛发性神经性皮炎、痒疹、慢性湿疹；人工海水浴用于硬皮病、皮肤硬肿病、银屑病；高锰酸钾浴用于渗出严重的天疱疮、药疹、剥脱性皮炎的辅助治疗；补骨脂浴后配合长波紫外线照射治疗白癜风；中药浴根据药物不同治疗不同的疾病。

注意事项：不宜空腹或饱腹状态下进行水疗，最好在餐后1小时进行。年老体弱者要在他人监护下进行，水温不宜过热。药浴后不要再用清水冲洗，以保持药性。水疗后注意皮肤保湿。

五、常用的中医外治

1.常用外治中药剂型

（1）散剂（粉剂）：由单味或复方中药制成的干燥粉末。其具有散热解毒、清凉止痒、干燥保护作用。散剂适用于无糜烂渗液的急性皮炎、湿疹。如青黛散、如意金黄散。

（2）水剂（溶液）：系将单味或复方中药煎水而制成的溶液。具有清洁、保护、收敛、止痒及散热作用。多用作熏洗，也可用作浸泡、湿敷患处。适用于有糜烂、渗液的急性皮炎、湿疹，或足癣伴感染者。如马齿苋水剂、菊花水剂、龙胆草水剂。

（3）水粉剂（洗剂）：系将一定量的中药粉末与水相混合而成的药剂。具有清凉止痒、收敛散热、干燥保护作用。适用于无糜烂、渗液的急性皮炎、湿疹及痤疮。药如解毒洗剂、颠倒散洗剂。

（4）醋浸剂：系将单味或复方中药放置于醋液中密封浸泡一定时间而成的醋溶液。具有解毒、杀虫、止痒等作用。适用于皮肤癣菌病。如藿黄浸剂，浸泡患处，每次30min，每日1次。

（5）药酒（酒剂）：系单味或复方中药浸泡于白酒或乙醇而制成的药剂。将中药浸泡7天后，取酒外用，具有杀虫止痒作用，并有使用方便、刺激性小的优点。适宜于各种癣病、神经性皮炎等。如癣酒、10%土槿皮酊、百部酊。

（6）粉油剂：系由中药粉末与植物油调制而成或将中药浸在植物油中熬煎去渣而成的制剂。油剂具有保护润肤、清洁止痒作用，适用于干燥性婴儿湿疹、鱼鳞病等。如甘草油、紫草油等。

（7）药膏（软膏）：由中药粉与油脂类基质混合而成的均匀、细腻的半固体剂型。药膏具有润泽皮肤、软化痂皮、深透软坚及促进慢性炎症消退的作用。适用于银屑病、慢性湿疹及皲裂。如润肌膏、黑豆馏油软膏等。

（8）膏药（硬膏）：古称薄贴，系将药末加入到植物油、蜡、树胶中经高温熬炼成膏，摊于布或纸面而成，现已制成粘着力强、干净、效佳的胶布型膏药。膏药具有搜风止痒、活血止痛、软坚防裂作用。适用于神经性皮炎、慢性湿疹、皮痛等。如太乙膏、伤湿止痛膏等。

2.针刺疗法　针刺疗法包含体针、耳针、梅花针等方法，通过针刺身体的腧穴、耳穴、局部等特定部位，达到止痒、止痛、镇静、消炎等作用。

（1）常用穴位

① 体穴：曲池、列缺、合谷、血海、阴陵泉、足三里、三阴交、肺俞、心俞、脾俞、膈俞等。

② 耳穴：肺、皮质下、神门、肾上腺、交感等。

（2）针刺手法

① 体针：提插重刺激，留针15～20分钟，每天一次。

② 耳针：捻转后留针20分钟，每日一次。

③ 梅花针轻叩患处至潮红出血，2天一次，适用于斑秃、神经性皮炎、苔藓样变、慢性湿疹等。

3.艾灸疗法　运用艾条或者艾绒点燃后的热力和药力，在体表温熨，通过经络的传导，以起到温通气血、扶正祛邪的治疗作用。适用于寒症、苔藓样变等慢性皮肤病。

4. 热敷疗法　热敷疗法可使局部皮肤气血流畅，利于药物渗入，达到活血化瘀，消除瘙痒的目的。适用于寒症、皮肤下淤血等症。禁用于急性皮肤病。

5. 熏蒸疗法　熏蒸可分为气蒸和烟熏两种。皮肤性病多采用气蒸。其具有温经通络、疏通气血、杀虫止痒作用。可用于神经性皮炎、疥疮、尖锐湿疣等。将药液煮沸，周围用毛巾围住，利于蒸汽熏蒸患处。如气熏疮药。

6. 壮医药线点灸法　采用广西出产的苎麻编制成线，经壮药泡制而成，点燃后直接灼灸人体表面穴位或皮损，具有止痒止痛、活血散瘀、消肿散结的作用。可用于神经性皮炎、痒疹、带状疱疹等。

第七节　皮肤的保健与美容

皮肤不仅是一个具有保护、感觉、吸收、分泌与排泄、代谢、调节体温和免疫稳定作用等功能的器官，还是一个有审美作用的器官，能传递人体美的各种信息。通过医学美容手段治疗损美性皮肤病在其他章节中分别论述，本节主要讨论皮肤的保健与美容，通过中医中药、饮食调理、运动锻炼等方法，达到预防疾病、延缓衰老、驻颜美型的目的，使身体皮肤红润、肌肉丰满、身姿矫健。

一、日常自我保健

1. 保持心情舒畅　精神状态与皮肤的性状关系密切。生活乐观、心情愉悦、性格开朗，可使副交感神经处于兴奋状态，表现为血管扩张、皮肤血流量增加，皮肤代谢旺盛，肤色红润，思维敏捷。长期精神紧张、忧郁、思虑过度，会影响机体的内分泌系统和免疫系统，导致皮肤暗淡无光，甚至发生疾病。

2. 保证食物营养　饮食多样化，避免偏食。多食新鲜水果和蔬菜，增加丰富的膳食纤维，保持大便通畅，及时排除肠道毒素。每天摄入适量的水、蛋白质、维生素及微量元素，可促进皮肤新陈代谢，使皮肤富有光泽和弹性。

3. 加强体育锻炼　体育锻炼可增强体质，促进血液循环，增加皮肤对氧、负离子的吸收，加速废物排泄、增加血氧含量，提高皮肤对外界环境的适应能力。

4. 保障充足睡眠　睡眠与皮肤的健美密切相关。长期睡眠不足可导致皮肤灰暗无光并松弛，易产生皱纹。研究表明，细胞的分裂峰值是在晚上10时至凌晨2时，若此时处于睡眠状态，便可有效地保证细胞分裂活动。使表皮细胞得以不断地更新。在夜间睡眠时，副交感神经兴奋，皮肤的毛细血管流量增加，皮肤可获得充分的营养。

5. 认真清洁皮肤　皮肤自身不停地分泌皮脂和汗液，角质也不断地进行着更新换代，再加上暴露于外界的皮肤极易粘附各种刺激物、致敏物、微生物及灰尘、污垢，可堵塞毛囊孔、汗腺口，因此经常清洗皮肤非常重要。清洗不仅能清洁皮肤，还可促进皮肤血液循环，增进皮肤和身心健康。在清洗时需注意水质、肥皂、时间等各种因素的影响。

（1）水的选择：应选择自来水、河水、湖水等软质水，对皮肤无刺激性；山区的水中如含较多的钙盐、镁盐，亦称硬水，对皮肤毛发有一定的刺激性，应先煮沸或加入硼酸等，使其变为软水后再使用。

（2）洗涤剂选择：一般洗澡时多应用肥皂去污，肥皂可分硬皂、软皂、过脂皂和药皂。根据皮肤类型，油性皮肤可选用pH值碱性的硬皂、收缩液、剥脱液和摩擦霜；中性皮肤可先用含碱量在0.2%以下的软皂及无脂洁肤液；干性皮肤应选用多脂皂或洁肤霜。目前市场上供应的沐浴露，可根据不同皮肤特性加以选用。

（3）洗澡时间和水温：洗澡次数及时间因季节、地区、工种等不同而异。如生活和工作环境干净，工作轻松则每周1～2次即可，但炎热季节或工作环境油污、粉尘多的则每日至少一次或多次清洗。如以去污、除汗臭为主，则用水温35～38℃，每次10～15分钟即可；受凉后或过劳肌肉酸痛者，用40～42℃的热水浴，10分钟左右，盆浴更佳，可达到镇痛和兴奋作用；锻炼肌肤或兴奋精神，则用水温18℃左右，淋浴或擦身，一般不超过3分钟。清晨淋浴水要凉一些，使精神振奋、充满活力；睡前淋浴水需热些，使肌肉松弛，容易入睡。

6.外用适宜护肤品　护肤品对保护皮肤有一定作用，尤在冬季更为重要。油性皮肤宜用水包油的霜，如粉质雪花膏；干性皮肤选用油包水的脂，如香脂；中性皮肤可酌情选用霜或脂。但个体间在应用护肤品上会有差异，只要护肤品应用后使皮肤感到滋润不腻、清爽舒适、能起保护作用即可。护肤品需用新近产品，以免过久而失效或变质。

7.头发保健　保持头发清洁卫生，一周洗头1～2次即可。根据头发油腻程度选择适当的洗发剂，不宜使用碱性肥皂或洗衣粉洗头，以免头发变脆断裂，通常用洗头膏或洗发精。干性头发宜选含有蛋白的洗发剂；油性头发选用弱酸性洗发剂；头皮屑多者用含有间苯二酚洗发剂或含硫黄洗发剂较好。用洗发剂后，需用清水冲净，以免刺激头皮。护发素含有阳离子表面活性剂，与头发上阴性静电作用，在头发上形成一层薄膜，减少头发间的摩擦，使毛发润滑、光亮、富有弹性，对油性头发更为适用，对卷发和长发者更佳。

二、中医中药美容

1.中药美容养颜方

（1）容颜不老方（《奇效良方》）：生姜480克，大枣240克，白盐60克，甘草90克，丁香15克，茴香120克。水煎，每天清晨饮一杯。

【说明】温补脾肾，适用于脾肾阳虚者。

（2）去老容颜方（《太平圣惠方》）：生黄精6000克（取汁），生地黄2500克（取汁），白蜜10000克。上药相和，于铜器中搅匀，以慢火煎之，令稠，制丸，如弹子大。每次以温酒研1丸服下，每天3次。

【说明】补益脾肾，抗衰老。

（3）杏仁膏（《普济方》）：杏仁100克（汤浸去皮，研如膏），蛋清1个。上药相和，调成糊状涂于面部。入夜涂面，次晨以米泔水洗之。

【说明】祛风润肤，治面黑斑、痤疮、痣等。蛋清容易变干，最好随用随做。

（4）玉肌散（《年希尧集验良方》）：绿豆粉250克，滑石粉30克，白芷30克，白附子15克。共研细末。每晚睡前洗净面部，拭干，以末敷之，晨起洗去。

【说明】清热解毒，利湿祛湿。

（5）八白散（《鲁府禁令》）：白及、白丁香、白僵蚕、白蒺藜、白升麻、山柰、白蔹、白芷各60克，白茯苓、白附子各15克。上药共为末。临睡前以津唾合涂面上，明天清晨以莹肌如玉散洗之。

【说明】散风散热，美容洁面。

（6）莹肌如玉散（《鲁府禁令》）：楮实15克，白及30克，白升麻15克，甘松20克，白丁香（腊月收）15克，连皮砂仁15克，山柰15克，糯米粉2400克，绿豆粉1600克，皂角1500克（水湿后烧干，再如水再烧干，去皮，研末，细箩筛生）。前7味为末，再入糯米、绿豆、皂角末，一起搅匀，如常法用之。

【说明】祛风湿，润肌肤，荡泥垢。

2.药膳调理方

（1）花生大枣猪蹄汤：花生米100克，大枣10枚，猪蹄

2只，食盐少许。将花生米、大枣先浸泡1小时，捞出；猪蹄处理干净，斩块。共入锅中加水煮熟，调入食盐即可食用。

【说明】补气养血，悦色除皱。适用于面色不华、肌肤干燥者。

（2）莲子龙眼汤：莲子30克，芡实30克，薏苡仁50克，龙眼肉80克，蜂蜜适量。将前5味药加水500毫升，大火烧开，文火煎煮1小时，用少许蜂蜜调味，一次服完。

【说明】健脾益气，补血润肤。适用于皮肤粗糙，暗沉，皱纹早生者。

（3）还童茶：槐角30克。研细末，每天3克，用开水冲服。

【说明】补心肺，益肝肾，乌发，明目，健身益寿。适用于肝肾不足导致的视物不清等目疾和须发早白。

（4）山楂荷叶茶：山楂15克，荷叶12克，茶叶10克。沸水冲泡，代茶饮。

【说明】减肥，降脂，降压。

（5）苗条茶：乌龙茶3克，槐角18克，首乌30克，冬瓜皮18克，山楂肉15克。将后4味共煎，去渣，汤汁冲泡乌龙茶。

【说明】减肥，降脂美容。

（6）桑葚蜂蜜膏：鲜桑葚2000克，蜂蜜500克。先将桑葚捣烂，用纱布挤汁，放砂锅内，用小火烧煮，浓缩，加入蜂蜜搅匀煮成膏，放冷后贮藏。早晚各服1～2汤匙，温水送服。

【说明】养发护发，防止脱发。

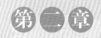

第二章

病毒性皮肤病

病毒性皮肤病是指人类由于病毒感染出现皮肤、黏膜损害的皮肤病。病毒分为DNA病毒和RNA病毒两类。不同病毒感染后的皮损表现可分为3型：水疱型（如单纯疱疹、带状疱疹等）、新生物型（如各种疣等）、发疹型（如麻疹、风疹等）。

第一节　带状疱疹

带状疱疹（herpes zoster）是由水痘-带状疱疹病毒引起的急性疱疹性皮肤病。水痘-带状疱疹病毒原发感染表现为水痘，潜伏在神经细胞中的病毒再活化则引起带状疱疹。带状疱疹痊愈后可获得较持久免疫，较少再发。

一、临床诊断要点

（1）好发于春秋季节，成人多见，老年患者症状较重。

（2）发疹前可有发热、乏力、食欲不振等全身症状。

（3）最常累及的神经是肋间神经，其次是脑神经、腰骶神经等。本病多累及感觉神经，对运动神经几乎没有影响。

（4）常先出现红斑，继而出现簇集状粟粒至绿豆大小的丘疱疹，迅速变为水疱，内容透明澄清，疱壁紧张发亮。各群之间皮肤正常，排列成带状，间有出现丘疹、大疱、出血、坏疽

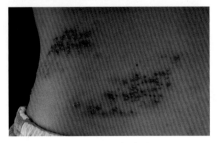

者。皮疹沿外周神经呈单侧分布，不超中线，亦偶有双侧发病者（图2-1）。病程常为2～3周，老年人3～4周。神经痛为本病特征之一，疼痛有时持续1～2个月或更久。

图2-1 带状疱疹

二、辅助检查

实验室检查 疱底刮取物涂片找到多核巨细胞和核内包涵体有助于诊断，必要时可用PCR检测水痘带状疱疹病毒DNA和病毒培养确诊。

三、鉴别诊断

1.疱疹尚未出现之前 与心绞痛、肋间神经痛、胸膜炎、胆囊炎、阑尾炎、坐骨神经痛、尿路结石、偏头痛进行鉴别。

2.发疹后 需与单纯疱疹相鉴别，单纯疱疹好发生于皮肤黏膜交界处，多见于发热性疾病的过程中，且常有反复发作史。

四、治疗

1.治疗原则 以抗病毒、消炎、止痛、营养神经、防治并发症为治疗原则。

2.系统药物治疗

（1）抗病毒药物

处方一 阿昔洛韦200mg po q5h

处方二 泛昔洛韦250mg po tid

处方三 伐昔洛韦300mg po tid

【说明】发疹后48～72小时内开始抗病毒治疗。早期、足量抗病毒治疗，早期应用可减少急性神经痛和后遗神经痛，加速痊愈，能缩短病程，而且使疼痛减轻。

（2）止痛药物

处方一 双氯芬酸钠双释放肠溶胶囊　75mg　po　qd或者bid

处方二 盐酸阿米替林片25mg　po　bid

【说明】以上处方用于急性疼痛期

处方三 加巴喷丁胶囊　每天不超过1.8g　可分1～3次服完

处方四 普瑞巴林胶囊　75～150mg　po　tid

【说明】以上处方用于带状疱疹后神经痛。

（3）抗炎治疗

处方 泼尼松30mg　po　qd

【说明】一般从中小剂量开始，泼尼松＜1mg（kg·d），依病情逐渐减量，疗程越短越好。无禁忌证老年患者可口服泼尼松片，疗程1周左右。相关文献报道可减少后遗神经痛的发生率。

3.局部药物治疗

处方一 利多卡因乳膏　外用　疼痛时外涂

处方二 湿润烧伤膏　外用　q4h～q6h

【说明】水疱不破或水疱较大者，可用三棱针或消毒空针刺破，缓解胀痛不适感。

4.中药治疗　以清热利湿、行气止痛为主要治法。初期以清热利湿为主，后期以活血化瘀通络为主，体虚者以扶正祛邪与通络止痛并用。

（1）龙胆泻肝汤加减

处方 龙胆草6克，木通6克，生地黄15克，柴胡6克，当归12克，生甘草6克，黄芩9克，栀子9克，泽泻9克，大青叶15克，青黛1.5克。水煎服，每日1剂。

【说明】适用于热盛证，以泻肝胆湿热为主。

（2）除湿胃苓汤加减

处方 苍术9克，白术9克，猪苓9克，茯苓9克，泽泻

9克，六一散9克，厚朴6克，陈皮6克。水煎服，每日1剂。

【说明】适用于湿盛证，以清热燥湿、健脾和中为主。

（3）柴胡疏肝饮合金铃子散加减

处方　柴胡9克，白芍9克，香附9克，川芎6克，枳壳6克，陈皮6克，延胡索10克，全蝎6克，炙甘草5克，川楝子9克。水煎服，每日1剂。

【说明】适用于后遗神经痛，以疏肝理气止痛为主。

（4）初起可外敷玉露膏或外搽双柏散，或鲜马齿苋、野菊花捣烂外敷。

5.其他治疗方法

（1）硬膜外麻醉阻滞治疗：布比卡因和甲泼尼松龙硬膜外阻滞，连用7天。

（2）针灸：取穴内关、阳陵泉、足三里、阿是穴。局部周围卧针平刺，留针30min，每日1次。疼痛日久加支沟，或加耳针刺肝区，埋针3天。

（3）壮医药线点灸：将苎麻线的一端点燃，待形成圆珠状火星后，将此火星迅速灸灼在人体带状疱疹的头部和尾部，灸灼次数以带状疱疹范围而定，灸1次为1壮，一般5～7壮即可。

五、预防与调护

（1）春季是多种传染病流行季节，老年人及体质虚弱者应尽量少去空气不洁的公共场所，以免感染。平时要坚持锻炼身体，保持心情愉快，生活起居要有规律。

（2）发病期间应保持心情舒畅，避免肝郁气滞化火加重病情，还应穿清洁柔软的棉制内衣，以减轻摩擦。

第二节　水痘

水痘（varicella）是由水痘-带状疱疹病毒引起，水痘-带状疱疹病毒原发感染表现为水痘，潜伏在神经细胞中的病毒再活化则引起带状疱疹。

一、临床诊断要点

（1）儿童多见，也可发生于成年人。平均潜伏期14天，起病急，多先有发热等全身不适，1～2天后出现皮疹。

（2）皮损首发头面部，逐渐扩展至躯干、四肢近端，向心性分布，可累及口腔、呼吸道、泌尿生殖黏膜。

（3）典型损害为散在性绿豆大小水疱，周围绕以红晕，疱顶部可有脐窝状，水疱破裂形成糜烂结痂，继发感染可形成脓疱。皮损常陆续分批发生，故可同时见到丘疹、水疱、结痂等不同时期（图2-2）。病程2～3周。

（4）可有发热、头痛等全身症状，严重者可出现肺炎、脑炎、变异性水痘综合征等。

二、辅助检查

实验室检查　疱底刮取物涂片找到多核巨细胞和核内包涵体有助于诊断，必要时可用PCR检测水痘带状疱疹病毒DNA和病毒培养确诊。

三、鉴别诊断

1.脓疱疮　多在夏秋季发病，好

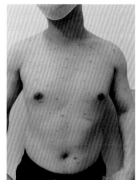
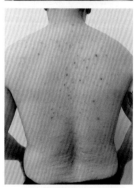
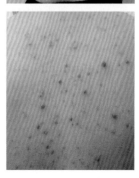

图2-2　水痘

发于颜面特别是口周、鼻周，疱壁薄，破后糜烂结蜜黄色痂。

2.丘疹性荨麻疹　好发于躯干四肢，典型损害为风团样丘疹，中央有小水疱，黏膜无损害。

四、治疗

1.治疗原则　本病有自限性。以抗病毒、对症治疗（退热、止痒）为主。

2.系统药物治疗

处方一　阿昔洛韦　成人及体重40kg以上的儿童800mg/次，一日4次。2岁以上儿童口服剂量为20mg/kg，一日4次，总量为一日80mg/kg。连服5天。

【说明】阿昔洛韦可减轻水痘症状、缩短病程、防止水痘播散，成人水痘和任何年龄的严重水痘患者，特别是免疫抑制患者，应早期使用阿昔洛韦。

处方二　对乙酰氨基酚　10.5g　qd　po

【说明】热度较高者可给予退热剂，但禁用阿司匹林治疗。对乙酰氨基酚虽可有效地控制发热、头痛及肌肉痛，但易诱发Reye综合征。

处方三　西替利嗪5mg　po　qd

处方四　氯雷他定5mg　po　qd

处方五　头孢呋辛钠0.75～1.5g　静滴　q8h　疗程5～10天

【说明】若有弥漫性脓疱病、蜂窝织炎、急性淋巴结炎、原发性水痘性肺炎等合并症时，则需全身使用抗生素。重症患者，可肌内注射特异性免疫球蛋白3～6ml。

3.局部药物治疗

处方一　炉甘石洗剂　外用　2～3次/d

处方二　莫匹罗星软膏　外用　bid

处方三　阿昔洛韦软膏　外用　4～6次/d

处方四　新霉素软膏　外用　2～3次/d

4.中药治疗　　中医强调辨证论治，以清热解毒利湿为基本原则。

（1）银翘散合六一散加减

处方　金银花15克、连翘10克、牛蒡子10克、薄荷（后下）10克、蝉蜕5克、桔梗10克、车前子（包煎）5克、六一散（包煎）5克。水煎服，每日1剂。

【说明】适用于邪伤肺卫证，以清气凉营、化湿解毒为主。

（2）清胃解毒汤加减

处方　黄连10克、黄芩10克、生地黄10克、连翘10克、升麻6克、牡丹皮10克、赤芍10克、紫草10克、生石膏（先煎）10克、栀子10克、车前草10克。水煎服，每日1剂。

【说明】适用于邪炽气营证，以清热燥湿、健脾和中为主。

（3）清瘟败毒饮合羚角钩藤汤加减

处方　生石膏（先煎）10克、生地黄10克、水牛角片（先煎）5克、黄连10克、栀子10克、黄芩10克、知母10克、赤芍10克、玄参10克、连翘10克、牡丹皮10克、紫草10克、羚羊角粉（吞服）5克、钩藤（后下）5克、甘草6克。水煎服，每日1剂。

【说明】适用于邪陷心肝证，以清热解毒，镇惊开窍为主。

（4）麻杏石甘汤合黄连解毒汤加减

处方　麻黄10克、苦杏仁5克、生石膏（先煎）10克、桑白皮10克、葶苈子（包煎）5克、紫苏子5克、黄芩10克、黄连10克、栀子10克、紫草10克、牡丹皮10克、甘草6克。水煎服，每日1剂。

【说明】适用于邪毒闭肺证，以清热解毒、开肺定喘为主。

（5）仙方活命饮加减

处方　金银花10克、当归尾5克、赤芍10克、野菊花10克、紫花地丁10克、白芷10克、天花粉5克、皂角刺5克、甘草6克。水煎服，每日1剂。

【说明】适用于毒染痘疹证，以清热解毒，透脓排毒为主。

（1）可进行VZV疫苗免疫接种预防感染，有效率达80%。

（2）隔离水痘患者是控制水痘传播的有效手段。对患者需隔离至全部皮疹干燥结痂为止。患者的病室、衣被和用具，可采用紫外线照射、通风、曝晒和煮沸等措施进行消毒。

第三节　单纯疱疹

单纯疱疹（herpes simplex）系由单纯疱疹病毒（HSV）所致，表现为簇集性水疱，有自限性，易复发。单纯疱疹病毒（HSV）可分为Ⅰ、Ⅱ型。HSV-Ⅰ型大多与面部感染有关，70%～90%的成年人曾感染过，原发性感染主要发生在5岁以内的幼儿，大多为亚临床感染。HSV-Ⅱ通常发生于青春期以后，损害多发生在生殖器部位，可通过性交传染。生殖器疱疹属于性传播疾病，详见第十七章第五节。

一、临床诊断要点

（1）HSV-Ⅰ型初发感染多发生在5岁以下幼儿。复发型多见于成年人。

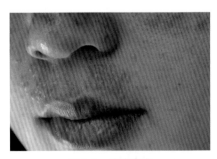

图2-3　单纯疱疹

（2）单纯疱疹容易复发，多数在同一部位或区域多次复发。病程较短，7～10天。

（3）典型损害为密集成群的针头大小的水疱，常为一群，亦有2～3群，破裂后露出糜烂面，逐渐干燥结痂（图2-3）。历时

1周左右自愈。临床上通常将单纯疱疹分为初发型和复发型。

① 初发型：以疱疹性龈口炎、新生儿单纯疱疹、疱疹性湿疹、接种性疱疹较为常见。

② 复发型：原发感染消退后，在同一部位反复发作的单纯疱疹。早期局部常自觉灼热，继而出现红斑、簇集丘疹、水疱，可融合，数天后水疱破溃逐渐愈合，病程1～2周。

（4）自觉灼热或瘙痒，通常无全身症状，部分有局部淋巴结肿痛或淋巴管炎。

二、辅助检查

1.病毒培养鉴定　是HSV实验室诊断的"金标准"，敏感性和特异性高。

2.免疫荧光检测　免疫荧光检测疱液中病毒抗原和PCR检测HSV-DNA，有助于明确诊断。

3.细胞学检查　皮损处刮片做细胞学检查，可见多核巨细胞和核内包涵体，准确率60%～90%。

4.血清HSV-IgM型抗体检测　有辅助诊断价值。

三、鉴别诊断

1.虫咬皮炎　虫咬皮炎是指由昆虫叮咬、刺螫、毒毛刺伤或接触虫体内毒液所引起的急性皮肤反应。多见于夏季。起病常较突然，有时可追寻到有关接触史。多见于暴露部位。皮疹以水肿性斑丘疹、丘疹、丘疱疹或风团为主，疏散或群集，偶呈线状。常伴剧烈灼热或刺痒感，一般3～5天可逐渐消退。

2.面部带状疱疹　皮损多数沿三叉神经或面神经的分支分布，基底炎症明显，呈带状排列，伴有神经痛。很少复发。

3.口周皮炎　口周皮炎常见于中青年女性，皮损局限于口周、鼻唇沟、上唇、颏部，但口唇周围有一狭窄的正常皮肤区。表现为红斑、小丘疹及少许鳞屑，酷似脂溢性皮炎。自觉不同程度瘙痒或灼热感。可呈周期性发作。

四、治疗

1.治疗原则 抗病毒，缩短病程，防止继发感染和全身播散，减少复发和传播。一般给予局部药物治疗，对皮疹泛发者给予支持疗法，对反复发作者应积极避免或去除可能的诱发因素。

2.系统药物治疗

（1）初发型

处方一 阿昔洛韦200mg   po   q5h

处方二 泛昔洛韦250mg   po   tid

处方三 伐昔洛韦300mg   po   tid

【说明】疗程7～10天。

（2）复发型：采用间歇疗法，最好在前驱症状或皮损出现24小时内开始治疗，疗程5天，选用药物同初发型。

（3）频繁复发型（1年复发6次以上）：为减少复发次数，可采用连续抑制疗法，连续口服6～12个月，选用药物同初发型。

（4）原发感染症状严重或者皮损泛发

处方   0.9%氯化钠注射液250ml
　　　　阿昔洛韦30～60mg   iv drip   qd

【说明】疗程5～7天。

（5）新生儿疱疹

处方   阿昔洛韦10mg/kg，iv drip q8h，疗程为10～21天。

【说明】早期较大剂量阿昔洛韦的应用，可有效降低患儿死亡率，有助于预后。

3.局部药物治疗

处方一 阿昔洛韦软膏 外用   4～6次/d

处方二 喷昔洛韦乳膏 外用   4～5次/d

处方三　炉甘石洗剂 外用　2～3次/d

处方四　莫匹罗星软膏 外用　bid

【说明】莫匹罗星软膏用于继发感染者。

4.中药治疗　中医强调辨证论治，常用清热、解毒、利湿为法。

（1）辛夷清肺饮加减

处方　辛夷9克，生地黄30克，牡丹皮9克，赤芍药9克，黄芩9克，知母9克，桑白皮9克，枇杷叶9克，生石膏30克，板蓝根20克，甘草6克。水煎服，每日1剂。

【说明】适用于肺胃风热证，以疏风清热为主。

（2）龙胆泻肝汤加减

处方　龙胆草6克，木通6克，生地黄15克，柴胡6克，当归12克，生甘草6克，黄芩9克，栀子9克，泽泻9克，大青叶15克，土茯苓30克。水煎服，每日1剂。

【说明】适用于湿热证，以清利肝胆湿热为主。

（3）增液汤加减

处方　生地黄24克，玄参30克，麦冬24克，知母12克，大青叶10克，连翘12克，黄连6克，土茯苓30克。水煎服，每日1剂。

【说明】适用于阴虚内热证，以益气养阴、扶正祛邪为主。

五、预防与调护

（1）患处局部保持清洁干燥，以利结痂，预防细菌感染。

（2）患有特应性皮炎或其他皮肤病者，暂时与本病患者隔离，以预防疱疹性湿疹的发生。

（3）清淡饮食，忌食辛辣肥厚之物。

第四节　疣

疣（verruca，wart）是由人类乳头瘤病毒（Human papilloma

virus，HPV）感染皮肤黏膜所引起的良性赘生物，临床上常见有寻常疣、扁平疣、跖疣和尖锐湿疣等，疣状表皮发育不良也被认为与HPV感染密切相关。

一、临床诊断要点

1.寻常疣

（1）多见于儿童和青年人。

（2）好发于手背、手指、足和甲缘等处，亦可发生于身体其他部位。甲周疣发生在甲周；甲下疣发生在甲床；丝状疣好发于颈、额和眼睑，疣体细长突起伴顶端角化；指状疣好发于头皮及趾间，疣体表面呈参差不齐的突起。

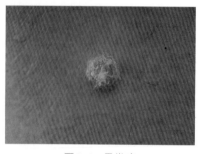

图2-4　寻常疣

（3）典型皮损为黄豆大小或更大的灰褐色、棕色或皮色丘疹，表面粗糙，质地坚硬，可呈乳头瘤状增生（图2-4）。

2.跖疣

（1）系发生于足底的寻常疣。

（2）皮损初起为细小发亮的丘疹，渐增至黄豆大小或更大，因受压而形成淡黄或褐黄色胼胝样斑块或扁平丘疹，表面粗糙，界限清楚，边缘绕以稍高的角质环，去除角质层后，其下方有疏松的角质软芯，可见毛细血管破裂出血而形成的小黑点（图2-5）。

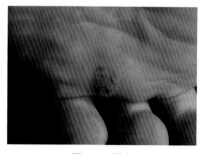

图2-5　跖疣

若含有多个角质软芯，称为镶嵌疣。

（3）自觉疼痛。

3. 扁平疣

（1）好发于青少年的颜面、手背及前臂。

（2）病程慢性，多可自行消退，少数患者可复发。

（3）典型皮损为米粒至黄豆大小的扁平隆起性丘疹，圆形或椭圆形，表面光滑，质硬，正常肤色或淡褐色，多骤然出现，数目较多且密集；搔抓后皮损可呈串珠状排列，即自体接种反应（图2-6）。

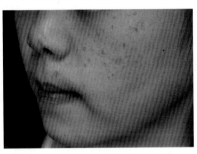

图2-6　扁平疣

4. 生殖器疣　又称尖锐湿疣，列入性传播疾病，详见第十七章第四节。

二、辅助检查

组织病理学检查　病毒疣的特征性组织病理改变是颗粒层、颗粒层下棘细胞的空泡样变性，变性细胞内常含有嗜碱性包涵体（为病毒颗粒）和嗜酸性包涵体（为角质蛋白）同时常常伴有棘层肥厚或乳头瘤样增生。

三、鉴别诊断

1. 鸡眼　跖疣应与鸡眼鉴别，后者多见于足前弓处，皮疹为单个淡黄色角质栓，外围透明黄色环，形似鸡眼，垂直压痛明显。

2. 汗管瘤　扁平疣应与汗管瘤鉴别，后者主要发生于眼睑，为扁平状或半球状丘疹或小结节，表面光滑，质较硬。

四、治疗

1. 治疗原则　采用物理治疗和外用药物治疗为主。系统药物治疗适用于皮损数目较多或久治不愈者。

2. 系统药物治疗

处方　左旋咪唑 50mg　po　tid

【说明】目前并无确切有效的抗 HPV 治疗药物，可试用免疫调节剂左旋咪唑等。

3. 局部药物治疗

【说明】适用于皮损较大或不宜用物理治疗者。

处方一　0.05%～0.1% 维A酸软膏　外用　bid

【说明】适用于扁平疣。维A酸乳膏不良反应有干燥、脱屑，少数有红斑、水肿及烧灼感，治疗时间延长则反应减轻，不影响治疗。

处方二　氟尿嘧啶软膏　外用　bid

【说明】可遗留色素沉着，面部慎用。

处方三　3% 肽丁胺霜或 3% 酞丁胺二甲亚砜溶液　外用　bid

处方四　咪喹莫特软膏　外用　tid

【说明】扁平疣、寻常疣有一定疗效。

4. 中药治疗　中医强调辨证论治，多以清热利湿解毒为主。

（1）紫兰方加减

处方　马齿苋 60 克，板蓝根 30 克，紫草 15 克，薏苡仁 15 克，大青叶 30 克，赤芍 15 克，红花 15 克，生牡蛎 30 克，珍珠母 30 克，赤芍 20 克，甘草 6 克。水煎服，每日 1 剂。

【说明】适用于湿毒证，以清热利湿解毒为主。

（2）大青薏仁汤

处方　生赭石 30 克，生龙骨 30 克，生牡蛎 30 克，生薏苡仁 30 克，马齿苋 30 克，大青叶 30 克，丹参 12 克，柴胡 6 克，熟地黄 10 克。水煎服，每日 1 剂。

【说明】适用于湿毒瘀结证，以清热解毒、活血化瘀为主．

5.其他治疗方法

（1）物理治疗：冷冻、电灼、刮除、激光等，皮损数目较多可分批次治疗。

（2）皮损内注射

处方一　平阳霉素用1%普鲁卡因稀释于疣体根部注射

【说明】每周1次，用于难治性寻常疣。

处方二　维生素D_3皮损内注射

【说明】对多发性疣有一定疗效。

五、预防与调护

（1）注意避免皮肤外伤或搔抓，以免自身接种。

（2）加强体育锻炼，提高自身免疫力。

第五节　传染性软疣

传染性软疣（molluscum contagiosum）是由传染性软疣病毒感染所致的传染性皮肤病。本病是通过直接接触而传染，也可自体接种。

一、临床诊断要点

（1）本病多发于儿童、性活跃人群、免疫功能低下者。

（2）儿童好发于手背、四肢、躯干、面部，成人经性接触传播者，好发于生殖器、臀部、下腹部、耻骨部、大腿内侧等处。本病为自限性，潜伏期1周～半年。

（3）典型皮损为在皮肤上发生蜡样光泽的半球形小丘疹，顶端凹陷，直径3～5mm，呈灰色或珍珠色。中心微凹如脐窝，表面有蜡样光泽，中央有脐凹，内含乳白色乳干酪样物质，能

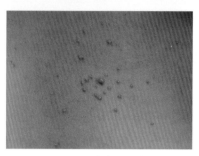

图2-7 传染性软疣

挤出乳酪状软疣小体，称为软疣小体（图2-7）。

（4）自觉轻度瘙痒，可由于搔抓引起继发感染。

二、辅助检查

组织病理学检查 病变主要在表皮，表皮高度增生而伸入真皮，其周围真皮结缔组织受压而形成假包膜，并被分为多个梨状小叶，真皮乳头受压，而成为小叶间的异常狭窄的间隔。基底细胞大致正常，从棘层细胞起逐渐变性。在早期，感染细胞开始有卵圆形小休形成，以后细胞体积逐渐增大，胞核固缩，最后整个胞质充满病毒的嗜酸性软疣小体。在表皮中部，软疣小体已超过受累细胞原有的体积，细胞核被挤于一侧，周缩成新月形，甚至完全消失。在颗粒层水平处，软疣小体由嗜伊红性变成嗜碱性，角质层可有很多的嗜碱性软疣小体。在病变中央的顶部，变性细胞可脱落，因而成火山口状。

三、鉴别诊断

1.基底细胞癌结节型初期 初起为针头至绿豆大小突出皮肤的蜡样结节，缓慢增大非炎性浅黄褐色或淡灰白色蜡样或半透明的结节，质硬表面皮纹消失，表皮菲薄伴浅表毛细血管扩张，表皮手外伤易出血。

2.单发性角化棘皮瘤 皮损增长迅速，半球形圆屋顶形皮肤色结节，结节表面可见平滑的火山口状，中央充以角栓，皮损光滑发亮与周围界限清楚，表面可见毛细血管走行。愈后有瘢痕。

四、治疗

1. 治疗原则　祛除疣体，防止复发。

2. 系统药物治疗

处方　西多福韦 5mg/（kg·w），疗程为 2 周。

【说明】适用于皮疹广泛、常规治疗无效或免疫功能不全、免疫抑制患者。

3. 局部药物治疗

处方一　咪喹莫特软膏 外用

处方二　维 A 酸乳膏 外用

【说明】成人外用咪喹莫特每天 3 次，每周 5 天，持续一个月；儿童每周 3 次，治疗 10～16 周，有一定疗效，起效较慢。

4. 中药治疗　中医强调辨证论治，以平肝解毒为主。

（1）祛疣汤加减

处方　板蓝根 30 克、大青叶 30 克、薏苡仁 30 克、山豆根 20 克、生牡蛎 30 克、桃仁 10 克、红花 6 克、丹参 10 克、白芷 10 克、甘草 6 克。水煎服，每日 1 剂。

【说明】适用于湿热蕴毒证，以清热解毒为主。

（2）处方木贼 30 克、香附 30 克、板蓝根 30 克、山豆根 30 克、苦参 30 克、蛇床子 30 克、苍术 20 克、马齿苋 30 克。煎浓汤擦洗患处，一日两次。

5. 其他治疗方法

（1）疣体夹除术：皮肤常规消毒后用齿镊或弯曲血管钳将软疣夹破，挤出内容物，再进行消毒防止感染。

（2）激光祛除术：皮肤常规消毒后予激光电灼清除疣体。

（3）液氮冷冻术：可用棉签蘸取适量的液氮直接接触冻融。

五、预防与调护

（1）注意公共卫生，不与患者共用衣物。

（2）患病后禁止搔抓，以免抓破感染和传染，衣物要煮沸消毒，洗澡勿用搓澡巾搓洗，以免损伤皮肤，引起皮损的范发。

第六节　手足口病

手足口病（hand-foot-mouth disease）是由肠道病毒感染引起的传染病。多发于儿童，以手、足和口腔发生水疱为特征的一种儿童病毒性皮肤病。

一、临床诊断要点

（1）多见于2～10岁儿童。

（2）皮损可同时发生于手、足、口腔，也可呈不全表现，以口腔受累最多见，可达90%以上。少数病例（尤其3岁以下儿童）可伴随中枢神经系统损害、肺水肿、循环障碍等。

（3）潜伏期3～7天，发疹前可有不同程度的低热、头痛、纳差等前驱症状，1～3天后手、足、口部出现皮损，皮损初为小米粒或绿豆大红色斑疹，很快发展为2～4mm大小的水疱，疱壁薄，内液清亮，周围绕以红晕，水疱溃破后可形成灰白色糜烂面或浅溃疡（图2-8）。病程1周左右，愈后极少复发。

（4）自我感觉不痒不痛，不结痂、不留瘢痕。

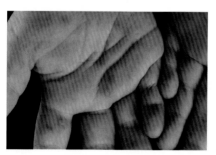

图2-8　手足口病

二、辅助检查

1.组织病理学检查

很少需要进行病理活检。早期表皮呈海绵样水肿，表皮内裂隙逐渐发展成多房性小水痘。时间过久后水痘可位于表皮下，伴有明显网状变性及气球状变性，单核细胞浸入表皮，无包涵体及多核巨细胞。真皮上部血管周围有淋巴细胞及组织细胞等炎性浸润。电子显显微镜下可见病毒颗粒。

2.实验室检查　血清抗Coxsackie病毒抗体滴度增高。

三、鉴别诊断

1.多形红斑　好发于青年女性，皮损特征为靶形或虹膜样红斑。

2.疱疹性口炎　四季均可发病，以散在为主。一般无皮疹，偶尔在下腹部可出现疱疹。

四、治疗

1.治疗原则　治疗原则为对症治疗。可服用抗病毒药物及清热解毒中草药及维生素B、维生素C等。有合并症的病人可肌注丙种球蛋白。

2.系统药物治疗

处方一　板蓝根冲剂　po　tid

处方二　维生素C片　0.1　po　tid

处方三　维生素B$_6$　5mg　po　tid

【说明】如有重症病例出现则给予相应的抢救治疗。口服B族维生素药物有利于黏膜的修复。

3.局部药物治疗

处方一　口腔溃疡涂膜剂　外用（口腔）　bid

处方二　利多卡因液　外用（口腔）qd

处方三　炉甘石洗剂　外用　2～3次/d

处方四　思密达适量，用温开水搅成糊状，4次/d，分别于早、午、晚饭后及睡前涂于口腔溃疡局部。

【说明】口腔糜烂溃疡可涂口腔溃疡涂膜。手掌和足底的水疱可用含硫黄的炉甘石洗剂治疗，硫黄对破损的皮疹有消炎、防止继发感染的作用；炉甘石洗剂起干燥、保护作用，有利于水疱的消退。思密达对口腔黏膜表面的各种致病因子具有很强的固定和抑制作用，可明显缩短小儿口腔溃疡的愈合时间，无明显副作用。且思密达口味香甜，患儿易于接受，值得在临床推广使用。

4.中药治疗　中医强调辨证论治，以清热解毒化湿为主。

（1）大黄黄连泻心汤加减

处方　大黄3克，黄芩6克，黄连3克，五倍子6克，薄荷6克。水煎50毫升，分2次服。

【说明】适用于心脾积热证，以清热解毒化湿为主。

（2）甘草泻心汤加减

处方　生甘草10克，半夏6克，黄芩6克，黄连2克，干姜3克，柴胡10克，藿香6克。水煎50毫升，分2次服。

【说明】适用于湿热交阻证，以清热化湿解毒为主。

（3）风引汤加减

处方　大黄3克，生石膏20克，寒水石10克，滑石10克（包煎），赤石脂10克，白石脂10克，紫石英10克，生牡蛎10克，生龙骨10克，干姜3克，桂枝6克，甘草3克。水煎50毫升，分2次服。

【说明】适用于热毒风动重型，以清热化湿、镇肝息风为主。

五、预防与调护

（1）注意个人卫生，不食生冷，避免接触患儿。

（2）本病流行期间不宜带儿童到人群聚集、空气流通差的公共场所。居室要经常通风，勤晒衣被。

（3）注意患儿的口腔护理。

（4）治愈出院的患儿三周内仍具有传染性，应做好隔离工作。

细菌性皮肤病

定植于人体皮肤表面的正常皮肤菌群的平衡遭到破坏时，就会发生各类感染性皮肤病。细菌性皮肤病可分为球菌性和杆菌性两类，前者称原发感染，主要由葡萄球菌或链球菌感染所致，多发生在正常皮肤（如脓疱疮、疖、痈等）；后者称继发感染，分为特异性感染（如皮肤结核和麻风）和非特异性感染（革兰阴性杆菌如变形杆菌、假单胞杆菌、大肠埃希菌等所致皮肤感染），其中非特异性感染常发生在原有皮肤病变的基础上。

第一节 脓疱疮

脓疱疮（impetigo）是由金黄色葡萄球菌和（或）乙型溶血性链球菌引起的急性化脓性皮肤病，主要因直接接触或自身接种传播。

一、临床诊断要点

1.接触传染性脓疱疮（又称寻常型脓疱疮）

（1）传染性强，常在托儿所、幼儿园发生流行。

（2）可发生于任何部位，但以面部等暴露部位为多。

（3）皮损初起为红色斑点或小丘疹，迅速转变成脓疱周围有明显红晕，疱壁薄，易破溃糜烂脓液干燥后形成蜜黄色厚痂，

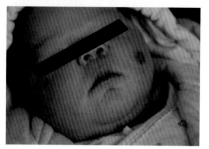

常因搔抓使相邻脓疱向周围扩散或融合（图3-1）。陈旧的痂一般于6～10天后脱落，不留瘢痕。病情严重者可有全身中毒症状伴淋巴结炎，甚至引起败血症或急性肾小球肾炎。

图3-1　接触传染性脓疱疮

2. 深脓疱疮

（1）又称臁疮，主要由溶血性链球菌所致，多累及营养不良的儿童或老人。

（2）好发于小腿或臀部。

（3）皮损初起为脓疱渐向皮肤深部发展，表面有坏死和蛎壳状黑色厚痂，周围红肿明显，去除痂后可见边缘陡峭的碟状溃疡。患者自觉疼痛明显。病程2～4周或更长。

3. 大疱性脓疱疮

（1）主要由噬菌体Ⅱ组71型金黄色葡萄球菌所致，多见于儿童，成人也可以发生，特别是HIV感染者。

（2）好发于面部躯干和四肢。

（3）皮损初起为米粒大小水疱或脓疱，迅速变为大疱，疱液先清澈后浑浊，疱壁先紧张后松弛，尼氏征阴性，直径1cm左右，疱内可见半月状积脓，此为本病特征。疱周红晕不明显，疱壁薄，易破溃形成糜烂结痂，痂壳脱落后留有暂时性色素沉着。

4. 新生儿脓疱疮

（1）发生于新生儿的大疱性脓疱疮，起病急，传染性强。

（2）皮损为广泛分布的多发性大脓疱，尼氏征阳性，疱周有红晕，破溃后形成红色糜烂面。可伴高热等全身中毒症状，易并发败血症、肺炎、脑膜炎而危及生命。

5. 葡萄球菌性烫伤样皮肤综合征（SSSS）

（1）由凝固酶阳性、噬菌体Ⅱ组71型金黄色葡萄球菌产生表皮剥脱毒素导致，多发5岁内婴幼儿。

（2）发病前常伴有上呼吸道感染或皮肤、咽、鼻、耳等处的化脓性感染，皮损常由口周和眼周开始，迅速波及躯干和四肢。

（3）特征性表现是在大片红斑基础迅出现松弛性水疱，尼氏征阳性，皮肤大面积剥脱后留有潮红糜烂面，似烫伤样外观，皱褶部位明显。手足皮肤可呈手套、袜套样剥脱，口周可见放射状裂纹，但无口腔黏膜损害。

（4）皮损有明显疼痛和触痛。病情轻者1～2周后痊愈，重者可因并发败血症、肺炎面危及生命。

二、辅助检查

1.血常规检查　白细胞总数及中性粒细胞计数可升高。

2.疱液培养　可培养出金黄色葡萄球菌或链球菌，必要时可做菌型鉴定和药敏试验。

3.组织病理学检查　可见表皮内角层下和粒层间脓疱，脓疱内有中性粒白细胞和球菌，真皮上部示炎症反应。

三、鉴别诊断

1.寻常型脓疱疮有时需与丘疹性荨麻疹、水痘等进行鉴别

（1）丘疹性荨麻疹：好发于躯干四肢，典型损害为风团样丘疹，中央有小水疱，黏膜无损害。

（2）水痘：皮损首发头面部，逐渐扩展至躯干、四肢近端，向心性分布，皮损最初为红色斑疹，逐渐变为丘疹、丘疱疹、水疱、脓疱，1～2周结痂脱落。

2.葡萄球菌性烫伤样皮肤综合征　应与非金黄色葡萄球菌所致的中毒性表皮坏死松解症进行鉴别。中毒性表皮坏死松解症虽有高热、广泛大片红斑及大疱性皮损，但主要皮损为红斑基底上的大水疱，疱壁松弛，尼氏征阳性。

四、治疗

1.治疗原则　患儿隔离，对污染衣物及环境消毒。以杀菌、消炎、干燥为原则，局部抗菌药清洁和外涂，全身应用敏感抗生素。以外用药物治疗为主，皮损泛发或病情严重患者可辅以系统药物治疗。

2.系统药物治疗　对皮损泛发、伴有发热或淋巴结炎、体弱的婴幼儿应给予药物试验敏感性高的抗生素，需注意水电解质平衡。

处方一 赛庚啶2mg　po　bid

处方二 酮替芬1mg　po　bid

处方三 西替利嗪5mg　po　qd

处方四 氯雷他定5mg　po　qd

处方五 丙种免疫球蛋白400mg/（kg·d），疗程1～3天。

3.局部药物治疗

处方一 碘伏溶液

处方二 1：8000高锰酸钾溶液

处方三 新霉素溶液

【说明】以上方法用于局部清洗剂

处方四 炉甘石洗剂　外用　2～3次/d

【说明】用于脓疱未破处。

处方五 莫匹罗星软膏　外用　bid

4.中药治疗　中医强调辨证论治，以清暑利湿、清热解毒为法。局部以解毒、收敛、燥湿为原则。

（1）清暑解毒饮加减

处方　青蒿9克，厚朴6克，黄连6克，牡丹皮6克，赤芍6克，金银花9克，连翘9克，绿豆衣9克，甘草6克。水煎服，每日1剂。

【说明】适用于暑湿热蕴证，以清暑利湿、清热解毒为主。

（2）参苓白术散加减

处方　党参15克，茯苓15克，苍术12克，白扁豆12克，陈皮9克，莲子肉10克，淮山药15克，砂仁6克，薏苡仁10克，桔梗6克，甘草6克，蒲公英15克。水煎服，每日1剂。

【说明】适用于脾虚湿蕴证，以健脾渗湿为主。

（3）马齿苋、蒲公英、野菊花、千里光等湿敷或外洗。

【说明】适用于脓液多者。

（4）颠倒散或麻油调搽，每天4～5次。

【说明】适用于脓液少者。

（5）青黛散油外涂。

【说明】适用于局部糜烂者。

（6）5%硫黄软膏或红油膏掺九丹外敷。

【说明】适用于痂皮多者。

五、预防与调护

（1）平时注意皮肤清洁卫生，及时治疗瘙痒性皮肤病，防止各种皮肤损伤。

（2）患儿应隔离，防止接触传染，其接触过的衣服、毛巾、用具等均应消毒。

（3）病变处避免水洗，如欲清洗脓痂，可用0.02%呋喃西林液。

（4）病变部位应避免搔抓，以免接触传染。

第二节　毛囊炎、疖、痈

毛囊炎（folliculitis）、疖（furuncle）和痈（carbuncle）是组累及毛囊及其周围组织的细菌感染性皮肤病。毛囊炎是局限于毛囊口的化脓性炎症。疖是毛囊深部及周围组织的急性化脓性炎症，常由金黄色葡萄球菌诱发。痈是由多个聚集的疖组成，可深达皮下组织。

一、临床诊断要点

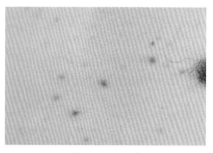

图3-2　毛囊炎

1.毛囊炎

（1）好发于头面部颈部、臀部及外阴。

（2）皮损初起为红色毛囊性丘疹，数天内中央出现脓疱，周围有红晕，脓疱干涸或破溃后形成黄痂，痂脱落后一般不留瘢痕（图3-2）。

（3）发生于头皮且愈后留有脱发和瘢痕者，称为秃发性毛囊炎；发生于胡须部称为须疮；发生于颈项部，呈乳头状增生或形成瘢痕硬结者，称为瘢痕疙瘩性毛囊炎。

2.疖

（1）好发于头面部、颈部、臀部。

（2）皮损初起为毛囊炎性丘疹，基底浸润明显，炎症逐渐向周围扩展，形成质硬结节，伴红肿热痛，数天后中央变软，有波动感，顶部出现黄白色点状脓栓，脓栓脱落后有脓血和坏死组织排出，后炎症逐渐消退而愈合（图3-3）。

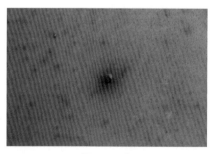

图3-3　疖

（3）疖多为单发，若多发、反复发生、经久不愈，称为疖病，患者多存在免疫力低下、长期饮酒、中性粒细胞功能障碍等。

3.痈

（1）好发于颈、背、臀和大腿等处。

（2）皮损初起为弥漫性炎性硬块，表面紧张发亮，界限不清，迅速向四周及皮肤深部蔓延，继而化脓、中心软化坏死，表面出现多个脓头即脓栓，脓栓脱落后留下多个带有脓性基底的深在性溃疡，外观如蜂窝状（图3-4）。

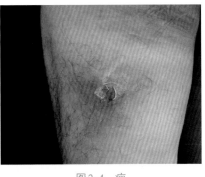

图3-4 痈

（3）可伴局部淋巴结肿大和全身中毒症状，亦可并发败血症。

二、辅助检查

实验室检查　取脓液直接涂片做革兰染色后镜检，可留取标本做细菌培养鉴定及药敏试验。

三、鉴别诊断

1.假疖　好发于婴幼儿头皮、颈部和上胸部，产妇也常发病。损害初起为针尖大小丘疹，很快发展成黄豆至蚕豆大小紫红色结节，结节软化，破溃，溢脓，但中心无脓栓，愈后常无瘢痕。

2.化脓性汗腺炎　多见于青壮年。好发于腋部和会阴部等大汗腺部位。皮损初期为一个或多个小结节，以后逐渐增多、扩大，可排列成群或成片，并融合成斑块，表面红肿，可伴有疼痛，最后穿破排脓，形成窦道和不规则溃疡，愈后留有瘢痕。

四、治疗

1.治疗原则　抗感染治疗为主。早期皮损和急性炎症期应避免切开，抗感染阻止炎症发展。顽固者可选用紫外线或红外线照射等治疗。如已化脓，可切开引流。

2. 系统药物治疗　位于鼻周鼻腔或外耳道内的毛囊炎、皮损较大或反复发作的感染、皮损周围伴有蜂窝织炎等情况下应系统应用抗生素，局部抗生素治疗无效。

处方一　头孢克洛颗粒　0.25g　tid　po

处方二　头孢呋辛钠　0.75～1.5g　静滴　q8h　疗程5～10天

处方三　克拉霉素　250mg　bid　po

处方四　阿奇霉素　第1日，0.5g顿服，第2～5日，一日0.25g顿服，或一日0.5g顿服，连服3日。

处方五　罗红霉素　150mg　po　bid或300mg　po　qd

3. 局部药物治疗

处方一　3%碘酊溶液　外涂　1～3次/d

处方二　10%鱼石脂软膏　外敷　bid

处方三　莫匹罗星软膏　外用　bid

处方四　红霉素软膏　外用　bid

4. 中药治疗毛囊炎　中医强调辨证论治，以清热解毒为主，兼用化湿、扶正、托毒之法。

（1）五味消毒饮加减

处方　金银花20克，野菊花12克，蒲公英12克，紫花地丁12克，天葵子12克，重楼10克，连翘12克，甘草6克。水煎服，每日1剂。

【说明】适用于热毒蕴结证，以清热解毒为主。

（2）清暑解毒饮加减

处方　青蒿9克，厚朴6克，黄连6克，牡丹皮6克，赤芍6克，金银花9克，连翘9克，绿豆衣9克，甘草6克。水煎服，每日1剂。

【说明】适用于暑湿浸淫证，以祛暑清热、化湿为主。

（3）八珍汤合托里消毒散加减

处方　党参12克，茯苓12克，白术10克，当归10克，熟地黄10克，白芍10克，川芎6克，生黄芪12克，皂角刺6克，白芷3克，升麻3克，穿山甲5克，甘草5克。水煎服，每日1剂。

【说明】适用于体虚邪恋证，以补气扶正、托毒祛邪为主。

5.中药治疗疖　中医强调辨证论治，多以清热解毒、滋阴凉血为主。

（1）五味消毒饮加减

处方　野菊花12克，蒲公英12克，紫背天葵12克，赤芍12克，金银花15克，败酱草30克，黄芩10克，当归10克，紫花地丁10克，甘草6克。水煎服，每日1剂。

【说明】适用于湿火蕴结证，以祛暑清热为主，兼以化湿。

（2）滋膵汤加减

处方　生地黄20克，黄芪30克，南沙参15克，北沙参10克，蒲公英30克，金银花10克，山药20克，山茱萸10克，玄参15克，石斛10克，麦冬10克，天冬10克，赤芍20克，茯苓20克，桔梗6克。水煎服，每日1剂。

【说明】适用于阴虚血热证，以滋阴清热凉血为主。

（3）单方成药

连翘败毒丸、牛黄解毒丸。

6.中药治疗痈　中医强调辨证论治，多以清热解毒、活血消痈为主。

（1）实证期

消痈汤加减

处方　金银花30克，连翘15克，蒲公英30克，赤芍10克，归尾10克，贝母10克，松花粉10克，白芷10克，乳香10克，没药10克，陈皮10克。水煎服，每日1剂。

【说明】适用于毒热炽盛，气血壅滞证。以清热解毒、活血消痈为主。

（2）溃脓后期

若腐肉脓毒已出尽，一般不需内服，如气血不足，肉芽生长缓慢，则可用八珍丸、人参养荣丸调补气血。

处方一 黄芪30克，党参10克，当归10克，赤芍10克，白芍10克，松花粉10克，白芷10克，黄连6克，白术10克，金银花10克。水煎服，每日1剂。

【说明】适用于气血两虚，正不胜邪证。以益气养血、扶正祛邪为主。

处方二 石膏30克，紫花地丁30克，松花粉15克，金银花30克，玄参30克，麦冬15克，知母10克，黄连10克。水煎服，每日1剂。

【说明】适用于阴虚火盛证，以滋阴清热为主。

7.其他治疗方法 可选用氦氖激光、紫外线等治疗。

五、预防与调护

（1）疖病患者应积极寻找基础疾病或诱因，并给予相应治疗。

（2）注意皮肤清洁卫生、防止外伤、增强机体免疫。

（3）积极治疗消渴病（糖尿病）、尿毒症、皮肤瘙痒症等疾病。

（4）忌食辛辣、鱼腥之物，少食甜腻食品。

（5）疖不宜自行挤压。

第三节　丹毒和蜂窝织炎

丹毒（erysipelas）和蜂窝织炎（cellulitis）是累及皮肤深部组织的细菌感染性皮肤病。丹毒多由乙型溶血性链球菌感染引起，主要累及淋巴管。蜂窝织炎多由溶血性链球菌和金黄色葡萄球菌感染引起，少数可由流感嗜血杆菌、大肠埃希菌、肺炎链球菌和厌氧菌等引起，常继发于外伤、溃疡、其他局限性化脓性感染，也可由细菌直接通过皮肤微小创伤而侵入。

一、临床诊断要点

1.丹毒

（1）好发于面部、小腿、足背等处，多为单侧性。

（2）起病急，前驱症状有高热、寒战，典型皮损为水肿性红斑，界限清楚，表面紧张发亮，迅速向四周扩大。出现淋巴结肿大及不同程度全身症状，病情多在4～5天达高峰。消退后局部可留有轻度色素沉着、脱屑（图3-5）。

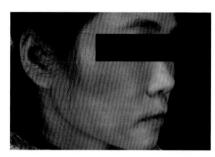

图3-5　丹毒

（3）在红斑基础上发生水疱、大疱、脓疱者，分别称为水疱型、大疱型、脓疱型丹毒；炎症深达皮下组织并引起皮肤坏疽者，称为坏疽型丹毒；皮损一边消退一边发展扩大，呈岛屿状蔓延，称为游走型丹毒；若于某处多次反复发作者，称复发型丹毒。下肢丹毒反复发作可致皮肤淋巴管受损，淋巴液回流不畅，致受累组织肥厚，日久形成象皮肿。

2.蜂窝织炎

（1）好发于四肢、面部、外阴及肛周等。

（2）皮损初起为弥漫性、水肿性、浸润性红斑，界限不清、局部皮温增高，皮损中央红肿明显，严重者可形成深部化脓和组织坏死（图3-6）。

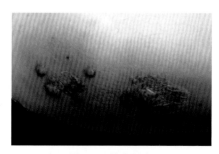

图3-6　蜂窝织炎

（3）急性期常伴有疼痛、高热、寒战、全身不适等，可有淋巴结炎甚至败血症；慢性期皮肤硬化萎缩，类似于硬皮病。

二、辅助检查

血常规检查　白细胞总数升高，以中性粒细胞为主，可出现核左移和中毒颗粒。

三、鉴别诊断

1.丹毒样型癣菌疹　是由癣病皮损中的真菌引起过敏反应而发生的皮损。皮损为轻度水肿性红斑，散在数片或融合成大片，无明显红肿热痛。

2.类丹毒　由类丹毒杆菌引起的急性皮肤炎症。此菌可引起猪等动物的急性传染性疾病，也可传染给人。损害为边界清楚的局限性肿胀，红或紫红色，边际稍隆起，中间稍下陷，向周边发展，可伴低热。偶有水疱、坏死，局部灼痛或痒感，伴淋巴结肿大。全身型少见，败血症更少见，可致死亡。与接触鱼、肉并有小外伤感染有关，潜伏期1～5天。

3.接触性皮炎　皮肤接触某种变应原性或刺激性物质后，在接触部位发生的炎症反应。

四、治疗

1.治疗原则　抗感染治疗。反复发作患者应注意寻找并积极处理附近慢性病灶（如足癣等）。本病以系统药物治疗为主，同时辅以外用药物治疗。

2.系统药物治疗　早期足量、高效的抗生素治疗可减缓全身症状、控制炎症蔓延并防止复发。

（1）丹毒治疗首选青霉素G，每天480万～640万U静脉滴注，体温恢复正常后仍需巩固治疗至少2周，皮损消退后2～3天再停药，防止复发。青霉素过敏者可选用红霉素或喹诺酮类药物。

（2）蜂窝织炎发展较为迅速者宜选用抗菌谱较广的第二代或三代头孢类抗生素，亦可选用喹诺酮类或新一代大环内酯类药物，必要时依据药敏试验选择抗生素。

3.局部药物治疗

处方一 25%～50%硫酸镁溶液 热敷 qd

处方二 0.5%呋喃西林液 湿敷 1～3次/d

处方三 莫匹罗星软膏 外用 bid

4.中药治疗 中医强调辨证论治，多以清热凉血、解毒化瘀为主。

（1）普济消毒饮加减

处方 牛蒡子20克、黄芩15克、黄连15克、甘草6克、桔梗20克、板蓝根20克、马勃10克、连翘20克、玄参10克、升麻10克、柴胡10克、陈皮10克、僵蚕10克、薄荷5克。水煎服，每日1剂。

【说明】适用于风热毒蕴证，以疏风清热解毒为主。

（2）五神汤合萆薢胜湿汤加减

处方 茯苓20克、车前子10克、紫花地丁20克、金银花20克、牛膝10克、萆薢30克、薏苡仁30克，赤茯苓15克、黄柏15克、牡丹皮15克、泽泻15克，滑石15克、通草6克。水煎服，每日1剂。

【说明】适用于湿热毒蕴证，以利湿清热解毒为主。

5.其他治疗方法

（1）物理治疗：紫外线照射、音频电疗、超短波、红外线等有一定疗效。

（2）手术治疗：已化脓者应行手术切开排脓。

五、预防与调护

（1）注意清洁卫生，增强体质。

（2）积极治疗潜在的疾病，如血液恶性肿瘤、糖尿病、吸毒或心血管疾病，去除诱发因素，如创伤、足癣、湿疹等；减少细菌进入皮肤的门户。

（3）头面部丹毒可取半卧位，下肢丹毒应卧床，抬高患肢。避免搔抓，以免造成再次感染。

（4）饮食宜清淡，忌辛辣刺激之物。

第四节　皮肤结核病

皮肤结核病（tuberculosis ecutis）是由结核分枝杆菌感染所致的慢性皮肤病。感染途径包括外源性和内源性两种，前者主要经皮肤黏膜轻微损伤直接感染，后者则由体内器官或组织已存在的结核病灶经血行淋巴系统或直接扩散到皮肤。此外，皮肤还可对结核分枝杆菌产生免疫反应进而形成结核疹。结核分枝杆菌的致病性与细菌在组织细胞内大量繁殖引起的炎症反应、菌体成分的毒性作用及机体对某些菌体成分产生的超敏反应有关。

一、临床诊断要点

1.寻常狼疮（图3-7）

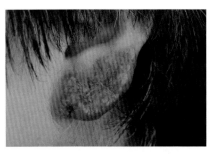

图3-7　寻常狼疮

（1）最常见。好发于面部，其次是颈部、臀部和四肢。

（2）皮损初起为鲜红或红褐色粟粒大小的结节，触之质软，稍隆起，结节表面薄嫩，用探针稍用力即可刺入，容易贯通（探针贯通现象）；玻片压诊呈棕黄色，如苹果酱颜色（苹果酱现象）。

（3）结节可增大增多，并相互融合成大片红褐色浸润性损害，直径可达10～20cm，表面高低不平，可覆有鳞屑。

（4）结节可自行吸收或破溃后形成萎缩性

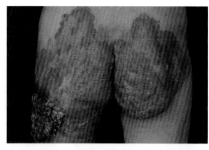

图3-8　疣状皮肤结核合并
鳞状细胞癌

瘢痕，在瘢痕上又可出现新皮损，与陈旧皮损并存，是本病的另一个临床特征。

（5）一般无自觉症状。本病呈慢性经过，可迁延数年或数十年不愈。

2. 疣状皮肤结核（图3-8）

（1）多累及成年男性的手背、指背，其次为足、臀、小腿等暴露部位。

（2）皮损初起为黄豆大小的紫红色质硬丘疹，单侧分布，丘疹逐渐扩大可形成斑块，表面增厚，粗糙不平可呈疣状增生，皮损表面有较深沟纹相隔，挤压时可有脓液从裂隙中渗出。

（3）皮损中央逐渐结痂脱落，留有萎缩性网状瘢痕，边缘的痂或鳞屑逐渐向外扩展形成环状或弧形边缘，外周绕以暗红色晕。中央网状瘢痕、疣状边缘和四周红晕称为"三廓征"。

（4）一般无自觉症状。病程可达数年至数十年。

3. 其他常见临床类型　包括丘疹坏死性结核疹（图3-9）、硬红斑（图3-10）等。

二、辅助检查

1. 组织病理学检查　各型皮肤结核的共同特征是聚积成群

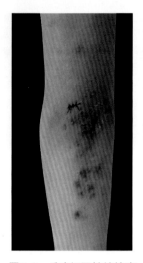

图3-9 丘疹坏死性结核疹

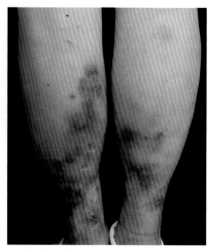

图3-10 硬红斑

的上皮样细胞和数量不等的多核巨细胞，形成典型的结核结节，中心可有干酪样坏死。

2.结核菌纯蛋白衍生物（PPD）试验　阳性仅说明过去曾感染过结核杆菌或接种过卡介苗，强阳性反应说明体内可能存在活动性结核病灶。

3.胸部X线检查　可发现活动性或成陈旧性结核病灶征象。

4.细菌学检查　直接涂片或组织切片行抗酸染色，可发现结核杆菌，有助于诊断。必要时可做细菌培养和PCR检测结核分枝杆菌DNA。

三、鉴别诊断

1.寻常狼疮与盘状红斑狼疮鉴别　盘状红斑狼疮皮疹呈持久性盘状红色斑片，多为圆形、类圆形或不规则形，大小有几毫米，甚至10mm以上，边界清楚。皮疹表面有毛细血管扩张和灰褐色粘着性鳞屑覆盖，鳞屑底面有角栓突起，剥除鳞屑可见扩张的毛囊口。

2.疣状皮肤结核与孢子丝菌病及着色芽生菌病鉴别

（1）孢子丝菌病：多有外伤史，好发于四肢和头面等暴露部位。皮下结节或暗红色浸润性斑块，表面可呈轻度疣状增生，挤压有少许分泌物，逐渐扩大与皮肤粘连，可沿淋巴管蔓延，自觉症状轻微。

（2）着色芽生菌病：由暗色真菌引起的皮肤及皮下组织慢性感染，暗色真菌多腐生于潮湿腐烂的树木、植物和泥土中，皮肤和黏膜损伤是病原菌进入人体的主要途径，所以皮损多见于身体暴露部位，尤其是手和足。

四、治疗

1.治疗原则　早期、足量、规范及联合用药的原则，以保证疗效，防止耐药，通常采用2～3种药物联合治疗，疗程一般不少于6个月。

2.系统药物治疗

处方一　利福平450～600mg　po　qd

处方二　异烟肼5mg/kg　po　qd

【说明】利福平1个疗程为6个月；异烟肼最大剂量300mg，1个疗程为6个月，异烟肼为第一线抗结核药，与其他抗结核药联合用于各种结核病，有胃肠道反应，血液系统症状，如贫血、白细胞减少、眼底出血、肝功能损害、皮肤过敏、内分泌失调等；必要时可用大环内酯类药物（阿奇霉素、罗红霉素）或氟喹诺酮类药物（氧氟沙星、环丙沙星、氟罗沙星）。

3.局部药物治疗

处方一　异烟肼软膏　外用　bid

处方二　对氨基水杨酸钠软膏　外用　bid

处方三　三氯醋酸溶液　外用　bid

4.中药治疗　中医强调辨证论治，多以养阴清热、益气解毒为主。

（1）六味地黄丸合芩部丹加减

处方　熟地黄30克，山茱萸12克，山药12克，泽泻9克，牡丹皮9克，茯苓9克，黄芩10克，百部15克，丹参15克。水煎服，每日1剂。

【说明】适用于阴虚内热证，以滋阴清热为主。

（2）阳和汤加减

处方　熟地黄30克，肉桂3克，麻黄3克，鹿角胶9克，白芥子6克，姜炭2克，生甘草3克，法半夏6克，陈皮6克，苏木6克，乌梢蛇10克。水煎服，每日1剂。

【说明】适用于痰湿互结，阴寒凝滞证。以化湿祛痰、温经祛寒为主。

（3）内消瘰疬丸加减

处方　生牡蛎30克，浙贝母10克，玄参10克，昆布15克，海藻15克，赤芍药12克，连翘12克，白蔹12克，穿山甲9克，茯苓12克，草河车6克，山慈姑15克。水煎服，每日1剂。

【说明】适用于痰瘀凝滞证，以解毒散结活血通络为主。

5.其他治疗方法

（1）外科治疗：寻常狼疮、疣状皮肤结核的小块损害可做外科切除。瘰疬性皮肤结核外科治疗后可缩短化疗时间。

（2）物理治疗：可采取激光及冷冻疗法。

五、预防与调护

（1）积极治疗患者其他部位结核病灶，同时对易感人群普遍接种卡介苗是预防皮肤结核的关键。

（2）适当增加营养，忌食辛辣刺激性食物。保持心情舒畅，情绪稳定，注意适当休息。

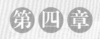

真菌性皮肤病

真菌病（mygcosis）是由真菌引起的感染性疾病。根据真菌入侵组织深浅及部位的不同，临床上分为浅部真菌病、皮下真菌病及系统性真菌病。

浅部真菌病主要由皮肤癣菌，包括毛癣菌属、小孢子菌属、表皮癣菌属侵犯人和动物的皮肤角质层、毛发、甲板引起的感染，统称为皮肤癣菌病，简称癣。浅部真菌病按发病部位命名，如头癣、体癣、股癣、手癣和足癣等；少数按皮损形态和致病菌命名，如叠瓦癣、花斑糠疹、皮肤黏膜念珠菌病等。

皮下真菌病是指侵犯真皮、皮下组织和骨骼的真菌感染，主要包括孢子丝菌病、着色芽生菌病、暗色丝孢霉病及足菌肿，也可由皮肤癣菌等感染引起。

系统性真菌病多由条件致病菌引发，易侵犯免疫力低下人群。随着广谱抗生素、糖皮质激素、免疫抑制剂的使用，以及器官移植、各种导管和插管技术的开展、艾滋病感染者的增多，条件致病菌感染也不断增加，还会发现新的致病菌种。一般按致病菌名称命名，如曲霉病、念珠菌病、马尔尼菲蓝状菌病、隐球菌病等。

第一节 头癣

头癣（tinea capitis）是指累及头发和头皮的皮肤癣菌感染。

头癣中的黄癣由许兰毛癣菌感染引起；白癣主要由犬小孢子菌、石膏样小孢子菌、铁锈色小孢子菌感染引起；黑点癣主要由紫色毛癣菌、断发毛癣菌感染引起。传播途径主要通过与癣病患者或患畜、无症状带菌者直接接触而传染，也可通过共用污染的理发工具、帽子、枕巾等物品间接传染。

一、临床诊断要点

（1）头癣多发生在儿童，成人少见。白癣多见于学龄儿童，男性多于女性。黑点癣儿童及成人均可发病。

（2）根据致病菌和临床表现不同，可将头癣分为黄癣（tinea favosa）、白癣（white ringworm）、黑点癣（black-dot ringworm）、脓癣（kerion）4种类型。

① 黄癣：临床少见，基本损害为黄癣痂，为黄豆大小的淡黄色痂，周边翘起，中央紧附着头皮形如碟状。严重者可覆盖整个头皮，除去痂后，其下为潮红糜烂面。真菌在发内生长，造成病发干枯无光泽、变细、变脆、易折断，可破坏毛囊引起永久性脱发，愈后遗留萎缩性瘢痕。部分患者仅表现为炎性丘疹、脱屑而无典型黄癣痂，易误诊。可伴不同程度的瘙痒和疼痛，并有特殊的鼠臭味。

② 白癣：皮损初为群集性红色小丘疹，可向四周扩大成圆形或椭圆形，上覆灰白色鳞屑，附近可出现数片较小的相同皮损，称为"母子斑"。病发于高出头皮2～4mm处折断，残根部包绕灰白色套状鳞屑，称为菌鞘，由真菌寄生于发干而形成。一般无明显自觉症状，偶有不同程度瘙痒。白癣一般无炎症反应，至青春期可自愈，这与青春期皮脂腺分泌活跃，皮脂中不饱和脂肪酸对真菌生长有抑制作用有关。不破坏毛囊，不会造成永久性秃发，愈后不留瘢痕。

③ 黑点癣：皮损初为散在的鳞屑性灰白色斑，以后逐渐扩大成片。特点是患处病发刚出头皮即折断，残根留在毛囊内，

呈黑点状。皮损炎症轻或无炎症，稍痒。属发内型感染，愈后常留有局灶性脱发和点状萎缩性瘢痕（图4-1）。

④ 脓癣：主要是由亲动物性皮肤癣菌引发的头皮严重感染。皮损初起为成群的炎性毛囊性丘疹，感染后1～2周后局部肿胀、化脓，典型损害为化脓性毛囊炎，呈群集性毛囊性小脓疱，有的形成痈。皮损内毛发松动、折断、易拔除，皮损边缘陡直。常伴耳后、颈、枕部淋巴结肿大，疼痛和压痛，继发细菌感染后可形成脓肿，亦可伴发癣菌疹。可破坏毛囊，愈后会留有永久性秃发和瘢痕（图4-2）。

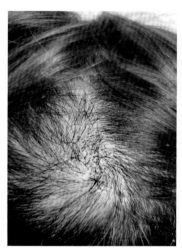
图4-1　黑点癣

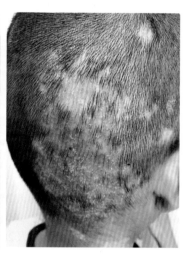
图4-2　脓癣

二、辅助检查

1.真菌直接镜检　黄癣病发内见与毛发长轴平行的菌丝和关节孢子，黄癣痂内充满厚壁孢子和鹿角状菌丝；白癣可见围绕病发密集排列的球形真菌孢子，形成灰白色套状鳞屑（菌精）；黑点癣发内可见呈链状排列的圆形孢子；脓癣真菌菌丝和孢子可在毛干内外及痂壳内。

2.滤过紫外线灯（Wood灯）检查　黄癣呈暗绿色荧光；白癣呈亮绿色荧光；黑点癣则无荧光。

3.皮肤镜（毛发镜）检查　受累毛发呈黑点螺旋状、条形码样、折断发等改变。

三、鉴别诊断

1.脂溢性皮炎　瘙痒较显著，鳞屑呈油腻性，头发呈稀疏脱落，无断发和菌鞘，真菌镜检阴性。

2.头皮银屑病　皮损为堆积较厚的银白色鳞屑性斑块，常超出发际，头发呈束状，无脱发、断发及菌鞘，身体其他部位常有皮损，真菌镜检阴性。

四、治疗

1.治疗原则　抗真菌治疗。采取综合治疗方案，服药、剪发（剪发时尽可能将病发剪除，每周1次，连续8周）、洗头、搽药、消毒五项措施联合。

2.系统药物治疗

处方一　特比萘芬　成人250mg　po　qd；体重＜20kg者62.5mg　po　qd；体重20～40kg者125mg　po　qd

处方二　伊曲康唑　成人200mg　po　qd；儿童5mg/kg　po　qd

处方三　灰黄霉素　成人300mg　po　bid；儿童15～20mg/（kg·d）　分两次口服

【说明】伊曲康唑或特比萘芬口服，儿童用药酌减。治疗过程中定期检查肝功能，如异常应及时停药。服用药物期间应多食油脂类食物，以利于药物吸收。既往灰黄霉素为首选药物，目前已较少使用。伊曲康唑、特比萘芬均可选择，其药效优于灰黄霉素，安全性更高。特比萘芬疗程4周。伊曲康唑疗程4～6周。

3.局部药物治疗

处方一 2%酮康唑洗剂 洗头　 qd　 连洗8周

处方二 二硫化硒洗剂 洗头　 q3d　 连洗8周

处方三 硫黄皂 洗头　 qd　 连洗8周

处方四 2%碘酊 外用　 bid　 连用8周

处方五 1%联苯苄唑溶液或霜剂 外用 bid　 连用8周

处方六 1%特比萘芬霜 外用 bid　 连用8周

【说明】脓癣治疗同上，切忌切开引流，避免造成更大的永久性瘢痕。急性炎症期可短期联用小剂量糖皮质激素，继发细菌感染可加用抗生素。

4.中药治疗

处方一 紫草水 洗头　 bid

处方二 明矾水 洗头　 bid

处方三 白鲜皮煎水 洗头　 bid

处方四 硫黄软膏 外用　 bid

处方五 苦楝子糊膏 外用　 bid

处方六 大蒜油 外用　 bid

五、预防与调护

（1）做到早发现早治疗，并做好消毒隔离工作。

（2）对患癣家畜和宠物给予相应的治疗和处理。

（3）对托儿所、学校、理发店等应加强卫生宣教和管理。污染的理发工具应采取刷、洗、泡等措施，对带菌的毛发、鳞屑及痂皮等进行焚毁处理。

（4）对患者污染的毛巾、帽子、枕巾、梳子等采取晒、烫、煮、薰等预防措施。

第二节　手癣、足癣

手癣（tinea manus）指皮肤癣菌侵犯指间、手掌、掌侧平滑皮肤引起的浅表真菌感染，而足癣（tinea pedis）则主要累及足趾间、足跖、足跟、足侧缘。本病主要由红色毛癣菌、须癣毛癣菌、石膏样小孢子菌和絮状表皮癣菌等感染引起，其中红色毛癣菌占50%～90%。本病主要通过接触传染，用手搔抓患癣部位或与患者共用鞋袜、手套、浴巾、脚盆等是主要传播途径。

一、临床诊断要点

（1）手足癣是最常见的浅部真菌病，在全世界广泛流行。夏秋季发病率高。

（2）多累及成年人，男女比例无明显差别。

（3）足癣多累及双侧，往往由一侧传播至对侧，而手癣常见于单侧。根据临床特点不同，手足癣可分为3种类型：

① 水疱型：好发于指趾间、掌心、足跖及足侧缘；皮损初为针尖大小的深在水疱，疱液清，壁厚而发亮，不易破溃，可融合成多房性大疱，撕去疱壁露出蜂窝状基底及鲜红糜烂面，干燥吸收后出现脱屑；瘙痒明显（图4-3）。

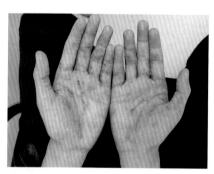

图4-3　手癣

② 鳞屑角化型：好发于掌跖部及足跟；呈弥漫性皮肤粗糙、增厚、脱屑、干燥，冬季易发生皲裂甚至出血，可伴有疼痛；一般无明显瘙痒（图4-4）。

③ 漫渍糜烂型：也称间擦型，多见于手足多汗、浸水、长期穿胶

鞋者，夏季多发；好发于指（趾）缝，足癣尤以第3～4和4～5趾间多见；表现为皮肤浸渍发白，表面松软易剥脱，露出潮红糜烂面及渗液，常伴有裂隙。有明显瘙痒，继发细菌感染时有臭味。可出现急性淋巴管炎、淋巴结炎、蜂窝

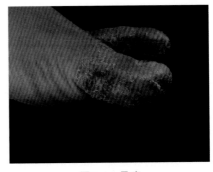

图4-4　足癣

织炎或丹毒，炎症明显时还可引发局部湿疹样改变和癣菌疹。

二、辅助检查

真菌直接镜检　可见菌丝或孢子。

三、鉴别诊断

1.汗疱疹　对称发生于手掌，深在小水疱，疱壁紧张，粟粒至米粒大小，呈半球形略高出皮面，无炎症反应，干涸后脱屑。真菌镜检阴性。

2.慢性湿疹　皮疹为多形性，渗出明显，对称发生，瘙痒剧烈，边界不清。接触洗涤用品后反复发作。真菌镜检阴性。

四、治疗

1.治疗原则　以外用药物为主，疗程一般需要1～2个月，鳞屑角化型手足癣或外用药疗效不佳、病变范围较广者，可考虑系统药物治疗。忌用糖皮质激素药膏。

2.系统药物治疗

处方一　伊曲康唑200mg　po　bid

处方二　特比萘芬250mg　po　qd

处方三　氟康唑150mg　po　　2次/w

【说明】伊曲康唑持续用7d；特比萘芬连续用2～4周；氟康唑连用4周。

3.局部药物治疗　　不同临床类型选择不同的处理方法。

（1）水疱型：宜选用温和水剂或霜剂，如特比萘芬霜、达克宁等，避免刺激和用强剥脱药，以防止发生癣菌疹和细菌感染。

（2）鳞屑角化型：无皲裂时可用剥脱作用较强的制剂，如复方苯甲酸软膏等，必要时可采用封包疗法。角化过度明显者用角质剥脱药1周后再用抗真菌药。

（3）浸渍糜烂型：予3%硼酸溶液、0.1%依沙可啶等湿敷，待渗出减少时再给予粉剂，如氧化锌粉、咪康唑粉等，皮损干燥后再外用霜剂、软膏等，不宜选用刺激性大、剥脱性强的药物。有感染时需要同时控制感染。

4.中药治疗

处方一　复方土槿皮酊 外用　　bid

处方二　半枝莲60g，煎汤待温、浸泡15分钟，再以雄黄糊膏外涂

处方三　雄黄糊膏 外用　　bid

五、预防与调护

（1）要积极治疗手足癣，以免接触传染他人。伴甲真菌病者应同时治疗甲真菌病，消灭传染源。

（2）注意个人卫生。穿透气性好的鞋袜，保持足部干燥。不共用鞋抹、浴盆、脚盆等生活用品。

第三节　体癣、股癣

体癣（tinea coporis）指发生于除头皮、毛发、掌跖和甲以

外的浅表部位的皮肤癣菌感染；股癣（tinea cruris）指腹股沟、会阴、肛周和臀部浅表皮肤上的皮肤癣菌感染，属于发生在特殊部位的体癣。主要由红色毛癣菌、须癣毛癣菌、疣状毛癣菌、犬小孢子菌等感染引起。本病通过直接或间接接触传染，也可通过自身的手、足、甲癣感染蔓延而引起。

一、临床诊断要点

本病夏秋季节多发。肥胖多汗、糖尿病、慢性消耗性疾病、长期应用糖皮质激素或免疫抑制剂者为易感人群。

1.体癣　皮损初为红色丘疹、丘疱疹或小水疱，继而形成有鳞屑的红色斑片，边界清楚，边缘不断向外扩展，中央趋于消退，形成边界清楚的环状或多环状，且边缘常有丘疹丘疱疹和水疱，中央可有色素沉着；亲动物性皮肤癣菌引起的皮损炎症反应明显；自觉瘙痒，可因长期搔抓刺激引起局部湿疹样或苔藓样改变（图4-5）。

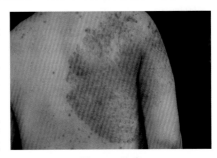

图4-5　体癣

2.股癣　好发于腹股沟部位，也常见于臀部，单侧或双侧发生；基本皮损与体癣相同，部分患者可出现湿疹样改变；由于患处透气性差、潮湿、易摩擦，常使皮损炎症明显，瘙痒显著（图4-6）。

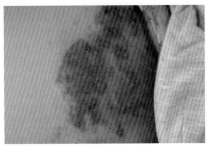

图4-6　股癣

二、辅助检查

真菌直接镜检　可见菌丝或孢子。

三、鉴别诊断

1.慢性湿疹　常对称分布，皮疹以红斑、丘疹、水疱、渗出、结痂多形态并存为特点，且急性期病变以中心为重，境界不清。局部真菌检查为阴性。

2.神经性皮炎　常为一片损害，也可累及多个部位，境界清楚，瘙痒明显。皮损以扁平丘疹为主，多形成苔藓化。好发于颈后、肘、膝等摩擦部位，与季节变化无明显关系。真菌检查阴性。

3.银屑病　部分皮损也可呈环状或多环状，尤其是中央好转时与体癣形态很像。但银屑病一般皮损数目较多，以头皮及四肢伸侧为主，多为夏季减轻或消失，冬季复发或加重。点状出血试验阳性。真菌镜检阴性。

4.玫瑰糠疹　好发于躯干及四肢近端，皮疹长轴与皮纹走向一致。

四、治疗

1.治疗原则　以外用抗真菌剂为主，皮损泛发或外用药疗效不佳者可考虑系统药物治疗。

2.系统药物治疗
处方一　伊曲康唑200mg　po　qd
处方二　特比萘芬250mg　po　qd
处方三　氟康唑150mg　po　qw

【说明】伊曲康唑连服7天；特比萘芬连服7～14天；氟康唑连续2～3周。

3.局部药物治疗

处方一 克霉唑软膏　　外用　　bid

处方二 咪康唑软膏　　外用　　bid

处方三 益康唑软膏　　外用　　bid

处方四 联苯苄唑软膏　　外用　　bid

处方五 特比萘芬软膏　　外用　　bid

处方六 布替萘芬软膏　　外用　　bid

处方七 酮康唑软膏　　外用　　bid

处方八 环吡酮胺软膏　　外用　　bid

处方九 复方间苯二酚洗剂　　外用　　bid

处方十 1%特比萘芬酊剂　　外用　　bid

【说明】外用药物治疗可用各种唑类、丙烯胺类等抗真菌药。强调坚持用药2周以上或皮损消退后继续用药1～2周以免复发。婴幼儿患者及在腹股沟等部位皮肤薄嫩处应选择刺激性小、浓度较低的外用药，并保持局部清洁干燥。

4.中药治疗

处方一 10%～20%土槿皮酊　　外用　　bid

处方二 10%～20%百部酊　　外用　　bid

处方三 羊蹄根60g加入50%乙醇240ml浸泡　　外用　　bid

【说明】羊蹄根加50%乙醇浸泡3昼夜，过滤取液外搽。

五、预防与调护

（1）有时泛发性体癣病人常同时伴有机体免疫障碍或糖尿病等潜在疾病，为获疗效，应同时治疗这些基础病。在治疗结束时，内衣、内裤、浴巾等均应煮沸消毒，以免愈后再感染。

（2）积极治疗，减少自身传染的机会，避免接触患畜。

（3）应注意个人卫生，不与患者共用衣物、鞋袜、浴盆、毛巾等，内衣应宽松、透气。

第四节　甲真菌病

甲真菌病（onychomycosis）是指由各种真菌引起的甲板和（或）甲下组织感染，甲癣特指由皮肤癣菌感染所致的甲病。多由手足癣直接传染，易感因素有遗传因素、系统性疾病（如糖尿病）、局部血液或淋巴液回流障碍、甲外伤或其他甲病等。

一、临床诊断要点

（1）好发于中老年人，儿童少见，女性多于男性。

（2）发病部位为趾甲或指甲，第5趾趾甲及右手食指指甲受累较多。

（3）症状表现为甲板浑浊失去光泽、增厚、表面凹凸不平、变色、甲分离、脆裂、甲板脱落、钩甲或伴甲沟炎。根据真菌侵犯甲的部位和程度的不同，可分为以下几种类型：

① 白色浅表型：致病真菌从甲板表面直接侵入引起。表现为甲板浅层有点状或不规则状白色浑浊，表面失去光泽或稍有凹凸不平（图4-7）。

② 远端侧位甲下型：最常见，多由手足癣蔓延而来。真菌从一侧侵犯甲的远端前缘及侧缘，并使之增厚、灰黄浑浊，甲板表面凹凸不平或破损（图4-8）。

③ 近端甲下型：真菌多通过受损甲小皮进入甲板及甲床。表现为甲半月和甲根部粗糙肥厚、凹凸不平或破损（图4-9）。

④ 全甲毁损型：是各型甲真菌病发展的最

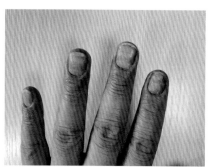

图4-7　白色浅表型甲真菌病

终结果。整个甲板被破坏、增厚，呈灰黄、灰褐色，甲板部分或全部脱落，甲床表面残留粗糙角化堆积物（图4-10）。

（4）一般无自觉症状，指甲甲板增厚或破坏可影响手指精细动作。趾甲增厚、破坏可引起疼痛还可继发嵌甲及甲沟炎等表现。本病病程缓慢，若不治疗可迁延终身。

二、辅助检查

1.病理组织学检查 PAS染色可见甲板深层有菌丝或孢子，有时在一张片上可见到两种形态的真菌。

2.真菌镜检 于病灶深部取材或多次检查可见到菌丝或孢子。

三、鉴别诊断

1.甲扁平苔藓 指甲皱褶和甲板融合，致部分甲板丧失。真菌镜检和培养阴性。

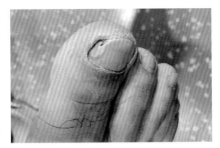

图4-8 远端侧位甲下型甲真菌病

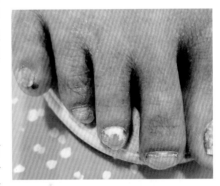

图4-9 近端甲下型甲真菌病

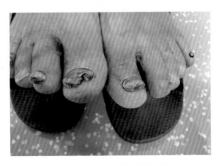

图4-10 全甲毁损型甲真菌病

2.银屑病性甲病　甲板均增厚，甲质变硬但无脆性增加，或甲板呈点状凹陷。真菌镜检和培养阴性。

四、治疗

1.治疗原则　对浅表、轻型、单发的甲真菌病可选择局部治疗，严重的甲真菌病常需内服抗真菌药物治疗方可有效。因药物不易进入甲板且甲生长缓慢，故治疗较为困难，其关键在于坚持用药。忌用糖皮质激素药膏。

2.系统药物治疗

处方一　伊曲康唑200mg　po　bid

处方二　特比萘芬250mg　po　qn

处方三　氟康唑150mg　po　qw

【说明】伊曲康唑冲击疗法：连服1周，停药3周，为1个冲击疗程，视病情宜应用3～4个冲击疗程。因伊曲康唑为高度脂溶性，餐后立即服药可达到最佳吸收；特比萘芬，指甲病变连服6周，趾甲病变应长于3个月，主要适用于皮肤癣菌感染者；氟康唑连服9个月或隔日一次，0.1g/次，连服3个月。抗真菌素治疗指甲真菌病的疗效略优于趾甲真菌病。上述药物肝功能异常者慎用。

3.局部药物治疗　常用于白色浅表型和远端侧位甲下型的损害，先用小刀或指甲锉尽量去除病甲。

处方一　30%冰醋酸溶液　外用　bid　疗程3～6个月，直至新甲长出为止

处方二　3%～5%碘酊　外用　bid　疗程3～6个月，直至新甲长出为止

处方三　40%尿素软膏　封包指甲

【说明】外用抗真菌制剂前用尿素软膏使病甲软化剥离。

处方四　5%阿莫罗芬甲涂剂　外用　qw　疗程2～3个月

处方五 8%环吡酮胺甲涂剂　外用　qd　疗程2～3个月

处方六 28%喹康唑甲制剂　外用　qd　疗程2～3个月

处方七 替萘芬凝胶　外用　bid　疗程2～3个月

4.中药治疗　本病以局部用药为主。

（1）复方土槿皮酊　浸搽　qd

【说明】每次10分钟。用药前最好用小刀刮除部分病甲，每隔1天刮除1次，连续用药3个月以上，方能获效。

（2）白凤仙捣烂涂甲上，用布裹好，每日换1次，直到转好为止。

五、预防与调护

防治甲真菌病，必须积极治疗其他常见的癣病，尤其是手足癣的治疗。甲真菌病是浅部真菌病中最顽固的一种，因此治疗必须彻底。

第五节　花斑癣

花斑癣（pityriasis versicolor）又称花斑糠疹、汗斑，是由马拉色菌侵犯皮肤角质层所引起的表浅感染。因皮损为局部色素沉着或减退斑而得名。多汗的部位和多汗的季节更易患病，易复发。发病与高温潮湿、多脂多汗、营养不良、慢性疾病及应用糖皮质激素有关，亦具有一定的遗传易感性。

一、临床诊断要点

（1）本病好发于青壮年，男性多见，以面颈、前胸、肩背、上臂腋窝等皮脂腺丰富部位多发。

（2）皮损初为以毛孔为中心、边界清楚的点状斑疹，可为褐色、淡褐色、淡红色、淡黄色或白色，逐渐增大至指甲盖大小，圆形或类圆形，邻近皮损可相互融合成不规则大片状，表

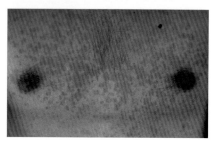

面覆以糠秕状鳞屑（图4-11）。

（3）一般无自觉症状，偶有轻度瘙痒。

（4）病程慢性，冬轻夏重，如不治疗常持续多年，有一定的传染性。

图4-11　花斑癣

二、辅助检查

1.真菌直接镜检　皮损处鳞屑直接镜检可见成簇的圆形或卵圆形孢子和短粗、两头钝圆的腊肠形菌丝。

2.真菌培养　标本在含植物油的培养基上37℃培养3天，有奶油色酵母菌落生成。

3.Wood灯检查　皮损呈黄色或黄绿色荧光。

三、鉴别诊断

1.白癜风　皮损为成片皮肤色素缺失，呈瓷白色，边缘可有色素沉着，一般无脱屑。镜检阴性。

2.玫瑰糠疹　好发于躯干及四肢近端，皮疹长轴与皮纹走向一致。真菌镜检阴性。

3.脂溢性皮炎　有脂溢性鳞屑，易于剥去，无角质栓及毛囊口扩大。真菌镜检阴性。

四、治疗

1.治疗原则　外用治疗为主。对皮损面积较大且外用治疗效果不满意者可考虑内服药物治疗。

2.系统药物治疗

处方一　酮康唑 200mg　po　qd

处方二 伊曲康唑200mg　po　qd

处方三 氟康唑50mg　po　qd

【说明】治疗应坚持到真菌培养阴性为止，以后可改为每月一次服低剂量（0.2g）伊曲康唑。

3.局部药物治疗

处方一 酮康唑霜　外用　bid

处方二 咪康唑霜　外用　bid

处方三 克霉唑霜　外用　bid

处方四 2%酮康唑洗剂　外洗　qd

处方五 20%～40%硫代硫酸钠溶液　外洗　qd

处方六 2.5%二硫化硒　外用　qd

【说明】疗程2～4周。

4.中药治疗

处方一 复方土槿皮酊　外用　bid

处方二 陀柏散　外用　bid

【说明】须持续治疗1～2个月以上。

五、预防与调护

（1）勤洗澡，勤换衣物，内衣煮沸消毒。

（2）预防汗液浸渍，有利于减少复发。

第六节　糠秕孢子菌毛囊炎

糠秕孢子菌毛囊炎（pityrosporum folliculitis）是由马拉色菌引起的毛囊炎性损害，又称马拉色菌毛囊炎。本病的病原菌多为球形马拉色菌，马拉色菌是人体正常寄生菌，在促发因素影响下（如糖皮质激素或广谱抗生素等），马拉色菌就可在毛囊内大量繁殖，其脂肪分解酶将毛囊部位的甘油三酯分解成游离脂肪酸，后者可刺激毛囊口产生较多脱屑并造成阻塞，使皮脂潴留，加之游离脂肪酸刺激致毛囊扩张破裂，导致毛囊内容物释放入周围组织，产生炎症反应。

一、临床诊断要点

（1）本病多累及中青年，男性多于女性。

（2）好发于颈、前胸、肩骨等部位，多对称发生。

（3）典型皮损为炎性毛囊性丘疹、丘疱疹或小脓疱，半球形，直径2～4mm，周边有红晕，可挤出粉脂状物质，常数十、数百个密集或散在分布（图4-12）。

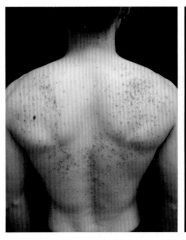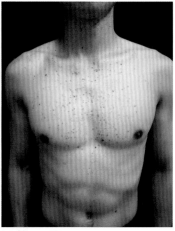

图4-12　糠秕孢子菌毛囊炎

（4）有不同程度的痛痒，出汗后加重。

（5）患者常存在多汗、油脂溢出，可合并花斑糠疹和脂溢性皮炎。

二、辅助检查

1.直接镜检　　不染色，镜下可见圆形或卵圆形带厚壁的成堆孢子或香蕉状菌丝；阳性率60%。

2.**染色法**　乳酸酚苯胺蓝染色，镜下可见糠秕马拉色菌的厚壁透亮，胞质周围染成较深的蓝色，呈圈状；中央较淡，有时可找到芽生孢子；阳性率达98%。

3.**培养**　在含油的培养基中可培养出来。

三、鉴别诊断

1.**痤疮**　皮损呈多样性，不仅有毛囊性丘疹，而且还间杂有黑白头粉刺、脓疱，甚至结节、瘢痕等，且皮疹的大小、出现时间和炎症程度彼此也有差别。

2.**细菌性毛囊炎**　好发于有毛发易摩擦的部位。基本损害为散在分布的红色毛囊丘疹，顶端迅速化脓，周围绕以红晕，中间有毛发穿过。脓液的直接涂片和革兰染色可找到病原菌。

四、治疗

1.**治疗原则**　应尽量去除诱因。治疗上以外用治疗为主，本病部位较深，应选择渗透性好的外用抗真菌药。皮损广泛、炎症较重、外用治疗效果不佳者可选择口服抗真菌药治疗。

2.**系统药物治疗**

处方一　伊曲康唑　400mg　饭后服　qd　每月服一周，间歇冲击2个月

处方二　酮康唑　200mg　饭后服　qd　15～30天

处方三　氟康唑　50mg　饭后服　qd　7～14天或150mg/次，每周服1～2次，共4次

【说明】伊曲康唑有良好的"药物后效应"，故每月服1周，停药3周仍有治疗效果，副作用少，停药后有复发。酮康唑可损害肝功能，久服要定期检查肝功能。氟康唑效果好，无副作用，但价格较贵。

3.局部药物治疗

处方一 酮康唑霜　外用　qid

处方二 50%丙二醇　外用　qd

处方三 复方克霉唑软膏　外用　bid

处方四 2%酮康唑洗剂　外洗　qd

处方五 2.5%二硫化硒香波　外洗　qd

4.中药治疗

可用复方土槿皮酊或陀柏散，密陀僧外搽有效，但需持续治疗1～2个月以上。

五、预防与调护

（1）首先应去除诱发因素，如尽可能避免局部长期使用皮质激素。

（2）为防止复发，病人内衣宜经常煮沸消毒。同时不应交换穿着内衣，以避免交叉感染。

第七节　念珠菌病

念珠菌病（candidiasis）是由念珠菌属致病菌引起的感染，可累及皮肤、黏膜，也可累及内脏器官引起深部感染。念珠菌是最常见的条件致病菌之一，存在于自然界及正常人的口腔、胃肠道、阴道及皮肤。感染的发生取决于真菌毒力和机体抵抗力两方面。真菌毒力与其分泌的各种蛋白酶及对上皮的粘附能力有关；宿主方面的易感因素有：各种原因所造成的皮肤黏膜屏障作用降低；长期、滥用广谱抗生素、糖皮质激素或免疫抑制剂；内分泌紊乱造成机体内环境变化；原发和继发性免疫功能下降。

一、临床诊断要点

念珠菌病的临床表现多样，根据感染部位的不同，可分为皮肤、黏膜念珠菌病和系统性念珠菌病两大类，每一类又可分为几种临床类型。

1.皮肤念珠菌病

（1）念珠菌性间擦疹：好发于婴幼儿、肥胖多汗者和糖尿病患者的腹股沟、会阴、腋窝、乳房下等皱褶部位，从

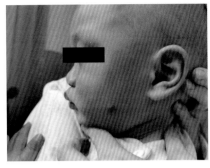

图4-13　皮肤念珠菌病

事浸水作业者常发生于指间，尤其第3、4指间。皮损为局部潮红、浸渍糜烂，界限清楚，边缘附着鳞屑，外周常有散在炎性丘疹、丘疱疹及脓疱（图4-13）。自觉瘙痒或疼痛。

（2）念珠菌性甲沟炎及甲真菌病：多累及浸水工作者和糖尿病患者，好发于指甲及甲周。甲沟炎表现为甲沟红肿，有少量溢出液但不化脓，甲小皮消失，重者可引起甲床炎，自觉痛痒。甲真菌病表现为甲板增厚浑浊，出现白斑横沟或凹凸不平，甲下角质增厚堆积或致甲剥离。

（3）其他皮肤念珠菌：如慢性皮肤黏膜念珠菌病和念珠菌性肉芽肿。

2.黏膜念珠菌病

（1）口腔念珠菌病及念珠菌性口角炎

① 口腔念珠菌病：以急性假膜性念珠菌病最常见，又称鹅口疮，是白念珠菌感染最常见的一种表现。多累及老人、婴幼儿及免疫功能低下者，尤其是艾滋病患者，新生儿可通过母亲产道被感染。一般起病急、进展快，在颊黏膜、上颚、咽、牙龈、舌等部位出现凝乳状白色斑片，紧密附着于黏膜表面，不易剔除，称之假膜，用力剥离假膜后露出潮红糜烂面，严重时可致黏膜溃疡及坏死。此膜虽不如白喉伪膜那样坚硬，但常更

为广泛，可波及气管、食管及口角，可因组织肿胀而影响吞咽或呼吸。老年人尤其镶义齿者可发生慢性增生性口腔念珠菌病，表现为增生性白斑。

② 念珠菌性口角炎：最初表现为口角处见界限不清、浅灰白色的增厚斑，继而转变为蓝白色，相邻皮肤呈红斑鳞屑性改变，可伴皲裂、浸渍、结痂，常与鹅口疮或其他类型念珠菌病伴发。

（2）外阴阴道念珠菌病：多累及育龄期妇女，可通过性接触传染。表现为外阴及阴道黏膜红肿，白带增多，呈豆渣样、凝乳块状或水样，带有腥臭味。阴道黏膜有黄色奶油样排泄物或成片灰白色伪膜，损害可呈轻度红斑的湿疹样反应至严重脓疱、剥蚀或溃疡，可波及会阴、阴唇及整个阴股部。自觉瘙痒剧烈或灼痛，部分患者可反复发作，称复发性外阴阴道念珠菌病。妊娠、长期应用广谱抗生素、糖尿病等是复发的主要原因。

（3）念珠菌性包皮龟头炎：多累及包皮过长或包茎的男性，常由配偶念珠菌阴道炎传染。表现为包皮内侧及龟头弥漫性潮红，附着乳白色斑片，可有多发性针帽大的红色小丘疹，伴有脱屑，可波及阴囊产生红斑和脱屑；自觉瘙痒或无明显自觉症状。

3. 系统念珠菌病　较少见。随着广谱抗生素、糖皮质激素、免疫抑制剂、放射治疗、导管插管等广泛的应用，使患者抵抗力降低而致侵袭感染。当宿主防御功能降低，念珠菌可引起系统性播散，高危人群为白血病、淋巴瘤、艾滋病、虚弱和营养不良等免疫防御功能低下者。临床表现可有多种形式，侵犯消化道可表现为食管炎、肠炎，侵犯呼吸道可表现为支气管炎、肺炎，侵犯泌尿系统可表现为肾盂肾炎、膀胱炎等。严重者可发生念珠菌血症，并可累及肝、脾等多脏器，常导致死亡。

二、辅助检查

1. 组织病理　在角质层内或脓疱内，可查见假菌丝或孢子，慢性病灶呈肉芽肿变化，其中可见大量假菌丝、菌丝及孢子；内脏组织可见坏死病灶，灶内可见大量菌丝和孢子。

2.真菌镜检及真菌培养　可见到圆形孢子和芽孢及假菌丝或菌丝，真菌培养常见白念珠菌。

三、鉴别诊断

1.黏膜白斑　与口腔念珠菌病鉴别，损害质地较硬，稍隆起，表面可有纵横交错的红色细纹，不糜烂，其他皮肤无皮疹，无自觉症状。

2.尿布皮炎　与婴幼儿念珠菌间擦疹鉴别，尿布接触部位出现边界清楚的大片红斑，而臀沟、皱褶处正常或炎症较轻。

3.口腔扁平苔藓　扁平苔藓是一种慢性或亚急性皮肤与黏膜的疾病，其典型皮损为紫红色多角形扁平丘疹，伴有口腔黏膜的损害，称为口腔扁平苔藓。

四、治疗

1.治疗原则　治疗原则为去除诱发因素、积极治疗基础疾病（如长期大量应用广谱抗生素、皮质类固醇激素或免疫抑制剂的病人须考虑停药或减量；糖尿病人或恶性肿瘤病人要积极治疗原发病等），必要时给予支持疗法。皮肤念珠菌病可选择局部外用药物治疗，系统念珠菌病及严重的皮肤黏膜念珠菌病则需要全身疗法。

2.系统药物治疗

处方一　氟康唑150mg　po　2次/w

处方二　伊曲康唑100～200mg　po　bid

处方三　5-氟胞嘧啶100～150mg/kg
0.9%氯化钠注射液100ml ╱ iv drip　qd

处方四　两性霉素B 0.5～1mg/kg
0.9%氯化钠注射液100ml ╱ iv drip　qd

处方五　两性霉素B脂质体3～5mg/kg

0.9%氯化钠注射液100ml　　／　iv drip　qd

【说明】主要用于大面积和深部皮肤念珠菌病、复发性生殖器念珠菌病、甲沟炎及甲念珠菌病。与其他深部机会性真菌感染一样，深部念珠菌病一旦确诊要及时救治，因为预后的好坏与能否早期诊治关系很大。外阴阴道念珠菌病、包皮龟头炎，可口服氟康唑或伊曲康唑；甲念珠菌病、慢性皮肤黏膜念珠菌病需根据病情用药2～3个月或更长；肠道念珠菌病首选制霉菌素口服；呼吸道及其他脏器念珠菌病用氟康唑静脉注射，伏立康唑口服或静脉注射，两性霉素B与氟胞嘧啶也可使用或联合应用。

3.局部药物治疗　外用药物治疗主要用于皮肤黏膜浅部感染。

处方一　1%～3%克霉唑液　含漱　bid

处方二　制霉菌素溶液（10万单位/ml）含漱　bid

处方三　1%～2%甲紫溶液　含漱　bid

【说明】用于口腔念珠菌病。

处方四　克霉唑软膏　外用　bid

处方五　咪康唑软膏　外用　bid

处方六　益康唑软膏　外用　bid

处方七　联苯苄唑软膏　外用　bid

处方八　酮康唑软膏　外用　bid

处方九　制霉菌素软膏　外用　bid

【说明】皮肤间擦疹和念珠菌性龟头炎可外用抗真菌溶液或霜剂。

处方十　硝呋太尔制霉菌素阴道软胶囊　阴道给药　qd

处方十一　硝酸咪康唑栓　阴道给药　qd

处方十二　克霉唑栓　阴道给药　qd

【说明】用于阴道念珠菌病。

4.中药治疗　口腔念珠菌病的治疗，可用纱布擦净口咽黏膜之后，出血无妨，然后撒布冰硼散。擦烂性皮肤念珠菌病的皮损可外搽黛柏散，以植物油调敷。

五、预防与调护

（1）皮肤皱褶处保持干燥。

（2）合理应用糖皮质激素、免疫抑制剂及抗生素，长期应用者须密切观察，警惕诱发本病。

第八节　孢子丝菌病

孢子丝菌病（sporotrichosis）是由申克孢子丝菌复合体引起的皮肤、皮下组织、黏膜和局部淋巴系统的慢性感染，偶可播散至全身引起多系统损害。我国致病菌主要是球形包子丝菌。该菌广泛存在于自然界中，是土壤、木材、植物的腐生菌，皮肤外伤后接触到被孢子丝菌污染的物质是该病传播的主要途径。孢子偶可经呼吸道侵入肺部或血行播散至内脏及骨骼。

一、临床诊断要点

（1）本病遍布全球，我国东北地区多见。

（2）多发于农民、矿工、造纸工人、园丁。

（3）根据临床表现不同可分为以下4种类型

① 固定型：最常见，好发于面、手背及双上肢、颈部、躯干、下肢等暴露部位，常局限于初发部位；表现为丘疹、脓疱、疣状结节、浸润性斑块、脓肿、溃疡、肉芽肿、脓皮病样或呈坏疽样等多形性改变（图4-14）。

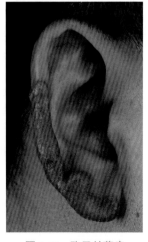

图4-14　孢子丝菌病

②淋巴管型：较常见，原发皮损常在四肢远端；孢子由外伤处植入，经数目或数个月后局部出现皮下结节，逐渐呈紫红色或中心坏死形成溃疡，伴有脓液或厚痂，称为孢子丝菌性初痂，数天乃至数周后，沿淋巴管向心性出现新的结节，排列成串，但引起淋巴结炎者甚少；旧皮损愈合的同时新皮损不断出现，病程延续数个月乃至数年。

③播散型：偶见，可继发于皮肤淋巴管型或由自身接种所致，于远隔部位出现多发性实质性皮下结节，继而软化形成脓肿，日久可溃破；皮损可为多形性改变。

④皮肤外型：罕见，又称内脏型或系统性孢子丝菌病，多累及免疫力低下者，由血行播散引起，吸入孢子可发生肺孢子丝菌病，还可侵犯骨骼、眼、中枢神经系统、心、肝、脾、胰、肾、睾丸及甲状腺等器官。

二、辅助检查

1. 组织病理学检测　早期病变表现为真皮非特异性肉芽肿；成熟皮损典型改变为"三区病变"：中央以中性粒细胞浸润为主的化脓区；周围由组织细胞、上皮细胞和多核巨细胞组成；外层多为浆细胞、淋巴细胞浸润。PAS染色可见圆形、雪茄形孢子和星状体。

2. 实验室检测　临床中因菌数不多，真菌直接镜检常呈阴性，组织病理也很难见到典型的星状体和孢子，因此真菌培养是诊断的"金标准"。直接镜检阳性率低；真菌培养初为乳白色酵母样菌落，后发展为咖啡色或黑色有褶皱的菌落。

三、鉴别诊断

皮肤型孢子丝菌病需与许多感染性疾病鉴别，如着色芽生菌病、皮肤结核、梅毒树胶肿、脓皮病等，鉴别依据就是菌种培养。

四、治疗

1.治疗原则　本病不宜切开引流、电烙及X线治疗。

2.系统药物治疗

处方一　伊曲康唑200mg　po　qd

处方二　10%碘化钾10ml　po　tid

处方三　特比萘芬250mg　po　qd

处方四　两性霉素B 0.5～1mg/kg

0.9%氯化钠注射液100ml　／　iv drip　qd

【说明】伊曲康唑是目前治疗孢子丝菌病的一线治疗药物，疗程3～6个月，有较好的安全性，治愈率较高。碘化钾既往为治疗孢子丝菌病的首选药，疗程3～6个月，儿童剂量酌减。特比萘芬疗程3～6个月，可用于不能耐受或禁用碘化钾者。系统感染可用两性霉素B。

3.局部药物治疗　2%碘化钾溶液外敷。

4.其他治疗方法

（1）物理治疗：局部温热疗法，用40～43℃电热器局部加热，早晚各一次，每次30min，部分患者可在1～4个月治愈。

（2）联合治疗：治疗效果不佳可与以上治疗方法联合治疗。

五、预防与调护

（1）流行区应对污染的腐物、杂草焚烧，尽量消除传染源，切断传染途径。

（2）从事造纸、农牧业的人员应做好个人防护，一旦发生皮肤外伤要及时处理，避免感染。

第五章
动物性皮肤病

动物能引起人体皮肤损害的原因较多。包括蚊、蠓、臭虫等的口器或尾钩叮咬机械损伤皮肤；桑毛虫等虫类的刺毛、鳞片、分泌物、排泄物以及蜈蚣、蝎、蜘蛛等刺蜇人时排出毒液刺激皮肤，引起局部或全身反应；昆虫的毒腺或唾液内含多种抗原引起Ⅰ型超敏反应；昆虫口器留在组织内或以直接钻入皮内移行引起炎症反应、肉芽肿性丘疹或结节。临床表现取决于昆虫种类和个体反应差异。明确致病昆虫时应诊断为其所致的独立皮肤病，如疥疮、隐翅虫皮炎、毛虫皮炎、虱病等；若致病昆虫种类不能确定，则统称为虫咬皮炎。

第一节　疥疮

疥疮（scabies）是由疥螨寄生于皮肤所致的传染性皮肤病。本病为接触传染，集体宿舍或家庭内易发生流行，同睡床铺、共用衣被甚至握手等行为均可传染。动物疥螨亦可感染人，但因人的皮肤不是其合适栖息地，人感染后症状较轻，有自限性。

一、临床诊断要点

（1）多见于冬季。

（2）好发于指缝、腕屈侧、肘窝、腋窝、乳晕、脐周、外生殖器等皮肤薄嫩部位和前臂、下腹及臀部等，免疫受损者和婴儿可累及所有皮肤。

（3）皮损多对称，表现为丘疹、丘疱疹、隧道、结节，其中隧道和结节为疥疮特征性皮疹。丘疹约小米粒大小，淡红色或正常肤色，可

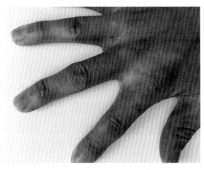

图5-1 疥疮手部改变

有炎性红晕，常疏散分布，少有融合（图5-1）；丘疱疹约小米粒大，多见于指缝、腕部等处；隧道为灰白色或浅黑色浅纹，弯曲微隆起，末端可有丘疹和小水疱，常见于指缝间，为雌虫停留处，有的因搔抓或继发感染、湿疹化及苔藓样变者不易见到典型隧道，儿童可在掌跖等处见到隧道；结节多发于男性阴囊、阴茎、龟头、女性外阴、大阴唇等部位，直径3～5mm，暗红色，为疥螨死后引起的异物反应，称疥疮结节（图5-2、图5-3）。高

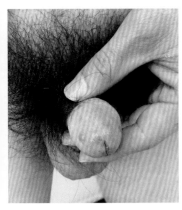

图5-2 龟头疥疮结节

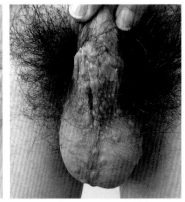

图5-3 阴囊疥疮结节

度敏感者皮损泛发，可有大疱。病程较长者可有湿疹样、苔藓样变，继发细菌感染而发生脓疱疮、毛囊炎、疖、淋巴结炎及肾炎等。

（4）瘙痒强烈，尤以夜间为甚。

（5）经常洗澡，不正规治疗者皮损可失去典型性，增加诊断困难。有感觉神经病变、智障、严重体残、严重免疫功能下降者，易发生结痂性疥疮，又称挪威疥疮。表现为大量鳞屑、结痂、红皮病或疣状斑块，累及全身，寄生疥螨密集，传染性极强。

二、辅助检查

皮肤镜检查　用皮肤镜观察可看到匐行性隧道，远端可看到圆形疥虫，顶端呈三角翼样结构，紫外线皮肤镜观察到隧道显示间断亮白色荧光。用墨水染色后观察可见到远端的疥虫和隧道里的虫卵。刮取皮肤标本中可找到疥螨和虫卵。

三、鉴别诊断

1.寻常痒疹　好发于四肢伸侧，丘疹较大，多数自幼童开始发病，常并发腹股沟淋巴结肿大。

2.虱病　主要表现为躯干或会阴部位皮肤瘙痒及血痂，指缝无皮疹，在衣缝处或毛发部位常可找到虱子或虫卵。

3.皮肤瘙痒症　好发于四肢，重者可延及全身，皮损主要为抓痕、血痂和脱屑，无疥疮特有的丘疹、水疱和隧道。

4.丘疹性荨麻疹　多见于儿童，好发于躯干与四肢，皮疹主要表现为红斑与风团，皮疹似梭形，顶部有小丘疹或小水疱。

四、治疗

1.治疗原则　本病以杀虫止痒为治法，必须隔离治疗，以外治为主。瘙痒严重者可辅以镇静止痒药睡前内服，为继发感染时应同时局部或系统用抗生素。

2.系统药物治疗

处方 伊维菌素片 单剂量口服200μg/kg，适于外用药物无效或结痂性疥疮

3.局部药物治疗 应从颈部到足涂遍全身（婴儿包括头面），不要遗漏皮肤皱襞处、肛门周围和指甲的边缘及甲襞。用药期间不洗澡，不更衣，以保持药效。一次治疗未愈者，需间隔1～2周后重复使用。

处方一 10%硫黄软膏 外用 bid

【说明】婴幼儿用5%硫黄软膏。先用热水和肥皂洗澡后用药，自颈部以下涂布全身，每天1～2次，连续3～4天为一疗程。

处方二 5%三氯苯醚菊酯霜 外用

【说明】是合成除虫菊酯，可杀死疥螨但对人体毒性低。外用8～10小时后洗去。

处方三 25%苯甲酸苄酯乳剂 外用

【说明】杀虫力强，制激性低，每天外用1～2次，共2～3天。

4.中药治疗

处方一 黄连解毒汤合三妙丸加减。

处方 黄芩15克、黄连15克、黄柏15克、栀子10克、苍术10克、川牛膝5克、地肤子15克、白鲜皮15克、百部10克、苦参10克。水煎服，每日1剂。

【说明】适用于湿热蕴结证，以清热化湿、解毒杀虫为主。

处方二 硫黄、花椒、地肤子水煎外洗。

5.其他治疗方法 阴囊、外阴处的疥疮结节难以消退，可外用或结节内注射糖皮质激素，也可液氮冷冻或手术切除结节。

五、预防与调护

（1）加强卫生宣传及监督管理，对公共浴室、旅馆、车船

上的衣被应定期严格消毒。

（2）注意个人卫生，勤洗澡，勤换衣服，被褥常洗晒。

（3）接触疥疮患者后用肥皂洗手。患者所用衣服、被褥、毛巾等均须煮沸消毒，或在阳光下充分暴晒，以便杀灭疥虫及虫卵。

（4）彻底消灭传染源，注意消毒隔离，家庭和集体宿舍患者应分居，并积极治疗杜绝传染。

第二节　毛虫皮炎

毛虫皮炎（caterpillar dermatitis）是毛虫的毒毛或毒刺进入皮肤后，其毒液引起的瘙痒性、炎症性皮肤病。常见致病毛虫有松毛虫、桑毛虫、茶毛虫、刺毛虫，分别寄生于松树、桑树、果树、茶树等树林及草地等，引起的皮肤病分别称为松毛虫皮炎、桑毛虫皮炎、茶毛虫皮炎、刺毛虫皮炎。松毛虫是松蛾的幼虫，有倒刺状小棘，末端尖锐，刺入皮肤后不易拔出；桑毛虫为桑毒蛾的幼虫，内含激肽、脂酶及其他多肽；刺毛虫的毒液含斑蝥素。毛虫的毒毛极易脱落，随风飘到人体表或晾晒的衣物上，进入皮肤后，毒液的原发刺激作用导致发病。

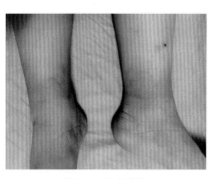

图5-4　毛虫皮炎

一、临床诊断要点

（1）好发于夏秋季，干燥大风季节易流行，户外活动、树荫下纳凉者易患病。

（2）好发于颈、肩、上胸部、四肢屈侧，皮损常成批出现。

（3）先有剧痒，继

之出现绿豆至黄豆大小的水肿性红斑、斑丘疹、丘疱疹、风团样损害，中央常有一针尖大小的黑色或深红色刺痕，数个至数百个不等（图5-4）。

（4）可出现恶心、呕吐及关节炎。病程约1周，反复接触毒毛或经常搔抓者可持续2～3周。毒毛进入眼内可引起结膜炎、角膜炎，若处理不当可致盲。

二、辅助检查

用透明胶带紧贴于皮损表面，再将胶带放在滴有二甲苯的载玻片上镜检，可找到毒毛；用皮肤镜在皮损部位常可见刺入或横卧于皮沟中的毒毛。

三、鉴别诊断

虱病　主要表现为躯干或会阴部位皮肤瘙痒及血痂，在衣缝处或毛发部位常可找到虱子或虫卵。

四、治疗

1.治疗原则　发病后应尽量去除毒毛，止痒、消炎，防止继发感染。氧化锌橡皮膏或透明胶带反复粘贴皮损部位可粘除毒毛。接触松毛虫及其污染物后，立即用肥皂、草木灰等碱性水擦洗。

2.系统药物治疗　皮损泛发剧痒者可服抗组胺药物，严重者可内服糖皮质激素。松毛虫所致骨关节炎应以消炎止痛为主。

处方一　赛庚啶2mg　po　bid

处方二　酮替芬1mg　po　bid

处方三　西替利嗪5mg　po　qd

处方四　氯雷他定5mg　po　qd

处方五　泼尼松　5～10mg　po　tid

3. 局部药物治疗

处方一 1%薄荷炉甘石洗剂　外用　2～3次/d

处方二 丁酸氢化可的松乳膏　外用　bid

【说明】局部外用止痒、保护性药物。松毛虫皮炎引起的骨关节炎，以消炎止痛为主，关节周围可用泼尼松封闭，炎症消退后应注意功能锻炼防止关节畸形，囊肿发生后要及时应用抗生素，波动明显后可切开引流，或穿刺抽吸囊肿内液体后注入抗生素。皮肤被刺毛虫刺伤后及时捉1～2条刺毛虫碾碎挤出体液涂于患处，痒痛红肿不适很快消退。

4. 中药治疗

（1）初起红斑、丘疹、风团等皮损，用1%薄荷三黄洗剂（三黄洗剂加薄荷脑1g）外搽，鲜马齿苋或鲜半边莲捣烂敷于患处。

（2）生于毛发处者剃毛后外搽50%百部酊杀虫止痒。

（3）感染邪毒，水疱破后糜烂红肿者，可用马齿苋煎汤湿敷，再用青黛散油剂外涂，或外用颠倒散洗剂外搽。

（4）松毛虫、桑毛虫皮炎可用橡皮膏粘去毛刺，外涂5%碘酒。

五、预防与调护

（1）采用药物喷洒或生物防治消灭毛虫及其成蛾，在有毛虫的环境不要位于下风方向作业，应穿戴防护衣帽。

（2）保持环境清洁卫生，消灭害虫。衣服、被褥应勤洗勤晒，防虫藏身。

（3）儿童户外玩耍时要涂防虫叮咬药物。

第三节　隐翅虫皮炎

隐翅虫皮炎（paederus dermatitis）是皮肤接触隐翅虫体内毒

液后所致的接触性皮炎。隐翅虫，夏秋季节活跃，夜间常围绕灯光飞行，停留于皮肤上的虫体被拍打或压碎后，其体内的强酸性毒液导致发病。

一、临床诊断要点

（1）夏秋季节雨后闷热天气易发病。

（2）多累及面部颈、四肢及躯干等暴露部位。

（3）接触毒液数小时到2天后，局部出现条状、片状或点簇状水肿性红斑，其上见密集丘疹、水疱及脓疱，部分损害中心脓疱融合成片，可继发糜烂、结痂及表皮坏死，若发生于眼睑或外阴则肿胀明显（图5-5）。

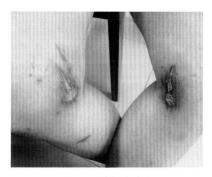

图5-5　隐翅虫皮炎

（4）有瘙痒、灼痛、灼热感。

（5）反应剧烈或范围较大者，可伴发热、头晕、局部淋巴结肿大。病程约1周，愈后可留下暂时性色素沉着。

二、辅助检查

根据典型皮损、自觉症状、有隐翅虫接触史等可诊断，无需特殊检查。

三、鉴别诊断

1.接触性皮炎　皮肤接触某种变应原性或刺激性物质后，在接触部位发生的炎症反应。

2.急性湿疹　急性湿疹常无明确的接触性致病因素，无固定的好发部位。皮损呈多形性，为红斑、丘疹、水疱、渗出、糜烂、结痂。病程不定，易复发，有慢性倾向。

四、治疗

1.治疗原则　症状轻微者局部外用药物对症处理，皮损泛发、过敏反应重者可内服抗组胺药物或短期口服糖皮质激素。

2.系统药物治疗

处方　泼尼松 5～10mg　po　tid

3.局部药物治疗

处方一 1：5000～1：8000高锰酸钾溶液　湿敷　bid

处方二 0.1%依沙吖啶溶液　湿敷　bid

处方三 生理盐水　湿敷　bid

处方四 5%碳酸氢钠溶液　湿敷　bid

处方五 1：10聚维酮碘溶液　湿敷　qd

【说明】先用清水冲洗后局部湿敷治疗。

处方六 炉甘石洗剂　外用　2～3次/d

处方七 糖皮质激素霜　外用　bid

【说明】出现红斑损害时可用。

处方八 莫匹罗星软膏　外用　bid

【说明】有感染者需外用抗生素软膏。

处方九 氯雷他定 10mg　po　qd

4.中药治疗

（1）新鲜马齿苋捣烂敷于患处，每天2～3次。

（2）南通蛇药片6～8片，加水调成糊状局部外用。

五、预防与调护

夜间关好纱窗和蚊帐，当虫子落到皮肤上时应小心吹赶，不要在皮肤上将虫打死或压碎。

第四节　虫咬皮炎

虫咬皮炎（insect bite dermatitis）可由螨虫、蚊、蠓、臭虫、跳蚤、蜂、蜱等昆虫叮咬或毒汁刺激引起。其共同特点是皮损处可见针尖大小咬痕，自觉瘙痒，严重程度与昆虫种类、数量、患者敏感性相关（图5-6）。致病方式主要通过吮吸人体血液，同时将其体内的毒汁或唾液注入人体而引起皮肤局部或全身的变态反应而致病，速发型常与组胺、5-羟色胺、蚁酸或激肽相关，迟发型则是机体针对蛋白类变应原的免疫应答反应；有些昆虫甚至可传播多种传染性疾病。循证医学研究认为传统上的"丘疹样荨麻疹"就是节肢动物叮咬后发生的局部皮肤过敏和炎症反应，从病因学上应属于虫咬皮炎。损伤的皮肤易继发细菌等感染。

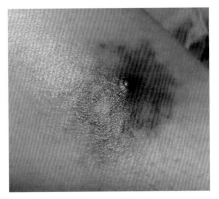

图5-6　虫咬皮炎

一、临床诊断要点

1.螨虫皮炎　多发生在夏秋温暖潮湿季节，先发生于身体接触部位或露出部位，以后侵及衣服被覆部位，以颈、躯干多见，上肢次之，面和下肢少见，重者皮疹可泛发全身。皮损为水肿性风团样丘疹、丘疱疹或瘀斑，其上有小水疱，偶尔为大疱，常见有抓痕与结痂。瘙痒为持续性剧痒，尤以夜间为甚。严重者可出现头痛、关节痛、发热、乏力、恶心等全身症状，个别患者可发生哮喘、蛋白尿、血中嗜酸性粒细胞增高。粉螨常随污染的食物被吞食，可引起肠黏膜溃疡，称之为肠螨症，出现腹痛、腹泻、消瘦，病程可达数月，大便中常能查到螨或虫卵。吸入粉螨可引起肺螨症，出现咳嗽或咯血，表现为慢性支气管炎的症状，在痰中常能查到螨或虫卵。粉螨亦可引起尿路感染。

2.蚊虫叮咬　被蚊虫叮咬后可毫无反应，或出现红斑、丘疹或风团，皮损中心有时可见针尖大小红色瘀点，是蚊叮咬的痕迹，有些皮疹周围可出现白晕。婴幼儿被叮咬后可发生血管性水肿，包皮、手背、面部等暴露部位易受累。严重者发生即刻过敏反应、延迟过敏反应甚至全身反应。初到疫区者发生风团样丘疹，可延续1周左右。

3.蠓叮咬　皮损多见于下肢小腿足背或前臂、两耳、面部等暴露部位，皮疹疏散分布，奇痒难忍，被叮咬部位的皮肤可出现速发型风团、迟发型风团两种类型的损害。速发型风团中央有叮咬的痕迹，半小时内达高峰，24小时内消退，不留任何痕迹。迟发型风团于叮咬12～24小时内发生水肿性红斑，继而变成风团，中央有绿豆大的瘀点或丘疹，有的可变成水疱，严重者可出现血管性水肿或全身性风团及大片瘀斑，甚至引起全身性过敏反应。

4.臭虫叮咬　皮疹常分布于腰、臀、肩、踝等受压部位。叮咬后数小时可出现红斑、丘疹、风团等损害，皮损中央有针尖大小瘀点、水疱、大片红斑或紫癜，伴有剧烈瘙痒和疼痛，常剧烈瘙痒而影响睡眠。臭虫可在一晚上多次叮咬，皮疹往往排列成线状或片状。常因搔抓而致色素沉着。一般较少出现全身反应。

5.跳蚤叮咬　跳蚤一般在人体停留数分钟到数小时，在吸血处形成带出血点的红色斑丘疹，损害常成群分布。对跳蚤唾液过敏者可有水疱、红斑或紫癜。

6.蜂蜇伤　皮肤被蜇伤后局部立即有明显疼痛、烧灼感及痒感，很快出现红肿，中央有一瘀点，甚至形成水疱、大疱，偶可引起组织坏死。多处蜇伤可产生大面积水肿伴有剧痛。眼周被蜇时眼睑高度水肿，眼睛被蜇可致视力丧失。严重者可出现全身症状，如畏寒、发热、头痛、头晕、恶心、呕吐或出现抽搐、肺水肿、晕厥、昏迷或休克，甚至死亡。蜇后7～14天可能发生血清病样反应如发热、荨麻疹及关节痛。少见有震颤性麻痹、脑脊髓脊神经根病、神经脱髓鞘性病变、急性肾衰竭等。

7. 蜱叮咬　叮咬时不觉疼痛，1～2天后轻者局部红斑，中央有虫咬的瘀点或瘀斑，重者瘀点周围红斑出现水肿或丘疹、水疱，可伴有畏寒、发热、头痛、腹痛、恶心、呕吐等"蜱咬热"症状。后期可出现结节，抓破后形成溃疡，结节可持续数月甚至1～2年不愈。软蜱刺伤后有时能引起组织的坏死。有些蜱叮咬人的同时可将唾液或虫卵中能麻痹神经的毒素注入宿主体内，引起"蜱瘫痪症"，表现为上行性麻痹，最后可因呼吸中枢受侵而死亡，特别多见于儿童，国外报道较多。

二、辅助检查

皮肤观察到被叮咬后的咬痕或靶样损害，是确诊的直接证据。

三、鉴别诊断

1. 水痘　皮损为丘疹、红斑、水疱，但以水疱为主，水疱性皮疹绕以红晕，呈痘疮样表现，皮损皮疹呈向心性分布，以躯干为多，其次是头面部，四肢较少，口腔黏膜常有损害。有流行性。

2. 荨麻疹　主要表现为边缘清楚的红色或苍白色的瘙痒性风团，消退后不留痕迹。

3. 接触性皮炎　有过敏原接触史，皮损多为鲜红斑、丘疱疹及水疱。境界清楚，有潮湿渗出倾向。

四、治疗

1.治疗原则　各种虫咬皮炎症状轻微者局部外用糖皮质激素霜，内服抗组胺药物；皮损泛发、过敏反应重者可短期口服糖皮质激素。

2.系统药物治疗

处方一　氯雷他定 10mg　po　qd

处方二　泼尼松 5～10mg　po　tid

3.局部药物治疗

处方一　糖皮质激素霜　外用　bid

处方二　炉甘石洗剂　外用　2～3次/d

处方三　莫匹罗星软膏　外用　bid

【说明】蜂蜇后应立即将毒刺拔除并挤出毒液，再用水冲洗，局部用冰块或冷湿敷；中毒严重有明显全身症状者应积极抢救。发现蜱叮咬皮肤时不可强行拔除，以免撕伤皮肤及将口器折断在皮内，可用乙醚或局麻药涂在蜱头部，待其自行松口后用镊子轻轻拉出并消毒伤口，若口器残存则需局麻后手术取出。继发细菌感染应局部或系统应用抗生素。

4.中药治疗

五味消毒饮合黄连解毒汤加减

处方　金银花15克、野菊花15克、蒲公英10克、紫花地丁10克、紫背天葵子10克、黄连10克、黄芩10克、黄柏10克、栀子10克、地肤子10克、白鲜皮10克、紫荆皮5克。水煎服，每日1剂。

【说明】适用于热毒蕴结证，以清热解毒、消肿止痒为法。

五、预防与调护

（1）注意个人和职业防护，避免与宠物、家禽接触，野外穿长衣袖并扎紧袖口、裤管等，可用含双对氯苯基三氯乙院（DDT）、除虫菊酯类的杀虫剂对环境杀虫。

（2）高敏人群应随身携带急救药盒，其内包括肾上腺素、注射器以及抗组胺药物等。

（3）衣服、被褥应勤洗勤晒，防虫藏身，儿童户外玩耍时要涂防虫叮咬药物。

（4）发病期间忌海鲜鱼腥发物，多饮水，多吃蔬菜、水果，保持大便通畅。

第六章
过敏性皮肤病

过敏性皮肤病也称为变态反应性皮肤病，是指由于接触致敏原引起的皮肤过敏反应。致敏原一般分为接触过敏原、食入过敏原、吸入过敏原、注射过敏原四类。

第一节　湿疹

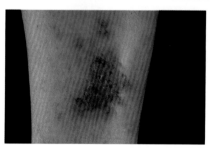

图6-1　湿疹

湿疹（eczema）是由多种内外因素引起的有明显渗出倾向的急、慢性皮肤炎症反应，皮疹呈多形性，急性期皮损以丘疱疹为主，慢性期以苔藓样变为主，瘙痒剧烈，易复发（图6-1）。

一、临床诊断要点

1.根据病程长短分类

（1）急性湿疹：好发于面、耳、手、足、前臂、小腿等外露部位，皮损为红斑、丘疹、丘疱疹、渗出、糜烂，常呈多形性；成群聚集，境界不清；常对称分布，严重时泛发全身。有继发感染时，可出现脓疱、结痂（黄绿色或污褐色），还可发生毛囊炎、疖及局部淋巴结炎、发热等；如合并单纯疱疹病毒感染，可形成严重的疱疹性湿疹。自觉剧痒，呈阵发性。

（2）亚急性湿疹：急性湿疹减轻或不当处理后病程较久发展而来，糜烂渗出减轻，出现鳞屑、结痂及浸润，还可有少数丘疹、丘疱疹，皮损暗红色。自觉瘙痒剧烈。

（3）慢性湿疹：好发于小腿、手足、肘窝、乳房、股部、外阴、肛门等。皮疹浸润肥厚，有色素沉着。多呈局限性暗红色斑块、抓痕、鳞屑，边界较清楚、表面粗糙、苔藓化。病程慢性，时轻时重，长达数月或更久。阵发性瘙痒。

2. 根据不同发病部位分类

（1）乳房湿疹：多见于哺乳期妇女。发生于乳头、乳晕及其周围，可单侧或对称发病。皮疹表现为暗红斑、丘疹、丘疱疹，边界不清，可有浸润、糜烂、渗出及结痂，有时伴皲裂。自觉瘙痒或疼痛。仅发生于乳头部位者称为乳头湿疹。停止哺乳后多易治愈。

（2）阴囊湿疹：局限于阴囊皮肤，有时延及肛门周围。急性时阴囊肿胀、糜烂、渗出、结痂。慢性有浸润、肥厚、干燥，瘙痒明显，也可出现苔藓样变，色素沉着明显。该部由于神经分布丰富故自觉奇痒难忍。病程长，常持续多年不愈。

（3）女阴湿疹：发生于大小阴唇及其附近皮肤。肥厚浸润，境界清楚，剧痒，慢性病程。若表现为色素减退时，应注意与女阴白斑病相鉴别。

（4）肛门湿疹：局限于肛门及肛周。皮损潮红、浸润肥厚，可发生皲裂，境界清楚。剧痒，也可有疼痛。

（5）手部湿疹：手部接触外界各种刺激物的机会较多，故湿疹发病率高。多数起病缓慢，表现为手部干燥暗红斑，局部浸润肥厚，边缘较清楚，冬季常形成裂隙。接触肥皂、洗衣粉等病损常加重，除特应性素质外，某些患者发病还可能与职业、情绪等因素有关。

（6）小腿湿疹：好发生于胫部内、外侧面，对称分布。急性时以丘疱疹为主，伴渗出结痂；慢性时有浸润、肥厚、干燥、粗糙，可发生皲裂。某些患者并发静脉曲张，多在小腿下三分之一处，患处因血液回流障碍，可引起慢性淤血，局部色素沉着显著，有的还可发生溃疡。

（7）耳部湿疹：常发于耳后皱襞处，中医称旋耳疮。皮损呈红斑、糜烂、渗出、结痂及皲裂。多对称分布、痒感较著，易并发感染。儿童患者占多数。

（8）钱币状湿疹：好发于四肢。皮损主要表现为密集小丘疹和丘疱疹融合成的圆形或类圆形钱币状斑片，直径 1～3cm 大小，边界清楚。急性期红肿、渗出明显，慢性期皮损肥厚、色素沉着，伴有干燥鳞屑，自觉剧烈瘙痒。

二、辅助检查

组织病理学检查　急性湿疹表现为表皮内海绵形成，真皮浅层毛细血管扩张，血管周围有淋巴细胞浸润，少数为中性和嗜酸性粒细胞；慢性湿疹表现为角化过度与角化不全，棘层肥厚明显，真皮浅层毛细血管壁增厚，胶原纤维变粗。

三、鉴别诊断

1. 接触性皮炎　与急性湿疹鉴别。有明显的致敏物质接触史，在接触部位发生境界清楚的红斑、丘疹、丘疱疹，范围与接触物一致。

2. 神经性皮炎　与慢性湿疹鉴别。初期瘙痒，后呈苔藓样变，周围可有正常肤色的扁平丘疹。多发于颈项、骶尾、四肢伸侧。慢性经过，无渗出史。

3. 手足癣　与手部湿疹鉴别。手足癣常单侧发病，可有小水疱和干燥脱屑，边界较清楚。真菌检查阳性。

4.湿疹样癌　发生于中老年妇女的乳房湿疹，如病损为单侧，且病程超过3个月者，应排除湿疹样癌的可能性。

四、治疗

1.治疗原则　治疗以抗炎和控制瘙痒为原则。

2.系统药物治疗

（1）抗组胺药

处方一 氯雷他定 10mg　po qd

处方二 西替利嗪 10mg　po qd

处方三 咪唑斯汀 10mg　po qd

处方四 赛庚啶 2mg　po tid

（2）糖皮质激素

处方一 泼尼松 20～40mg　po　qd

处方二 泼尼松龙 30～40mg　po　qd

处方三 曲安西龙 4mg　po　bid

处方四 甲泼尼龙注射液 40～80mg
　　　5%葡萄糖注射液 100～250ml ╱ iv drip　qd

【说明】一般不主张常规使用糖皮质激素，适用于病因明确、短期可以去除病因的患者，如接触因素、药物因素引起者或自身敏感性皮炎等；对于严重水肿、泛发性皮疹、红皮病等为迅速控制症状也可以短期应用，但必须慎重，以免发生全身不良反应及病情反跳。轻者可口服糖皮质激素泼尼松片 20～30mg/d，严重者静脉滴注糖皮质激素。注意糖皮质激素的不良反应。

（3）抗感染制剂

处方一 0.9%氯化钠注射 100ml
　　　头孢呋辛钠注射液 1.5g ╱ iv drip　q8h

处方二 0.9%氯化钠注射 100ml
　　　克林霉素磷酸酯注射液 0.3g ╱ iv drip　bid

处方三 左氧氟沙星注射液 0.3g　iv drip　qd

【说明】湿疹急性期或继发感染时建议系统应用抗生素7～10天以取得更好的疗效，必要时做细菌培养及药敏试验，选择敏感抗生素。

（4）免疫抑制剂

处方一 环孢素 3～5mg/（kg·d）分2～3次口服

处方二 硫唑嘌呤 0.2mg/（kg·d）分2次口服

处方三 甲氨蝶呤 10～15mg　po　qow

【说明】慎用，要严格掌握适应证。仅限于其他疗法无效、有糖皮质激素应用禁忌证的重症患者，或短期系统应用糖皮质激素病情得到明显缓解后，需减用或停用激素时使用。

（5）其他

处方一 5%溴化钙10ml　iv　qd

处方二 10%葡萄糖酸钙10ml　iv　qd

处方三 复方甘草酸苷 50mg　po　tid

处方四 复方甘草酸苷注射液 80～160ml

　　　　5%葡萄糖注射液250ml ╱ iv drip　qd

【说明】葡萄糖酸钙等有一定抗过敏作用，可以用于急性发作或瘙痒明显者。复方甘草酸苷具有抗炎症作用、免疫调节作用。可用于治疗湿疹、皮炎、荨麻疹等，禁用于醛固酮症患者、肌病患者、低钾血症患者和有血氨升高倾向的末期肝硬化患者。

3. 局部药物治疗

（1）急性期（无渗出时）

处方一 丁酸氢化可的松霜　外用　qd

处方二 氢化可的松霜　外用　qd

处方三 地塞米松霜　外用　qd

处方四 氯倍他索霜　外用　qd

处方五 曲安奈德霜　外用　qd

处方六 氟轻松乳膏　外用　qd

处方七 糠酸莫米松乳膏　外用　qd

处方八 倍他米松霜　外用　qd

处方九 卤米松乳膏　外用　qd

处方十 炉甘石洗剂　外用　bid～tid

处方十一 莫匹罗星软膏　外用　bid

【说明】根据皮损的部位、炎症及浸润的程度选择以上一种药物。细菌定植和感染往往可诱发或加重湿疹，因此抗菌药物也是外用治疗的重要方面。

（2）急性期（有渗出时）

处方一 3%硼酸液　外用　bid～qid

处方二 1：5000～1：8000高锰酸钾液　外用　bid～qid

处方三 生理盐水　外用　bid～qid

处方四 氧化锌油　外用　bid～tid

处方五 利凡诺溶液　外用　bid～qid

【说明】选用以上湿敷液湿敷，每次15～20min。有糜烂但渗出不多时可用氧化锌油剂。湿敷间歇可外用氧化锌油。

（3）亚急性期

处方一 氧化锌糊剂　外用　bid

处方二 煤焦油软膏　外用　bid

处方三 黑豆馏油软膏　外用　bid

处方四 松馏油软膏　外用　bid

处方五 他克莫司软膏　外用　bid

【说明】焦油类药物，根据皮损浸润程度选择一种制剂，浸润厚者用浓度高的制剂。钙调神经磷酸酶抑制剂如他克莫司软膏、吡美莫司霜对湿疹有明确治疗作用，且没有糖皮质激素的不良作用，尤其适合头面部及间擦部位湿疹的治疗，注意根据皮损及部位选择浓度。

（4）慢性期

处方一 0.05%～0.1%维A酸软膏或霜　外用　qd

处方二 曲安奈德新霉素贴膏 外用 qd

处方三 20%～40%尿素软膏 外用 bid

处方四 5%～10%水杨酸软膏 外用 bid

【说明】慢性期用焦油类药物、糖皮质激素（参考本节前面处方）软膏、硬膏、乳剂或酊剂等；或与维A酸类合用；可合用保湿剂及角质松解剂。局部顽固肥厚的皮损，可用封包、增加水合作用的方法，疗效较佳，也可用糖皮质激素皮损内局部注射。

4.中药治疗 中医强调辨证论治，常以祛风、清热、利湿、养血为法。

（1）消风散加减（详见第六章第五节"接触性皮炎"）

（2）龙胆泻肝汤加减（详见第六章第五节"接触性皮炎"），治疗急性期湿疹为主。

（3）除湿胃苓汤加减

处方 苍术9克，厚朴9克，陈皮9克，猪苓9克，泽泻9克，赤茯苓9克，防风9克，栀子9克，滑石9克，白术15g，木通3克，肉桂1克，生甘草3克。水煎服，每日1剂。

【说明】适用于脾虚湿盛证。治疗亚急性期湿疹为主

（4）四物消风散加减

处方 生地黄15克，当归10克，荆芥10克，防风10克，赤芍10克，川芎15克，白鲜皮15克，蝉蜕10克，薄荷10克，独活12克，柴胡10克，大枣5枚。水煎服，每日1剂。

【说明】适用于血虚风燥证。治疗慢性期湿疹为主。

5.其他治疗方法 紫外线疗法包括UVA1（320～400nm）照射、UVA/UVB照射及窄谱UVB（311～313nm）照射，对慢性顽固性湿疹具有较好疗效。国外报道紫外线光疗也可减少葡萄球菌和超抗原，可以改善湿疹的渗出和感染。

五、预防与调护

1.忌过度刺激 湿疹很怕刺激，即使再痒，也不能用热

水烫洗和搔抓，否则只会加重病情。或者用冷水敷一下缓解瘙痒，千万不要过度搔抓，身边还可以备些止痒药膏，痒了适度抹搽。湿疹有渗液的部位尽量少洗，宜保持干燥，并避免或少接触化学洗涤用品。

2.饮食宜忌　湿疹患者应避免喝酒、喝咖啡、吃辛辣刺激与油炸的食品，饮食应清淡，多吃水果蔬菜。榴莲、荔枝、芒果、龙眼等属热性水果，要少吃，以免病情"火上加油"。患者可多吃绿豆、冬瓜、莲子、苦瓜等清热利湿食物。

第二节　荨麻疹

荨麻疹（urticaria）是一种血管反应性皮肤病，是皮肤黏膜由于暂时性血管通透性增加而发生的局限性水肿，主要表现为在皮肤和黏膜上发生风团、红斑，自觉瘙痒（图6-2）。多种原因均可引起本病，如药

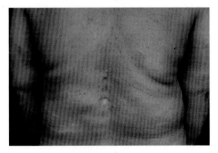

图6-2　荨麻疹

物、感染、食物、吸入物（花粉、动物皮屑）、物理因素、精神因素、遗传因素、内分泌改变以及许多内科疾病等。

一、临床诊断要点

1.自发性荨麻疹

（1）急性荨麻疹：好发于各年龄段。风团发生数目多，范围广，起病急。皮损表现为形态、大小不一的风团，可孤立分布或扩大融合成片，皮肤表面凹凸不平，呈橘皮样外观，有时风团可呈苍白色。风团持续数分钟至数小时后消退，消退后不

留痕迹，皮疹可反复发生，剧痒，可发生心慌、烦躁、恶心、腹痛、喉头水肿等全身症状，甚至血压降低等过敏性休克症状，感染引起者可出现寒战、高热、脉速等全身中毒症状。

（2）慢性荨麻疹：好发于各年龄段。风团时多时少，病程长，反复发作超过6周以上，且每周发作至少两次。皮损表现为形态、大小不一的风团，可孤立分布或扩大融合成片，自觉瘙痒，全身症状轻。慢性荨麻疹常与感染及系统性疾病有关，此外阿司匹林、非甾体类抗炎药、青霉素、血管紧张素转换酶抑制剂、麻醉剂、乙醇等都会加剧荨麻疹。

2.诱发性荨麻疹

（1）皮肤划痕症（人工荨麻疹）：可发生于任何年龄。多发于紧束腰带、裤带部位。表现为手抓或钝器划皮肤后，沿划痕处发生条状隆起的风团，不久自行消退，伴或不伴瘙痒。病程可持续数周、数年至数月，平均2～3年可自愈。

（2）寒冷性荨麻疹：遇冷后发生风团。临床上可分为家族性及获得性两型。

① 家族性寒冷性荨麻疹：女性多见，婴儿时开始发病，持续一生。染色体显性遗传。表现为遇冷后起风团，可伴有发热、畏寒、头痛、关节和肌肉痛等。

② 获得性寒冷性荨麻疹：多数儿童时期开始发病，也可突发于任何年龄。主要表现为遇冷后起风团，病情严重者可出现手麻、唇麻、胸闷、心悸、腹痛、腹泻、晕厥甚至休克等，进食冷饮可能出现口腔和喉头水肿。

（3）日光性荨麻疹：无特定好发年龄。多发于面部、颈部、四肢暴露部位。表现为暴露部位经日光照射后出现红斑和风团，皮损1～2小时消退。自觉瘙痒和刺痛，严重患者可出现畏寒、乏力、晕厥和痉挛性腹痛等症状。

（4）压力性荨麻疹：无特定好发人群。常见于承重和持久压迫部位，如臀部、足底及系腰带处。表现为局部受压力刺激作用后产生水肿性斑块，皮损8～12小时消退。

（5）热性荨麻疹：分先天性和获得性两种。

① 先天性热荨麻疹（延迟性家族性热性荨麻疹）：幼年发病，属常染色体显性遗传。主要表现为43℃温水接触刺激后1～2小时在接触部位出现风团，4～6小时达到高峰，一般持续12～14小时。

② 获得性热荨麻疹（局限性热性荨麻疹）：这类患者以装有43℃温水的试管放在皮肤上，约数分钟就在接触部位出现风团和红斑，伴刺痛感，持续1小时左右自行消退。

（6）胆碱能性荨麻疹：多见于青年。表现为受热、出汗、运动、情绪紧张、摄入热食或含乙醇饮料等数分钟后出现小风团，直径为1～3mm，不融合，持续半小时至1小时消退。自觉剧痒，有时仅有瘙痒而无皮疹。

二、辅助检查

1.寻找感染源　怀疑感染因素引起的荨麻疹，可以检查血常规白细胞计数及分类，末梢血异形淋巴细胞，血原虫、丝虫，尿液常规及培养，大便找虫卵或寄生虫，阴道涂片找真菌或滴虫。

2.组织病理学检查　主要表现为真皮水肿，皮肤毛细血管、小血管扩张充血，淋巴管扩张，血管周围轻度炎细胞浸润。

3.其他　过敏原检查，光感试验、热水试验等对日光荨麻疹具有辅助诊断作用。

三、鉴别诊断

1.丘疹性荨麻疹　该病好发儿童，皮损为风团样丘疹、丘疱疹，群集分布多于四肢、躯干，皮损常持续数日，退后留有色素沉着。

2.离心性环状红斑　是一组原因不明，以四肢、躯干、臀部出现环状红斑，缓慢离心性扩大，可以自然消退，但反复发作为特征的疾病。皮肤活检提示，真皮层血管周围炎症细胞浸润，主要以淋巴细胞、少数单核细胞和嗜酸性粒细胞为主。

四、治疗

1. 治疗原则　治疗原则为去除病因、抗过敏、对症治疗。

2. 系统药物治疗

（1）急性荨麻疹

① 抗组胺药

处方一　苯海拉明25～50mg　po　tid

处方二　氯苯那敏4～8mg　po　tid

处方三　富马酸酮替芬片1mg　po　bid

处方四　西替利嗪10mg　po　qd

处方五　氯雷他定10mg　po　qd

处方六　咪唑斯汀10mg　po　qd

处方七　西咪替丁200mg　po　tid

处方八　雷尼替丁150mg　po　bid

处方九　法莫替丁20mg　po　tid

【说明】单用H_1受体阻断药无效时可与H_2受体阻断药联合应用。

② 糖皮质激素

处方一　泼尼松30～50mg　po　qd

处方二　氢化可的松150～200mg
5%葡萄糖注射液250ml ╱ iv drip　qd

【说明】以上处方主要用于急性病情较严重者。疗程根据病情而定，一般1周左右，病情控制后逐渐减量。

处方三　0.1%肾上腺素0.3～0.5ml　iv或im　st

处方四　氢化可的松200～400mg
5%葡萄糖注射液250ml ╱ iv drip　qd

处方五　5%葡萄糖注射液250ml
　　　　地塞米松5～10mg
　　　　维生素C 2.0～3.0g　　iv drip qd

【说明】以上处方用于急性荨麻疹，伴喉头水肿、哮喘或低血压时应立即抢救。伴有支气管痉挛、呼吸困难者应迅速吸氧，用氨茶碱0.25g加入5%葡萄糖注射液250ml中静滴。必要时气管切开、气管插管和辅助呼吸，另选1至2种抗组胺药口服或肌注。

（2）慢性荨麻疹

处方一　氯雷他定10mg　po　qd

处方二　多塞平12.5～25mg　po　tid

处方三　咪唑斯汀10mg po qd

处方四　氯喹0.125g　po　tid

处方五　羟氯喹0.1～0.2 g　po　bid

处方六　雷公藤多苷片20mg　po　tid

处方七　西咪替丁200mg　po　tid

处方八　雷尼替丁150mg　po　bid

处方九　法莫替丁20mg　po　tid

【说明】首选第二代H_1受体拮抗剂，一种抗组胺药无效时，可用2～3种联合或交替使用。在慢性荨麻疹治疗中，病情稳定控制后，抗组胺药可用阶段式逐步减量的方法。

（3）皮肤划痕症

处方一　去氯羟嗪25mg　po　tid

处方二　西替利嗪10mg　po　qd

处方三　阿伐斯汀8mg　po　bid

处方四　氨甲环酸250mg　po　tid

处方五　组胺球蛋白2～4ml　po　im

【说明】组胺球蛋白每周1～2次，6～8次为一疗程。上述药物可与H_2受体阻断药物合用。

（4）寒冷性荨麻疹

处方一　6-氨基己酸2～4g　po　qid

处方二　赛庚啶2～4mg　po　tid

处方二　多塞平25mg　po　tid

处方三　酮替芬1mg　po　bid

处方四　桂利嗪25～50mg　po　tid

处方五　咪唑斯汀10mg　po　qd

处方六　曲尼司特0.1g　po　tid

【说明】须避免冷刺激，注意保暖，积极治疗原发疾病，同时可选用以上一种药物或方法。药物治疗的同时采取冷脱敏疗法。开始时采用20℃冷水浸泡手足，每次15～20min，每天1～2次；每2周水温降低3℃，直至水温达8℃。坚持长期在此温度下洗脸、洗手足，可减轻风团的发生。但在治疗过程中可诱发晕厥，故应慎用。曲尼司特是种过敏介质阻释剂，最初，主要用于Ⅰ型变态反应性疾病如支气管哮喘和过敏性鼻炎的治疗，后来发现该药亦有抗Ⅱ型、Ⅲ型、Ⅳ型变态反应等多种作用，其适用的病种亦不断增加。

（5）胆碱能性荨麻疹

处方一　羟嗪25mg　po　tid

处方二　氯雷他定10mg　po　qd

处方三　西替利嗪10mg　po　qd

处方四　左西替利嗪5mg　po　qd

处方五　山莨菪碱10mg　po　bid

【说明】应避免剧烈运动，可选用以上一种药物。羟嗪开始时剂量可高一些，以后减量，最后用维持量。山莨菪碱即654-2，此药阻断M-胆碱受体，有抗乙酰胆碱的作用。

3.局部药物治疗

处方一　炉甘石洗剂　外用　bid

处方二　氢化可的松洗剂　外用　qd

【说明】此外皮质类固醇类软膏均可选择使用。

4.中药治疗　中医强调辨证论治，常用祛风寒、祛风热、凉血、养血、健脾为法。

（1）桂枝汤或麻黄桂枝各半汤加减

处方　桂枝9克，白芍9克，麻黄4.5克，杏仁6克，炙甘草6克，生姜6克，大枣3枚。水煎服，每日1剂。

【说明】适用于风寒表证，以疏风散寒、调和营卫为主。

（2）消风散加减

处方　荆芥9克，防风6克，牛蒡子9克，蝉蜕9克，苦参9克，知母9克，当归9克，胡麻仁15克，生地黄15克，生石膏30克，甘草6克，薄荷6克，连翘9克。水煎服，每日1剂。

【说明】适用于风热表证，以疏风清热为主。

（3）防风通圣散合茵陈蒿汤加减

处方　防风6克，川芎6克，当归6克，芍药6克，大黄6克，薄荷叶6克，麻黄6克，连翘6克，芒硝6克，生石膏12克，黄芩12克，桔梗12克，滑石20克，荆芥3克，白术3克，栀子3克，茵陈18克，甘草6克。水煎服，每日1剂。

【说明】适用于肠胃湿热型，以通腑泄热、除湿止痒为主。

（4）当归饮子加减

处方　当归30克、白芍药30克、川芎各30克、生地黄30克、蒺藜30克、防风30克、荆芥30克、何首乌15克、黄耆15克、甘草（炙）15克。水煎服，每日1剂。

【说明】适用于血虚风燥证，以养血祛风、润燥止痒为主。

5.其他治疗方法

（1）紫外线光疗：国外临床试验表明对于症状性皮肤划痕症、日光性荨麻疹应用UVA、PUVA及窄谱UVB照射取得较好疗效。

（2）穴位埋线：常选用血海、三阴交、足三里、曲池、肺俞等穴位交替进行。

（3）拔罐：神阙闪罐（闪罐至局部充血）。

（4）耳针：取风溪、耳中、神门、肾上腺、肺、胃、大肠（每次选用3～4个穴位）。

（5）皮肤针：取风池、血海、曲池、风市、夹脊（第2～5胸椎、第1～4骶椎）。用重扣法至皮肤隐隐出血为度。

（6）自体血疗法：取曲池、合谷、血海、大椎、膈俞。每次选取1～2个穴位，患者取舒适体位，用一次性5ml注射器，皮肤常规消毒，抽取4ml静脉血。用常规针刺法，取得针感后，每穴注入静脉血2ml，以上穴位交替使用。间隔6～7天治疗1次，4次为1个疗程。治疗期间嘱患者保持舒缓情志，并忌食辛辣刺激性食物。

五、预防与调护

（1）积极寻找并去除病因及可能的诱因。

（2）注意气候变化时，冷暖适宜。

（3）忌食腥、辣、发等食物，避免摄入可疑致敏食物、药物。

第三节　药疹

药疹（drug eruption）又称药物性皮炎，系指药物通过内服、注射、吸入等各种途径进入人体，引起皮肤黏膜的炎症反应，严重者可累及内脏器官组织，甚至危及生命（图6-3）。

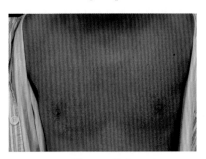

图6-3　药疹

一、临床诊断要点

1.各型药疹共有的特点

（1）有明确的用药史。

有一定的潜伏期，初次发病在用药后4～20天，再次用药后可在数分钟到数小时内发病。药疹的发生与药物的剂量及其药理作用无关。

（2）突然发生。皮疹色泽鲜明（如鲜红、紫红色）、一致。除固定性药疹外，一般多为对称性、广泛性分布。

（3）自觉不同程度的瘙痒、灼热感，严重者可有疼痛。多伴有发热、关节痛、疲乏不适等全身症状。

2. 不同类型的药疹诊断要点

（1）固定型药疹：局限性圆形或类圆形边界清楚水肿性红斑，呈紫红色或鲜红色。可形成水疱或大疱，黏膜褶皱处易糜烂渗出。损害常为单发，可多发。病损多发生于口唇、外阴等皮肤黏膜交界处，亦可累及躯干、四肢。愈后遗留棕褐色或灰褐色色素沉着斑。常由磺胺类、解热镇痛类、巴比妥类药物引起。再次用药在原病损处出现同样损害。

（2）荨麻疹型药疹：皮损似急性荨麻疹，但持续时间长，自觉瘙痒，也可出现血清病样症状如发热、关节疼痛、淋巴结肿大甚至蛋白尿等，严重者可出现过敏性休克。常由血清制品、呋喃唑酮、青霉素等 β 内酰胺类抗生素和阿司匹林等非甾体抗炎药等引起。

（3）麻疹样或猩红热样型药疹：又称发疹型药疹，皮损主要表现为散在或密集、红色、针头大的斑疹或丘疹。对称分布，以躯干为多，皮疹似麻疹或猩红热，但皮损较多，色泽更鲜红、瘙痒更剧烈。全身症状较麻疹或猩红热轻。常由解热镇痛类药物、巴比妥类药物、青霉素、链霉素及磺胺类药物引起。

（4）湿疹型药疹：表现为大小不等的红斑、肿胀、丘疹、水疱、脓疱、糜烂、渗液、结痂、鳞屑等多形性皮损，常泛发、对称分布，自觉瘙痒，病情迁延可呈慢性湿疹样改变。常由青霉素、磺胺类药物等引起。

（5）紫癜型药疹：双下肢好发，严重者可累及躯干、四肢。

表现为针头至豆大瘀点或瘀斑，散在或密集分布，稍隆起，压之不退色，可伴风团或血疱，病情严重者可伴关节肿痛、腹痛、血尿、便血等表现。常由抗生素、巴比妥类、利尿剂等药物引起。

（6）多形红斑型药疹：为蚕豆大小的圆形水肿性红斑，中心紫红，可有水疱。对称分布，好发于四肢伸侧、躯干。重症多形红斑型常累及口腔、眼、外阴和肛周部位的黏膜，泛发全身，出现大疱、血疱、糜烂破溃，尼氏征阳性。全身症状严重，自觉瘙痒或疼痛，累及多个脏器。常由磺胺类药物、巴比妥类药物及解热镇痛类药物引起。

（7）大疱性表皮松解型药疹：皮疹初起于面、颈、胸部，为鲜红色或紫红色斑片，很快融合扩展，迅速遍及全身。红斑上发生松弛性大疱，尼氏征阳性，易出现糜烂、大片表皮剥脱，皮损触痛明显。鼻、眼、口腔、食管黏膜均可受累。胃肠、心、肾、脑等脏器可同时被侵犯。常由磺胺类、解热镇痛类、抗生素（四环素等）、巴比妥类、卡马西平、别嘌呤醇、抗结核药等引起。

（8）剥脱性皮炎型或红皮病型药疹：剥脱性皮炎型表现为全身弥漫性潮红肿胀，尤其面部及手足为重，可有水疱、糜烂、渗出、结痂、异味，继之出现表皮剥脱，可累及口腔黏膜及眼结膜，多伴高热、寒战及水电解质平衡失调。该型药疹潜伏期多在20日以上，病程可持续一个月以上。常由巴比妥类药物、磺胺类药物、抗癫痫药、解热镇痛类、抗生素等药物引起。

（9）痤疮型药疹：表现为毛囊炎性丘疹、丘脓疱疹等痤疮样皮损，多见于面部及胸背部，病程进展缓慢。多由长期应用碘剂、溴化剂、糖皮质激素和避孕药等引起，停药后可迁延数月始愈，一般无全身症状。

（10）光感性药疹：皮疹与晒斑相似，多由服用光敏性药物，再经日光（紫外线）照射后发生。暴露部位皮炎较重，但远隔部位亦可发生。常由氯丙嗪、磺胺类、四环素类、灰黄霉素、补骨脂、喹诺酮类、酚噻嗪类及避孕药等引起。

（11）药物超敏反应综合征：诱发药物主要是抗癫痫药和磺胺类，初发表现为发热，皮损早期表现为面部、躯干上部及上肢的红斑、丘疹或麻疹样皮损，逐步变为暗红色，可融合并进行性演变为剥脱性皮炎样皮损或红皮病，因毛囊水肿明显而导致皮损浸润变硬，面部水肿具有特征性，真皮浅层水肿可导致水疱形成，也可出现无菌性脓疱，多性红斑样靶形损害及紫癜，多脏器受累，死亡率约10%。

二、辅助检查

1.实验室检查　外周血白细胞增高，伴不典型淋巴细胞及嗜酸性粒细胞增高。

2.致敏药物检测

（1）皮肤试验：皮内试验、划破试验、点刺试验和斑贴试验等。

（2）药物激发试验：皮疹消退一段时间后，予试验剂量（治疗量的1/8～1/4）口服探查可疑致敏药物。有一定的危险性，仅适用于口服药物所致的轻型药疹。

（3）体外试验：嗜碱性粒细胞脱颗粒试验、组胺游离试验、放射变应原吸附试验等，安全性高，但试验结果均不稳定，操作繁杂。

三、鉴别诊断

1.麻疹　是一种传染性极强的急性病毒性传染病。一般有前驱症状，初为鲜红色斑丘疹，后密度逐渐增加，颜色变为暗红，可互相融合。发疹先从耳后、颈部、发际出现，渐蔓延至面部、躯干、四肢、手掌和足底，常伴有明显的卡他症状。

2.猩红热　是由乙型溶血性链球菌所致的急性呼吸道传染病。一般有接触史，皮损大多从耳后、颈部、颌下开始向下蔓延，色鲜红，同时伴有口周苍白圈，咽峡炎、草莓舌，后期大片脱皮，一般全身症状重。

四、治疗

1.治疗原则　立即停用致敏药物。多饮水或输液，促进致敏药物的排出，防止和及时治疗并发症。

2.系统药物治疗

（1）抗组胺药：参见（第六章第一节"湿疹"）章节。

（2）糖皮质激素

处方一　泼尼松40～50mg　po　qd

处方二　氢化可的松200～500mg

　　　　5%葡萄糖注射液500ml　／　iv drip　qd

处方三　地塞米松15～20mg

　　　　5%葡萄糖注射液500ml　／　iv drip　qd

处方四　甲泼尼龙注射液40～80mg

　　　　5%葡萄糖注射液500～1000ml　／　iv drip　qd

【说明】口服泼尼松用于症状较轻者；甲泼尼龙、氢化可的松或地塞米松静点用于严重药疹。亦可选用其他相当剂量的糖皮质激素，待症状控制后，迅速减量，用药3周左右停用。

（3）免疫抑制药物

处方一　5%葡萄糖注射液500ml

　　　　环磷酰胺100～300mg　／　iv drip　qd

处方二　环孢素4mg/　po　qd

处方三　5%葡萄糖注射液500ml

　　　　环孢素4mg/kg　／　iv drip　qd

【说明】用于表皮坏死松解症型药疹。

（4）营养与支持疗法

处方一　维生素C 1～3g

　　　　5%葡萄糖注射液500ml　／　iv drip　qd

处方二 14-氨基酸注射液 250 ～ 500ml

5% 葡萄糖注射液 1000ml　　　　iv drip　qd

【说明】氨基酸注射液可用于皮损广泛、大量脱皮致低蛋白血症者。氨基酸代谢失调，心、肾功能不全者禁用。

（5）维持血压

0.1% 盐酸肾上腺素 0.5 ～ 1.0ml　iv　st

【说明】用于血压低时，若用一次后血压不升，可于15 ～ 20min 后再注射 1 次。

（6）静脉注射人血丙种免疫球蛋白（IVIG)0.4 ～ 2g/(kg·d)。

【说明】连用 3 ～ 5 天，国内外已有使用免疫球蛋白成功治疗大疱性表皮坏死松解型药疹的多篇报告。

3. 局部药物治疗

（1）有渗出时

处方一 3% 硼酸溶液 湿敷 每次 15 ～ 20min　bid ～ qid

处方二 生理盐水 湿敷 每次 15 ～ 20min　bid ～ qid

（2）无渗出时

处方一 炉甘石洗剂　外用　bid

处方二 单纯扑粉　外用　bid

处方三 皮质类固醇霜剂　外用　qd

（3）有口腔损害

处方一 碳酸氢钠溶液　漱口　tid

处方二 过氧化氢　漱口　tid

处方三 金银花液　漱口　tid

处方四 凡士林纱布　贴唇部　qd

处方五 口腔溃疡膏　外用　bid

（4）有眼部损害

处方一 生理盐水　冲洗　tid

处方二 氢化可的松眼药水　滴眼　q4h

处方三 金霉素眼膏 滴眼 qn

4.中药治疗 中医强调辨证论治，常以祛风、清热、凉血、解毒、养阴为法。

（1）消风散加减（参见第六章第五节"接触性皮炎"）

（2）萆薢渗湿汤加减

处方 萆薢9克，薏苡仁9克，牡丹皮9克，黄柏9克，赤苓9克，泽泻9克，滑石9克，通草3克。水煎服，每日1剂。

【说明】适用于湿毒蕴肤证，以清热利湿解毒为主。

（3）犀角地黄汤合黄连解毒汤加减

处方 水牛角30克，生地黄24克，赤芍药12克，牡丹皮9克，黄连9克，黄芩6克，黄柏6克，栀子9克，紫草9克，甘草6克。水煎服，每日1剂。

【说明】适用于热毒入营证，以清热解毒凉血为主。

（4）清营汤加减

处方 水牛角30克，生地黄15克，玄参9克，竹叶心3克，麦冬9克，丹参6克，黄连5克，金银花9克，连翘6克。水煎服，每日1剂。

【说明】适用于火毒证，以清热凉血为主。

（5）增液汤合益胃汤加减

处方 玄参30克，麦冬24克，生地黄24克，沙参9克，玉竹9克，党参12克，五味子6克，甘草5克。水煎服，每日1剂。

【说明】适用于气阴两虚证，以益气养阴清热为主。

5.其他治疗方法

（1）血浆置换：清除致敏药物及其代谢产物及炎症介质。

（2）紫外线疗法：UVA1（320～400nm）照射、UVA/UVB照射及窄谱UVB（311～313nm）照射，对慢性顽固性湿疹具有较好疗效。国外报道紫外线光疗也可减少葡萄球菌和超抗原，可以改善湿疹的渗出和感染。

五、预防与调护

（1）用药前必须详细询问患者药物过敏史，若以往对某种药物已发生过敏者，切勿再次使用，包括与该药化学结构相似的药物，因其可发生交叉过敏反应。青霉素、链霉素、普鲁卡因、抗血清等应用前应做皮肤试验。

（2）明确告知患者禁用致敏药物，药疹病人治愈后，不但要告诉病人不能再使用该类药物，而且要在其病历上标明该患者的致敏药物。

第四节　脂溢性皮炎

脂溢性皮炎（seborrheic dermatitis）是在皮脂溢出的基础上发生的一种慢性、复发性、炎症性皮肤病，皮损可见红斑、丘疹、干性或油性鳞屑（图6-4）。

一、临床诊断要点

（1）常见于青年人和婴儿。

（2）皮疹好发于头皮、眉、眼睑、鼻及两旁、耳后、颈、前胸及上背部肩胛间区、腋窝、腹股沟、脐窝等皮脂腺分布较丰富部位。

（3）皮损为境界较清楚的红斑或淡红斑，有油腻性鳞屑或（和）结痂。严重者表面有糜烂，似湿疹样，但有油腻性痂。开始在毛囊周围有红丘疹，渐发展融合成暗红或黄红色斑，

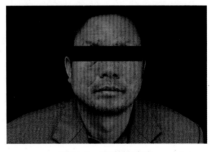

图6-4　脂溢性皮炎

被覆油腻鳞屑或痂皮。发生在面部常与痤疮伴发；发生在头部可见较多头屑、头发稀疏、脱发；发生在躯干、腋窝、腹股沟皱襞处常可见糜烂而似湿疹。皮损可扩展至全身，由头部向下蔓延，甚至发展成红皮病（如出现泛发及严重的脂溢性皮炎，应排查人类免疫缺陷病毒感染可能）。

婴儿脂溢性皮炎常发生在生后第1个月，头皮局部或全部布满厚薄不等的油腻的灰黄色或黄褐色的痂皮或鳞屑，常可累及眉、鼻唇沟、耳后等处，上覆较细碎和颜色较白的鳞屑。

（4）有不同程度的痒感。

二、辅助检查

组织病理学检查　与湿疹大致相同。特征性的改变是毛囊漏斗部灶性海绵水肿，毛囊口"唇缘"即毛囊口及两侧表皮有角化不全，其中有均一红染的浆液及中性粒细胞。本病表皮棘细胞间有海绵水肿，但一般不发展为表皮内水疱。

三、鉴别诊断

1.头面部银屑病　该病皮肤损害分散成片状，境界分明，白色鳞屑很厚，头发不脱落，成束状发。

2.玫瑰糠疹　好发于颈、躯干、四肢近端，呈椭圆形斑疹，中央略带黄色，边缘微高隆起，呈淡红色，上附白色糠秕样鳞屑。皮疹长轴与皮纹一致，一般4～6周可自行消退，不复发。

3.体癣　损害边缘隆起而狭窄。境界清楚，有中央痊愈向周围扩展的环状损害。瘙痒明显。真菌检查阳性。

4.红斑性天疱疮　主要分布于面、颈、胸背正中部。开始在面部有对称形红斑，上覆鳞屑及结痂，在颈后及胸背部红斑基础上有水疱出现，破裂后形成痂皮，尼氏征阳性。

四、治疗

1.治疗原则　抗组胺、调节皮脂腺分泌，合理应用糖皮质激素。

2.系统药物治疗

处方一　维生素B_6片 20～30mg　po　tid

处方二　维生素B_2片 10～20mg　po　tid

处方三　复合维生素B 2片　po　tid

处方四　西替利嗪 10mg po　qd

处方五　氯雷他定片 10mg　po　qd

处方六　泼尼松 20～40mg/d　分2～3次口服

【说明】氯雷他定片、西替利嗪用于瘙痒明显者。瘙痒、渗出明显者可使用泼尼松，病情控制后及时减量。

处方七　红霉素 0.25g　po　qid

处方八　罗红霉素 0.15g　po　bid

处方九　多西环素 0.1g po bid

【说明】合并细菌感染者，可配合抗生素治疗。

3.局部药物治疗

（1）外洗

处方一　酮康唑洗剂　每周1次或每2周1次

处方二　二硫化硒洗剂　外涂患处，轻轻搓揉，5分钟后洗掉，每周1～2次

处方三　煤焦油洗剂　每周2次

【说明】以上洗剂适用于头部，用前摇匀，头发用温水淋湿，将适量的洗剂倒在头皮上轻轻按摩，待泡沫丰富后，在头上保留5分钟，然后彻底冲洗干净。二硫化硒洗剂，具有抗皮脂溢出、抗头屑、抗细菌和抗真菌及角质溶解作用，不良反应为偶可引起接触性皮炎，头发或头皮干燥，头发脱色。皮肤有炎症、渗出者慎用。

（2）外涂

处方一　1%金霉素软膏　　外用　　bid

处方二　0.2%呋喃西林软膏　　外用　　bid

处方三　曲安奈德益康唑软膏　　外用　　qd

处方四　肤轻松软膏　　外用　　qd

处方五　地塞米松霜　　外用　　qd

处方六　5%新霉素糠馏油糊剂　　外用　　bid

处方七　氧化锌四环素糊剂　　外用　　bid

处方八　复方硫黄霜　　外用　　bid

处方九　复方酮康唑乳膏　　外用　　bid

【说明】糖皮质激素类外用制剂长期应用或强效糖皮质激素制剂应用于皮肤薄弱部位，能引起皮肤变薄、萎缩、毛细血管扩张等一系列副作用。因此，强效激素不能用于面部、会阴部位。外用糖皮质激素类制剂一般疗程不要超过2周。糊剂不宜用于毛发较长较多处，渗液较多不宜使用。渗出糜烂部位可用1%金霉素或0.2%呋喃西林软膏，待渗出停止方可用皮脂类固醇制剂。外用部位如有灼烧感、瘙痒、红肿等情况，应停止用药，并将局部药物洗净。

4.中药治疗　　中医强调辨证论治，常以清肺、利湿、养血为法。

（1）枇杷清肺饮加减

处方　　枇杷叶9克，桑白皮9克，黄芩9克，赤芍9克，知母9克，黄连6克，甘草6克，生地黄30克，生石膏30克。水煎服，每日1剂。

【说明】适用于肺胃热盛型，以清肺泻火为主。

（2）除湿胃苓汤加减

处方　　苍术9克，厚朴9克，陈皮9克，猪苓9克，泽泻9克，赤茯苓9克，防风9克，栀子9克，滑石9克，白术15克，木通3克，肉桂1克，生甘草3克。水煎服，每日1剂。

【说明】适用于脾虚湿困型，以健脾利湿为主。

（3）地黄饮子加减

处方　生地黄12克，熟地黄12克，当归12克，玄参12克，牡丹皮12克，红花12克，蒺藜12克，何首乌12克，僵蚕6克，甘草6克。水煎服，每日1剂。

【说明】适用于血虚风燥型，以养血润燥祛风为主。

5.其他治疗方法　窄谱中波紫外线（311nm）照射治疗严重脂溢性皮炎有效，2～3次/周，疗程4～8周。

五、预防与调护

（1）患处避免过度清洁和摩擦，使用温和润肤乳，加强控油保湿。局部忌用刺激性强的肥皂洗涤，洗头不宜太勤，每周1～2次。患处不宜搔抓。

（2）生活起居规律，避免精神紧张，保持情绪稳定和心情舒畅。

（3）限制多糖、多脂饮食，忌食刺激性食物。

第五节　接触性皮炎

接触性皮炎（contact dermatitis）系皮肤接触某种变应原性或刺激性物质后，在接触部位发生的急性或慢性炎症反应。根据接触物的不同可分为刺激性接触性皮炎与变应性接触性皮炎。

一、临床诊断要点

1.变应性接触性皮炎　接触物一般无刺激性，但有致敏性，只发生于个别敏感者，多属Ⅳ型变态反应。

（1）有明确接触史。敏感个体在第一次接触某种变应原后，经过4～20天（平均7～8天的潜伏期）后发病，再次接触后可在12～48小时内发病。

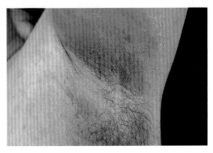

图6-5　接触性皮炎

（2）病损在接触部位，损害的形态、范围和严重度，取决于刺激物的性质、浓度、接触方式、部位、时间和患者的敏感性，可为轻度红斑、丘疹、水疱以至坏死溃疡（图6-5）。

（3）自觉症状多为瘙痒。

2.刺激性接触性皮炎　接触物本身有强刺激性或者毒性，如强酸、强碱，任何人接触后均可发生，其发病机制为非免疫性，发病的决定因素是接触物刺激性的强弱、浓度和接触时间。

（1）有明确的刺激物接触史。自接触到发病所需时间和反应强度与刺激物的性质、浓度、温度、接触剂量、接触时间及方式等因素有密切关系，即有明确的剂量效应关系。在同样条件下，凡接触者多数发病。

（2）皮损限于接触部位，界限清楚。

（3）皮损为红斑、丘疹、丘疱疹、水疱、渗出、结痂，易发生大疱、坏死或溃疡。自觉症状可有瘙痒，但多为刺痛或烧灼感。若刺激物浓度较低，刺激较小，皮损可表现为轻度红斑、丘疹，境界不清楚。长期反复接触可导致局部轻度增生及苔藓样变。

（4）病程具自限性，去除病因后易于治愈。

二、辅助检查

1.激发试验　再次接触可疑接触物而引起发病可协助诊断。

2.斑贴试验　将可疑物质配成适当浓度涂在小片（1cm²）纱布上（3～4层），然后贴敷在背部或前臂屈侧皮肤上，

24～48小时后观察局部反应，判断患者是否对该过敏原过敏。须注意在皮损治愈后进行。

三、鉴别诊断

1.急性湿疹　急性湿疹常无明确的接触性致病因素，无固定的好发部位。皮损呈多形性，为红斑、丘疹、水疱、渗出、糜烂、结痂。病程不定，易复发，有慢性倾向。

2.口周皮炎　侵犯部位在口周、颏部及鼻侧。上下唇不累及，局部可有轻度瘙痒及烧灼感。

四、治疗

1.治疗原则　首要治疗是确定并避免接触致敏原因（变应原或刺激物），包括潜在交叉致敏物质，明确原因后，应立即脱离并去除接触物，接触强刺激物后，局部立即用大量流动清水冲洗，至少10～30min。在清水充分冲洗基础上，对碱性物质损伤用醋酸、柠檬汁等弱酸性溶液中和；对酸性物质则用肥皂液、碳酸氢钠溶液等弱碱性溶液中和。

2.系统药物治疗

（1）抗组胺类药物

处方一　氯雷他定10mg　po　qd

处方二　西替利嗪10mg　po　qd

处方三　氯苯那敏4mg　po　tid

处方四　赛庚啶2mg　po　qd

（2）糖皮质激素

处方一　泼尼松30～40mg　po　qd

处方二　氢化可的松150～200mg
5%葡萄糖注射液500ml ╱ iv drip　qd

处方三　地塞米松5～10mg
5%葡萄糖注射液500ml ╱ iv drip　qd

处方四 甲泼尼龙注射液40～80mg

5%葡萄糖注射液500～1000ml iv drip qd

【说明】轻者用抗组胺药物。有继发感染者，加用抗生素。损害严重、面积大，可短期予以糖皮质激素口服或静脉滴注，待病情控制后，可逐渐减量，在2～3周内停药。

3.局部药物治疗　根据皮损特点选用适当外用药，对大疱性损害应先抽吸疱液后再冷湿敷，有水疱渗出时用湿敷，皮损干燥后可外用糖皮质激素，有继发感染时外用抗菌药物。因化学品烧伤引起的坏死性皮损，应先仔细清创，并防止感染。

（1）急性期

① 急性期无渗液时

处方一 炉甘石洗剂　外用　tid

处方二 无极膏　外用　tid

② 急性期有渗液时

处方一 硼酸溶液湿敷　bid～qid

处方二 0.9%氯化钠注射液（生理盐水）　湿敷　bid～qid

处方三 依沙吖啶（雷佛奴尔）溶液　湿敷　bid～qid

处方四 1：5000～1：8000高锰酸钾溶液　湿敷

【说明】根据皮损渗液多少做持续湿敷或每次湿敷30～60min，每天2～4次，间歇期或晚间可外用40%氧化锌油。发病期间应尽量避免外用刺激性药物，对易致敏药物应慎用，以免引起多价或交叉过敏。

（2）亚急性期

处方一 氢化可的松霜　外用　qd

处方二 丁酸氢化可的松霜　外用　qd

处方三 地塞米松霜　外用　qd

处方四 复方地塞米松乳膏　外用　qd

处方五 糠酸莫米松乳膏　外用　qd

处方六 氟轻松霜　外用　qd

【说明】取少量涂于患处，并轻揉片刻。

（3）慢性期

处方一 糠酸莫米松乳膏　外用　qd

处方二 黑豆馏油软膏　外用　bid

处方三 糠馏油软膏　外用　bid

处方四 鱼石脂软膏　外用　bid

处方五 曲安奈德新霉素贴膏　外用　qd

处方六 他克莫司软膏　外用　bid

4.中药治疗　中医强调辨证论治，多以疏风清热、解毒利湿为主。

（1）消风散加减

处方　当归9克，生地黄9克，防风9克，蝉蜕9克，知母9克，苦参9克，亚麻子9克，荆芥9克，苍术9克，牛蒡子9克，石膏30克，甘草3克，木通3克。水煎服，每日1剂。

【说明】适用于风热证，以疏风清热为主。

（2）龙胆泻肝汤加减

处方　龙胆草6克，黄芩9克，栀子9克，泽泻12克，木通3克，车前子30克，当归9克，生地黄20克，柴胡9克，生甘草6克。水煎服，每日1剂。

【说明】适用于湿热证，以解毒利湿为主。

5.其他治疗方法　对皮炎持续患者，可采用紫外线治疗。如手部皮炎用UVB或PUVA（补骨脂加UVA）。

五、预防与调护

积极寻找并去除变应原（包括化学结构相类似者）及刺激物，避免再接触而防止再发。在工作需要接触变应原或刺激物时，应做好个人防护工作。与职业有关者，应改善劳动条件，必要时调换工作。

第六节 特应性皮炎

特应性皮炎（atopic dermatitis，AD）又称为异位性皮炎、异位性湿疹、遗传过敏性湿疹等。是一种与遗传过敏性素质有关的慢性、复发性、瘙痒性、炎症性皮肤病。若患者血清IgE浓度高，可伴发哮喘和过敏性鼻炎。

一、临床诊断要点

（1）可发生在任何年龄，常初发于2～6个月婴儿。病程漫长。

（2）婴儿期皮损常累及面部及额部，儿童期和成人期皮损常累及四肢伸侧或屈侧，并好发于肘窝和腘窝。

（3）皮疹可表现为红斑、丘疹、丘疱疹、糜烂、渗出、结痂、干燥、苔藓化、色素沉着等多形态损害。婴儿期皮疹好发于头面、躯干、四肢伸侧，皮损常呈急性或亚急性表现，伴剧烈瘙痒，反复发作。儿童期皮疹累及四肢屈侧或伸侧，好发于肘窝、膝窝、眼睑、颜面、颈部，皮损暗红色，干燥和苔藓化明显，渗出较轻，瘙痒剧烈。青少年、成人期皮损严重程度轻重不一，除肘窝、膝窝外，还可泛发至全身，严重时可出现红皮病（图6-6）。

（4）病人呈过敏性体质，常合并有过敏性哮喘或花粉症（枯草热）。家族中有患有哮

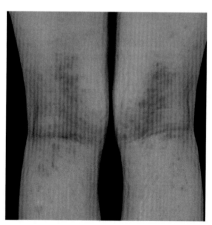

图6-6 特应性皮炎

喘、过敏性鼻炎、慢性荨麻疹等变应性疾病史者。

二、辅助检查

实验室检查　　血清中总IgE增高和变应原特异性IgE可增高，外周血嗜酸性粒细胞增多。

三、鉴别诊断

1.脂溢性皮炎　　损害为鲜红或黄红色斑，上覆油腻性鳞屑，常发生在头、面、胸背中上部及腋窝等皮脂分泌多的部位。

2.湿疹　　皮损呈多形性。常无家族史，无一定的好发部位。

3.慢性单纯性苔藓　　皮损为苔藓样变和多角形扁平丘疹，无家族遗传过敏史。

四、治疗

1.治疗原则　　治疗以修复皮肤屏障、抗炎和控制瘙痒、搔抓为原则。

2.系统药物治疗　　常用药物有抗组胺类止痒药、抗感染药物、糖皮质激素以及其他免疫抑制药物、免疫调节药物。外用药物和内用药物治疗原则与湿疹相似，严重者可酌情系统使用糖皮质激素药物。

（1）抗组胺药物

处方一　氯苯那敏4mg　po　tid

处方二　赛庚啶2mg　po　tid

处方三　酮替芬1mg　po　bid

处方四　西替利嗪10mg　po　qd

处方五　氯雷他定10mg　po　qd

处方六　咪唑斯汀10mg　po　qd

处方七　0.2%苯海拉明糖浆2～4mg/（kg·d）　分3次服用

【说明】对婴儿特应性皮炎可用处方七。

（2）糖皮质激素药物

① 成人用量

处方一 泼尼松30～60mg　po　qd　8am

处方二 泼尼松龙30～60mg　po　qd　8am

② 儿童用量

处方一 泼尼松0.5～1mg/（kg·d）　po　qd

处方二 泼尼松龙0.5～1mg/（kg·d）　po　qd

【说明】适用于急性期皮损广泛、病情严重者。不用于慢性期。连用1～2周，然后每周减10～20mg，直至20mg隔日一次，1～2周停止。

（3）雷公藤制剂

处方 雷公藤多苷片1～1.5mg/（kg·d）　分3次服用

【说明】雷公藤多苷片可导致卵巢功能减退和衰竭，产生月经紊乱或者闭经（男性则表现为精子减少和无精子），故不作为首选药物。

3.局部药物治疗

（1）保湿、润肤药物

处方一 尿素霜　外用　tid

处方二 尿囊素乳膏　外用　tid

【说明】适合缓解期的病人使用。

（2）外用免疫抑制药物

处方一 他克莫司软膏　外用　bid

处方二 吡美莫司乳膏　外用　bid

【说明】以上药物连用3～4周以上。

（3）抗细菌感染药物

处方一 莫匹罗星软膏　外用　bid

处方二 金霉素软膏　外用　bid

【说明】金黄色葡萄球菌（金葡菌）的密度与AD严重程度呈正相关，并能加重AD的病情，已为大多数学者所公认。抗生素加糖皮质激素外用的疗效较单用糖皮质激素更好。

（4）糖皮质激素类药物及止痒剂

处方一 黑豆馏油软膏　外用　bid

处方二 多塞平霜　外用　bid

处方三 曲安奈德霜　外用　qd

处方四 丁酸氢化可的松软膏　外用　qd

处方五 卤米松三氯生乳膏 外用　qd

处方六 糠酸莫米松软膏　外用　qd

【说明】注意外用糖皮质激素选择，外生殖器、面部、间擦部位一般使用中弱效激素，儿童患者一般使用中弱效激素。推荐方案：治疗开始时首先选择足够强度的外用糖皮质激素，以求迅速（1～2周内）控制症状。

4.中药治疗　中医强调辨证论治，常以健脾除湿、养血祛风为法。除湿胃苓汤、四物消风散加减（详见第六章第一节"湿疹"）。

5.其他治疗方法

（1）口服8-甲氧补骨脂素加长波紫外线照射的光化学疗法（PUVA）对本病颇为有效，但需维持治疗。

（2）急性期、严重者：大剂量UVA1、PUVA、光免疫化学疗法，单用或与糖皮质激素合用。

（3）慢性期、中度者：311nmUVB、UVA/UVB、低剂量UVA1、UVA、UVB。《中国特应性皮炎诊断和治疗指南》指出：紫外线是治疗AD的有效方法且以窄谱中波紫外线的疗效最佳。

（4）可试用螨浸液脱敏治疗。如螨浸液皮试阳性者，可在医生指导下做脱敏治疗。

五、预防与调护

（1）婴幼儿湿疹期病人应避免与患单纯疱疹的病人接触，以免发生水痘样疹或牛痘样疹等并发症。

（2）母乳哺养的婴儿的母亲也应忌食辛辣海鲜等刺激性食物。

（3）保持精神愉快，不宜过度劳累，避免紧张、情绪激动等使皮损加重因素。

第七节　自身敏感性皮炎

自身敏感性皮炎（autosensitization dermatitis），又称为自身敏感性湿疹，是指患者对自身组织产生的某种物质敏感性增高，在原发皮肤病的基础上，因处理不当使原有皮损进一步加重，产生更广泛的皮肤炎症反应。原发病多为淤滞性皮炎、接触性皮炎、湿疹、特应性皮炎及脂溢性皮炎等。

一、临床诊断要点

（1）通常发生在局限性湿疹的病人。常与变应性接触性皮炎和淤滞性皮炎伴发。

（2）发病前常有皮肤原发病变（如湿疹样皮炎），经过度搔抓、外用药物刺激后使原发病灶发生急性炎症，出现红肿、渗出和糜烂。数日至1～2周后，在原发病灶周围及远隔部位突然发生对称分布散在的红斑、丘疹、丘疱疹，甚至水疱、脓疱（图6-7）。

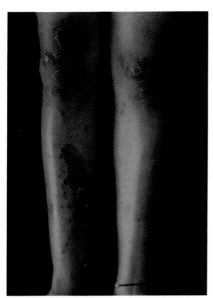

图6-7　自身敏感性皮炎

（3）伴剧烈瘙痒、烧灼感。重者可伴全身不适、低热和全身浅表淋巴结肿大。病程一般2～4周，原发皮损好转继发皮损也随之好转。

二、辅助检查

实验室检查　外周血白细胞计数增多，嗜酸性粒细胞增加，血沉增快，IgE可增高。

三、鉴别诊断

1.泛发性湿疹　泛发性湿疹无原发病的病史，而往往有慢性湿疹病史，皮疹无一定的好发部位。

2.接触性皮炎　有明显的致敏物质接触史，在接触部位发生境界清楚的红斑、丘疹、丘疱疹，范围与接触物一致。

四、治疗

1.治疗原则　积极治疗和根除原发病灶。

2.系统药物治疗

（1）抗组胺药

处方一　氯雷他定10mg　po　qd

处方二　西替利嗪10mg　po　qd

处方三　咪唑斯汀10mg　po　qd

处方四　赛庚啶2mg　po　tid

（2）糖皮质激素

处方一　泼尼松20～40mg　po　qd

处方二　泼尼松龙30～40mg　po　qd

处方三　曲安西龙4mg　po　bid

处方四　甲泼尼龙注射液40～80mg
　　　　　5%葡萄糖注射液500～1000ml ／ iv drip　qd

【说明】皮损面积广泛、皮损严重时可短期使用糖皮质激素，一般成人可使用泼尼松片20～40mg/d，或静脉滴注地塞米松5～10mg/d，待病情缓解后逐渐减量至停药。注意糖皮质激素的不良反应。

（3）抗感染制剂：原发病灶有继发感染者，可根据分泌物微生物学培养结果及药敏试验选择敏感抗生素口服或注射。

（4）免疫抑制剂

处方一 雷公藤多苷20mg　po　tid

处方二 环孢素3～5mg/（kg·d）需监测血药浓度及密切观察其可能不良反应。

（5）其他

处方一 复方甘草酸酐注射液40～80mg
　　　　5%葡萄糖注射液250ml ╱ iv drip　qd

处方二 硫代硫酸钠0.64g
　　　　灭菌用水10ml ╱　iv　qd

处方三 10%葡萄糖酸钙10ml　iv　qd

处方四 维生素C1～3g
　　　　5%葡萄糖注射液250ml ╱ iv drip　qd

3.局部药物治疗

（1）无渗出时

处方一 丁酸氢化可的松霜　外用　qd

处方二 氢化可的松霜　外用　qd

处方三 糠酸莫米松乳膏　外用　qd

处方四 炉甘石洗剂　外用　bid

【说明】根据皮损的部位、炎症及浸润的程度选择以上一种药物。

（2）有渗出时

处方一 3%硼酸液　外用　bid～qid

处方二 1∶5000～1∶8000高锰酸钾液　外用　bid～tid

【说明】选用以上湿敷液湿敷，每次15～20min。

4.中药治疗

（1）五味消毒饮合萆薢渗湿汤加减

处方　金银花15克，野菊花20克，紫花地丁9克，天葵子9克，萆薢30克，薏苡仁克，赤茯苓15克，黄柏15克，牡丹皮15克，泽泻15克，滑石30克，通草6克。水煎服，每日1剂。

【说明】适用于湿热内蕴证，以清热利湿为主。

（2）野菊花30g，白头翁30g，苦参30g，枯矾10g，水煎湿敷患处。

5.其他治疗方法

（1）氦氖激光局部照射。

（2）臭氧水疗。

五、预防与调护

避免搔抓、热水烫洗等局部刺激，忌食辛辣、刺激食物。

第八节　婴儿湿疹

婴儿湿疹（infantile eczema）俗称"奶癣"，是发生在婴儿头面部的一种急性或亚急性湿疹。

一、临床诊断要点

（1）好发于2～3个月大的婴儿。

（2）好发部位为面颊、额部、眉间和头部，严重时躯干四肢也可累及。

（3）初发皮损为对称性分布的红斑，后其上逐渐出现丘疹、丘疱疹、水疱，常因搔抓、摩擦导致水疱破损，形成渗出性糜烂面，水疱干涸后可形成黄色痂。如继发感染可出现脓疱和脓痂，可伴局部淋巴结肿大和发热等。部分患者皮损表面干燥，表现为小丘疹上覆盖少量灰白色糠秕状脱屑，也可表现为脂溢性，表现为小斑丘疹上附着淡黄色脂性黏液，后者可形成痂，瘙痒不明显（图6-8）。

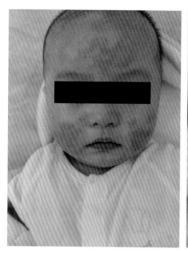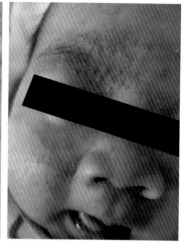

图6-8 婴儿湿疹

（4）自觉剧烈瘙痒。

二、辅助检查

实验室检查 可见外周血嗜酸性粒细胞增多，IgE可增高。

三、鉴别诊断

1.接触性皮炎 有明显的致敏物质接触史，在接触部位发生境界清楚的红斑、丘疹、丘疱疹，范围与接触物一致。

2.皮肤念珠菌病 皮肤损害多见于颈部、腹股沟等皱褶部位，呈局部潮红、浸渍、米粒状疹，境界清楚、边缘覆盖鳞屑，周围可见散在丘疹、脓疱。病原学检查可见真菌。

四、治疗

1.治疗原则　一般处理类似于特应性皮炎；面积较小的皮损可外用糖皮质激素软膏；脂溢性湿疹的痂可外用植物油软化后祛除。

2.系统药物治疗　详细可参照（第六章第一节"湿疹"）

3.局部药物治疗　详细可参照（第六章第一节"湿疹"）

4.中药治疗　中医强调辨证论治，多以疏风清热、解毒利湿为主。

（1）消风导赤汤加减

处方　金银花6克，牛蒡子6克，淡竹叶3克，灯心草3克，茯苓6克，生地黄6克，木通3克，甘草3克，山楂6克。

【说明】适用于胎火湿热证。

（2）小儿化湿汤加减

处方　苍白术6克，陈皮6克，茯苓6克，泽泻6克，炒麦芽6克，滑石6克，甘草6克，土茯苓6克，鱼腥草6克。

【说明】适用于脾虚湿蕴证。

5.其他治疗方法

（1）臭氧水疗。

（2）可采用长波紫外线（UVA）、中波紫外线（UVB）、UVA联合UVB和光化学疗法（PUVA）治疗。

五、预防与调护

尽量母乳喂养，清淡饮食，避免搔抓及刺激，注意皮肤保湿。

第九节　汗疱疹

汗疱疹（pompholyx）是对称发生在掌跖、指趾侧缘皮肤的复发性水疱性皮肤病，常伴手足多汗。

一、临床诊断要点

（1）成年人多见，一般春末夏初开始发病，夏季加剧，入冬后可自愈。

（2）好发于掌跖和指趾侧缘。

（3）典型皮损为位于表皮深处的针尖至粟粒样大小圆形小水疱，周围无红晕，内含清澈浆液或变浑浊，水疱可以融合成大疱，但一般不自行破裂，干涸后形成衣领状脱屑（图6-9）。

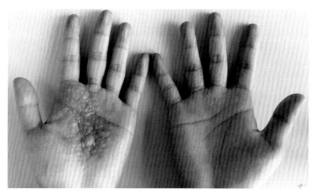

图6-9　汗疱疹

（4）病程慢性，自觉不同程度的瘙痒或灼烧感。

二、辅助检查

实验室检查　可见外周血嗜酸性粒细胞增多，IgE可增高，皮肤真菌检查提示阴性。

三、鉴别诊断

1.水疱型手癣　常先有足癣再有手癣，多为一侧性，一般不对称，可侵犯指甲引起甲癣，侵犯到手背，引起边缘成弧形的皮损，真菌检查阳性。

2.汗疱型癣菌疹　水疱较浅，疱壁较薄，常有活动的皮癣菌病灶，病灶治愈后癣菌疹即自愈，癣菌素试验阳性。

3.剥脱性角质松解症　皮损表现主要是表皮剥脱，与汗疱疹十分相似，有时很难鉴别。但剥脱性角质松解症无明显的深在性小水疱。

四、治疗

1.治疗原则　以抗炎和控制瘙痒为原则。

2.系统药物治疗

（1）抗组胺药

处方一　氯雷他定10mg　po　qd

处方二　西替利嗪10mg　po　qd

处方三　咪唑斯汀10mg　po　qd

处方四　赛庚啶2mg　po　tid

（2）糖皮质激素

处方一　泼尼松20～40mg　po　qd

处方二　泼尼松龙30～40mg　po　qd

处方三　曲安西龙4mg　po　bid

处方四　甲泼尼龙注射液40～80mg

　　　　 5%葡萄糖注射液500～1000ml　／　iv drip　qd

3.局部药物治疗

（1）无渗出时

处方一　炉甘石洗剂　外用　bid

处方二　丁酸氢化可的松膏　外用　qd

处方三　糠酸莫米松乳膏　外用　qd

处方四　2%～5%水杨酸软膏　外用　bid

处方五　10%尿素脂　外用　bid

（2）有渗出时

处方一 3%硼酸液　湿敷　bid ～ qid

处方二 1：5000 ～ 1：8000高锰酸钾液　湿敷　bid ～ qid

处方三 生理盐水　湿敷　bid ～ qid

处方四 利凡诺溶液　湿敷　bid ～ qid

【说明】选用以上湿敷液湿敷，每次15 ～ 20min。

4.中药治疗

处方　白鲜皮15克，金银花20克，苦参30克，地肤子20克，蛇床子25克，水杨梅30克，千里光15克，土茯苓30克，蒲公英20克，野菊花30克，鸡血藤15克。水煎外洗，日1剂。

5.其他治疗方法

（1）火针治疗或者壮医药线点灸治疗。

（2）顽固病例可使用放射治疗。

五、预防与调护

（1）避免精神紧张和情绪波动，寻找并去除接触性刺激因素，手足多汗应予适当处理。

（2）避免搔抓及热水刺激。

（3）避免喝酒、喝咖啡、吃辛辣刺激与油炸的食品，饮食应清淡，多吃水果蔬菜。

第十节　淤积性皮炎

淤积性皮炎（stasis dermatitis）又称静脉曲张性湿疹，呈急性、亚急性、慢性或复发性，可伴有溃疡（图6-10）。

一、临床诊断要点

（1）常见于中老年女性。多发生于下肢静脉高压患者，或已经出现下肢静脉曲张。

（2）好发部位为小腿。

（3）发病缓慢者早期症状主要表现为小腿下 1/3 轻度水肿，之后于踝部和胫前出现软垫样可凹陷性水肿，与小腿主要交通静脉位置一致。晚间显著，晨起缓解。胫前内侧常有红斑和褐色色素沉着。进一步出现湿疹化皮疹，如丘疹、水疱、糜烂、渗出和结痂，皮损顽固难治，反复加重，久之真皮、皮

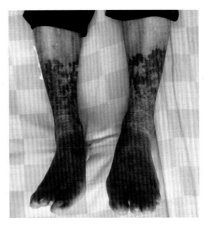

图 6-10　淤积性皮炎

下脂肪及深筋膜出现渐进性硬化，整个小腿呈棕褐色。急性发病者可以由深静脉血栓性静脉炎引起，下肢迅速肿胀、潮红、发热，浅静脉曲张并出现湿疹样皮疹。

（4）反复搔抓及创伤后，可在小腿远端出现溃疡，经久难愈，个别可最终发展为鳞状细胞癌。

二、辅助检查

组织病理学检查　慢性皮炎改变。表皮角化亢进，角化不全，棘层肥厚，可见细胞间海绵水肿。真皮内血管数量明显增多，管壁增厚，可见多数血管外红细胞及噬含铁血黄素细胞。真皮乳头增厚，在浅层血管周围有淋巴细胞及组织细胞为主的浸润。

三、鉴别诊断

1. 接触性皮炎　有明显的致敏物质接触史，在接触部位发生境界清楚的红斑、丘疹、丘疱疹，范围与接触物一致。

2.自身敏感性皮炎 是患者对自身原发病灶组织成分产生的其他远隔部位的皮肤急性炎症。发病之前，在患者皮肤某部往往先有接触性皮炎、瘀积性皮炎、钱币形湿疹、严重的足癣等原发病灶。

3.进行性色素性紫癜性皮肤病 起初损害为针尖大小的红斑及瘀点，成群出现，融合成大小不等形态不一的斑片。片状皮损周围不断有新损害出现，中央逐渐消退而留有棕黄色色素沉着，偶见毛细血管扩张和轻微的萎缩。主要发生在小腿，常为单侧，也可为对称性，并可累及股、臀、腹和前臂。

四、治疗

1.治疗原则 积极治疗静脉曲张，缓解静脉高压，对症处理皮损。

2.系统药物治疗

（1）抗组胺药

处方一 氯雷他定10mg　po　qd

处方二 西替利嗪10mg　po　qd

处方三 咪唑斯汀10mg　po　qd

处方四 赛庚啶2mg　po　tid

（2）糖皮质激素

处方一 泼尼松20 ～ 40mg　po　qd

处方二 泼尼松龙30 ～ 40mg　po　qd

处方三 曲安西龙4mg　po　bid

处方四 甲泼尼龙注射液40 ～ 80mg

　　　　5%葡萄糖注射液500 ～ 1000ml ╱ iv drip　qd

（3）抗感染制剂：对于溃疡有蜂窝组织炎或有全身感染者应根据微生物学培养和药物敏感试验结果选取敏感抗生素治疗

（4）其他：维生素E 0.1 ～ 0.2g　po　tid，对小腿溃疡有效。

3.局部药物治疗

（1）无渗出时

处方一 丁酸氢化可的松霜　外用　qd

处方二 氢化可的松霜　外用　qd

处方三 地塞米松霜　外用　qd

处方四 氯倍他索霜　外用　qd

处方五 曲安奈德霜　外用　qd

处方六 氟轻松乳膏　外用　qd

处方七 糠酸莫米松乳膏　外用　qd

处方八 倍他米松霜　外用　qd

处方九 肝素钠软膏　外用　bid

处方十 他克莫司软膏　外用　bid

【说明】根据皮损的部位、炎症及浸润的程度选择以上一种药物，合并感染时加用抗生素制剂，如2%莫匹罗星软膏、1%红霉素软膏、2%夫西地酸乳膏。

（2）有渗出时

处方一 3%硼酸液　外用　bid～qid

处方二 1：5000～1：8000高锰酸钾液　外用　bid～qid

处方三 生理盐水　外用　bid～qid

处方四 氧化锌油　外用　bid

【说明】选用以上湿敷液湿敷，每次15～20min。有糜烂但渗出不多时可用氧化锌油剂。湿敷间歇可外用氧化锌油。

（3）溃疡的处理

处方一 2%莫匹罗星软膏　外用　bid

处方二 1%红霉素软膏　外用　bid

处方三 重组牛碱性成纤维细胞生长因子　外用　bid

处方四 银离子辅料　外用　bid

【说明】注意彻底清创。

4.中药治疗

（1）萆薢渗湿汤加减

处方　萆薢30克，薏苡仁30克，赤茯苓15克，黄柏15克，牡丹皮15克，泽泻15克，滑石30克，通草6克，当归10克，桃仁10克，红花6克，鸡血藤10克，牛膝6克，路路通10克。水煎服，每日1剂。

【说明】适用于湿热证，以解毒利湿为主。

（2）二妙散加减

处方　黄柏15克，苍术15克，紫花地丁10克，当归10克，丹参10克，车前子10克，王不留行10克，漏芦10克。水煎服，每日1剂。

【说明】适用于溃疡形成，创面有黄色分泌物，周围皮肤紫暗，并有触痛者，治宜清热解毒、利湿通络。

（3）补阳还五汤加减

处方　黄芪25克，当归10克，赤芍10克，地龙3克，川芎10克，红花6克，桃仁6克。水煎服，每日1剂。

【说明】适用于溃疡久不收口者，治宜养血活血，益气生肌。

（4）湿疹样改变部位，可外涂青黛膏、黄连膏；溃疡处可外涂生肌玉红膏。

5.其他治疗方法

（1）臭氧水疗，用于急性期及溃疡创面。

（2）局部照射氦氖激光或红光。

（3）火针疗法用于慢性皮损局部。

（4）针刺疗法：取穴血海、足三里、阳陵泉、三阴交、商丘，并在溃疡创面周围1cm处按经络走行方向对刺3～4针。

（5）灸法：在创面上放置盐水棉球，围绕创面灸30～40min，灸后外敷药，每日或隔日1次。

五、预防与调护

积极参加体育锻炼，避免长久站立，过度负重。一旦发生下肢静脉曲张应积极治疗，避免局部搔抓及创伤刺激，加强局部皮肤润肤护理。

第十一节　血管性水肿

血管性水肿（angioedema）又称巨大荨麻疹，是一种发生于皮下疏松组织或黏膜的局限性水肿，可分为获得性和遗传性两种类型，后者罕见。

一、临床诊断要点

（1）好发于儿童，常在10岁前开始发病。

（2）好发于组织疏松部位，如眼睑、口唇、外生殖器等处，喉头黏膜亦可发生。

（3）皮损为突发的限局性肿胀，边界不清，呈肤色、淡红或苍白色，表面光滑，触之有弹性。皮损多为单发，偶有多发，持续时间较久，约数小时或2～3日后消退（图6-11）。

（4）有轻度烧灼或发胀感，喉头黏膜受累时，可出现呼吸困难，

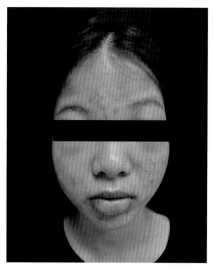

图6-11　血管性水肿

甚至窒息。

二、辅助检查

实验室检查 可见外周血嗜酸性粒细胞增多，IgE可增高。C1酯酶抑制缺陷的血管性水肿血清C1酯酶抑制蛋白及C2、C4补体值降低。

三、鉴别诊断

1.虫咬皮炎 除局部肿胀外，尚有发红，因叮刺后出现的瘀点或小丘疹，伴瘙痒或灼痛感。

2.丹毒 皮疹为红斑，水肿发亮，边界清晰，有明显红、肿、热、痛炎症表现。伴畏寒、发热等全身症状，血象白细胞总数及中性粒细胞升高。

3.接触性皮炎 眼睑部接触性皮炎早期可类似血管性水肿，但前者有明显接触史，不久即出现丘疹、水疱、结痂等。

4.上腔静脉压迫综合征 面部发生持久性水肿，伴有眼睑红斑和胸壁静脉怒张。

四、治疗

1.治疗原则 进行脱敏治疗、治疗病灶感染或急性感染等。外用药物以护肤、止痒为主。

2.系统药物治疗

（1）获得性血管性水肿的处理和治疗：一般与荨麻疹相同。病情严重者可用肾上腺素和糖皮质激素（详见第六章第二节"荨麻疹"）。

（2）遗传性血管性水肿的预防和治疗：一般抗组胺、糖皮质激素、肾上腺素无效。急性喉头水肿应立即气管切开或插管。

3.局部药物治疗

处方一 炉甘石洗剂 外用 tid

处方二 氢化可的松洗剂 外用 qd

4.中药治疗 中医强调辨证论治，多以疏风清热或疏风散寒为主。

（1）荆防败毒散加减

处方 荆芥30克、防风30克、羌活30克、独活30克、川芎30克、柴胡30克、前胡30克、桔梗30克、枳壳30克、茯苓30克、甘草15克。水煎服，每日1剂。

【说明】适用于风寒证，以疏风散寒为主。

（2）四物消风散加减

处方 当归10克，白芍10克，生地黄10克，荆芥6克，柴胡6克，蝉蜕6克，黄芩6克，浮萍12克，生石膏12克，白茅根30克。水煎服，每日1剂。

【说明】适用于风热证，以疏风清热为主。

5.其他治疗方法 蜂毒对再发性血管性水肿疗效较好。菌苗特异脱敏疗法、注射组胺球蛋白亦有疗效。遗传学血管性水肿可在急性发作时输入新鲜血浆以补充C1酯酶抑制物。长期使用抗纤溶酶制剂或雄性激素类药物可预防发病。

五、预防与调护

寻找并去除病因，发现过敏原，避免再接触，如避免进食致敏食物，停用可疑致敏药物。

第十二节 日光性皮炎

日光性皮炎（solar dermatitis）又称晒伤或晒斑。是由日光中的中波紫外线过度照射后引起的皮肤急性光毒性反应。其反应的程度常与光线强度、照射时间和范围以及肤色的深浅和体质差异有关。

一、临床诊断要点

（1）好发于春夏季节，妇女、儿童、浅肤色人群易发。

（2）有明确的日晒史，皮疹发生于暴露部位。

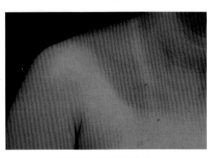

图6-12 日光性皮炎

（3）常在日晒数小时至10余小时之后，在暴露部位的皮肤上发生弥漫性鲜红斑，边界清楚，重时可有水肿甚至水疱、大疱，一般经1～2天后皮疹由鲜红变为暗红或褐色，继之脱屑而愈，留色素沉着斑（图6-12）。

（4）自觉症状主要为烧灼刺痛感，若日晒面积广时可有发热、寒战、恶心、乏力等全身不适。

二、辅助检查

组织病理学检查　表皮有个别坏死的角质形成细胞至大片融合性坏死。真皮浅层血管扩张，血管周围少量淋巴细胞浸润。

三、鉴别诊断

1.接触性皮炎　多有明确的接触刺激物史，皮损发生于接触部位，可发生于任何季节，与日晒无关，自觉瘙痒。

2.烟酸缺乏症　皮损也好发于暴露部位，但起病相对较缓慢，皮损较粗糙，色素沉着较明显，除皮损外多伴有消化系统及神经系统表现。

四、治疗

1.治疗原则　局部治疗以消炎、止痛、安抚为主。系统药物治疗可口服抗组胺药物、止痛剂，重症者可口服皮质激素。

2.系统药物治疗

处方一 西替利嗪片10mg　po　qd

处方二 泼尼松片10mg　po　bid～tid

处方三 氢化可的松0.1～0.15g

5%葡萄糖溶液500ml　／iv drip　qd

【说明】有全身症状的可用西替利嗪、氯雷他定等抗组胺药。重者可以皮质激素口服或静脉给药，并采取其他对症处理。

3.局部药物治疗

处方一 3%硼酸溶液　湿敷　bid

处方二 炉甘石洗剂　外用　bid

【说明】局部皮损可用温和的消炎剂如炉甘石洗剂等，红肿明显者可用硼酸溶液湿敷。用冰牛奶湿敷常有显效。

4.中药治疗　中医强调辨证论治，多以清热解毒凉血为主。

（1）清暑汤加减

处方　金银花13克，连翘13克，车前子（包）13克，紫花地丁13克，蒲公英13克，青蒿30克，滑石30克，赤芍10克，泽泻10克，竹叶10克，甘草10克。水煎服，每日1剂。

【说明】适用于毒热证，以清利暑湿为主。

（2）龙胆泻肝汤加减

处方　龙胆草10克，柴胡10克，栀子10克，柴胡10克，生地黄10克，车前子10克，泽泻20克，茯苓皮20克，赤芍20克，赤小豆20克，连翘10克，甘草10克。水煎服，每日1剂。

【说明】适用于湿毒证，以清热解毒凉血为主。

5.其他治疗方法　予小剂量UVB照射，逐步提高机体对紫外线的耐受性。

五、预防与调护

（1）经常参加户外活动，提高皮肤对日光的耐受性。避免日光暴晒。

（2）对日晒反应较强的人外出时应注意防护，并可在晒前15分钟在暴露部位涂搽遮光剂，如5%对氨基苯甲酸酯剂、5%二氧化钛霜等。

第十三节　多形日光疹

多形日光疹（polymorphous sunlight eruption）为反复发作，具有多形性皮疹的慢性光感性皮肤病，其致病光谱主要为中波紫外线。发病与季节有明显关系，部分病人有光过敏家族史。

一、临床诊断要点

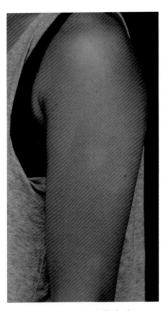

图6-13　多形日光疹

（1）多见30岁以上的女性。有明显的季节性，好发于春季、夏季，日晒24～48小时后发病。

（2）常见于面、颈、上胸"V"形区、手背及前臂伸侧等暴露部位。

（3）皮疹为多形性，有红斑、丘疹、水疱、糜烂、苔藓样变等，但一般以单一形状的皮疹为主（图6-13）。根据皮疹形态临床分为以下几个类型：

① 丘疱疹型：皮损以成簇分布的丘疹、丘疱疹为主，伴有糜烂、渗出、结痂和苔藓样变。

② 丘疹型：皮损主要表现为密集分布的针尖大小丘疹。

③ 痒疹型：皮疹为米粒、绿

豆大小丘疹或结节。

④ 红斑水肿型：表现为边界清楚的水肿性红斑，无明显浸润。

⑤ 混合型：同时出现两种或两种以上类型皮疹，临床上较少见。

（4）自觉瘙痒剧烈及灼烧感。

二、辅助检查

1.实验室检查　血、尿、粪卟啉均阴性，抗核抗体阴性。

2.其他　紫外线红斑反应试验呈阳性，红斑反应高峰出现时间较晚，一般为48小时后。光激发试验多为阳性。光斑试验可呈阳性。

三、鉴别诊断

1.日光性皮炎　是由日光中的中波紫外线过度照射后引起的皮肤急性光毒性反应。以水肿红斑为主，重时可有水疱、大疱。

2.光化性痒疹　少数有遗传背景，是对UVB及（或）UVA的迟发性变态反应。起病于儿童、少年，皮损好发于面颈、四肢伸侧及臀部，多对称分布。基本损害为丘疹，色淡红，质中等，不融合。伴剧痒，病程慢性。

四、治疗

1.治疗原则　轻症患者限制光暴露时间及遮光，不能起效时可局部使用糖皮质激素软膏，较重者给予系统治疗。

2.系统药物治疗

处方一　赛庚啶2～4mg　po　bid

处方二　西替利嗪10mg　po　qd

处方三　咪唑斯汀10mg　po　qd

处方四　氯雷他定10mg　po　qd

处方五　泼尼松30～40mg　po　8am顿服

【说明】泼尼松适用于皮疹泛发严重者，待病情控制后逐渐减量。

处方六　烟酰胺 0.3～0.4g　po　tid

【说明】烟酰胺是维生素类药，为脂质代谢、组织呼吸的氧化作用和糖原分解所需之成分，其成分缺乏时可影响细胞的正常呼吸和代谢。大剂量口服对本病有效。

处方七　β-胡萝卜素180mg　po　qd

处方八　硫酸羟氯喹0.1～0.2g　po　bid

处方九　氯喹0.125～0.25g　po　bid

【说明】氯喹具有抑制抗体的形成及抗炎、遮光等作用。治疗以小剂量、较长时期服用。

3.局部药物治疗

处方一　氢化可的松软膏　外用　qd

处方二　0.1%曲安奈德霜　外用　qd

处方三　0.05%倍他米松霜　外用　qd

处方三　炉甘石洗剂　外用　tid

【说明】治疗原则是防光遮光，消炎止痒，外用糖皮质激素制剂。

4.中药治疗

（1）凉血五花汤加减

处方　野菊花15克，桑叶15克，秦艽15克，赤芍15克，牡丹皮12克，山药15克，地骨皮15克，天冬10克，山茱萸15克。水煎服，日1剂。

【说明】适用于血热瘀阻证，以凉血活血为主。

（2）荆芥防风汤加减

处方　荆芥15克，防风10克，牛蒡子10克，薄荷3克，甘草6克，茯苓10克，桑叶10克，苦参10克，黄连3克。水煎服，日1剂。

【说明】适用于风热夹湿证，以清热祛风燥湿为主。

（3）龙胆泻肝汤加减（详见第六章第五节"接触性皮炎"），治疗急性期湿疹为主。

（4）丹栀逍遥散合桃红四物汤加减

处方　牡丹皮12克，栀子6克，生地黄12克，当归10克，芍药10克，川芎10克，桃仁10克，红花6克，丹参10克，三棱6克，莪术10克。水煎服，日1剂。

【说明】适用于肝郁血瘀证，以疏肝活血为主。

5.其他治疗方法　在春天可给予小剂量PUVA、UVB或窄谱UVB治疗，随后在夏天有规律地接受日光照射来维持对日光的耐受性。

五、预防与调护

尽量避免强烈日光照射，短时间日光浴可提高机体对光线照射的耐受力，外用遮光剂具有保护作用。

红斑鳞屑性皮肤病

第七章

第一节　银屑病

银屑病（psoriasis）是一种常见的慢性、复发性、炎症性、系统性皮肤病，皮损特点为鳞屑性红斑或斑块。有一定季节规律，冬季重夏季轻，多发于青壮年，无传染性

一、临床诊断要点

1.寻常型银屑病

（1）多发于青壮年，冬季重夏季轻。

（2）皮损好发于背部、四肢伸侧，尤其是肘膝伸侧及腰骶部，常对称分布。

（3）主要表现为初期红色、淡红色粟粒至黄豆大的丘疹或斑丘疹，逐渐扩展为边界清楚的红色斑块，周围有炎性红晕，基底浸润明显，皮损可呈点滴状、钱币状、斑块状、地图状、蛎壳状等多种形态。丘疹表面覆盖多层干燥银白色鳞屑，刮除鳞屑后露出一层淡红发亮的薄膜，称为薄膜现象。刮除薄膜即见点状出血，称点状出血现象，即 Auspitz 征。发生于头皮者，头发呈束状；波及指甲，可出现点状凹陷、增厚，失去光泽。病程较长，易反复发作、冬季重夏季轻。一般可分为进行期、静止

期和退行期（图7-1）。

（4）有不同程度的痒感。

2.红皮病型银屑病

（1）多见于成人，极少累及儿童。因寻常型银屑病用药不当引起，也可由脓疱型银屑病在脓疱消退后发生。

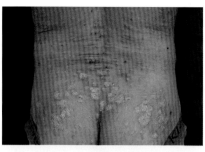

图7-1　寻常型银屑病

（2）皮疹泛发全身，表现为全身弥漫性潮红、浸润、肿胀，其中可有片状正常的"皮岛"，伴大量糠状鳞屑，指（趾）甲肥厚、浑浊、变形、脱落，口腔、咽部、鼻黏膜、眼结膜充血（图7-2）。

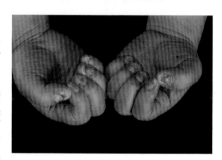

图7-2　银屑病甲

（3）伴有全身症状，如发热、浅表淋巴结肿大等。反复大量脱屑可导致低蛋白血症及水电解质紊乱。

3.脓疱型银屑病

（1）本型无显著好发年龄，因寻常型银屑病用药不当引起。

（2）皮疹可发于全身，以四肢屈侧及褶皱处多见。

（3）皮损以无菌性浅在小脓疱为主。临床上分为泛发性和局限性两型。泛发性脓疱型银屑病表现为全身泛发性皮肤肿胀，在红色斑疹或斑块基础上密集分布针尖样、粟粒样大小脓疱，脓疱融合呈脓湖或环形红斑，脓疱破溃出现渗液、糜烂、结痂、脓痂。皮损局限于掌跖部位的脓疱型银屑病又称掌跖脓疱病，甲常受累，出现点状凹陷、纵嵴、横沟、甲浑浊、甲剥离、甲

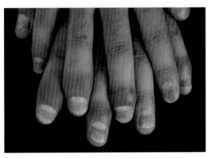

图7-3 关节病型银屑病及甲改变

下积脓等。

（4）自觉全身痛痒，常伴有寒战、高热（呈弛张热型）等全身症状。

4.关节病型银屑病

（1）多见于成人。

（2）任何关节均可受累，以手、腕、足等小关节为多见，指（趾）末端关节受累更为多见。

（3）有典型的银屑病皮损以及关节肿胀、畸形（图7-3）。

（4）有不同程度痒感及关节疼痛、活动受限。

二、辅助检查

1.寻常型银屑病组织病理学检查　表皮改变较早，有角化不全或角化过度。颗粒层减少或消失，棘层肥厚，表皮突规则下延，末端增宽呈杵状，真皮乳头向上延伸，乳头上方表皮层变薄，角质层内或其下方可见Munro微脓肿。

2.脓疱型组织病理学检查　与寻常型基本相同。在棘层上部出现海绵状脓疱，即Kogoj海绵状微脓疱，疱内为中性粒细胞，真皮内主要为淋巴细胞及组织细胞浸润。

3.红皮病型组织病理学检查　除有银屑病病理特征外，主要有毛细血管扩张，真皮水肿等变化。

三、鉴别诊断

1.脂溢性皮炎　与头皮银屑病鉴别，脂溢性皮炎呈片状鳞屑红斑，鳞屑细小油腻呈黄色，刮除鳞屑无点状出血，皮疹边界不清，毛发稀疏变细脱落，头发不成束状。

2.玫瑰糠疹　好发于躯干及四肢近端，皮疹长轴与皮纹走向一致。

3.扁平苔藓　慢性病程，皮损为多角形紫红色扁平丘疹，可融合成鳞屑性斑块，常累及黏膜。

四、治疗

1.治疗原则　寻常型银屑病皮损面积小于20%体表面积者，以外用药为主，避免全身使用糖皮质激素。根据类型和病情严重程度，可采用免疫抑制剂，多用于红皮病型、关节病型、泛发性脓疱性银屑病以及皮损泛发顽固、外用药物疗效欠佳的寻常型银屑病。

2.系统药物治疗

处方一　雷公藤多苷片20mg　po　tid

处方二　环孢素1.5mg/kg　po　bid

处方三　甲氨蝶呤2.5～7.5mg　po　q12h

【说明】环孢素维持量为3～5mg/（kg·d）；甲氨蝶呤连续服用3次即可停药，以后每周以同样方法给药。

处方四　阿维A酯1mg/（kg·d）　po（分2～3次）

【说明】常规剂量为1mg/（kg·d）。寻常型常用剂量为0.5 mg/（kg·d），最大可增至1mg/（kg·d）；脓疱型开始剂量为1～2 mg/（kg·d），病情控制后可1～3周减量一次；红皮病型开始剂量为0.3～0.4 mg/（kg·d），3～5周后可增加至50～60mg/d。儿童剂量与成人相同。孕妇、哺乳期妇女、肝肾功能异常及血脂过高者禁用，生育期妇女停药后至少两年内不宜怀孕。用药期间宜定期检查肝功、血脂。

处方五　他克莫司0.3mg/（kg·d）　po（分2次）

【说明】适用于严重顽固的银屑病治疗。

处方六　复方甘草酸苷60ml
　　　　5%葡萄糖注射液250ml　／　iv drip　qd

处方七　泼尼松10～20mg　po　tid

处方八 甲泼尼龙注射液40～80mg

5%葡萄糖注射液500～1000ml ／ iv drip qd

【说明】糖皮质激素不主张用于寻常型银屑病的治疗。

3. 局部药物治疗

处方一 曲安奈德霜 外搽 qd

处方二 卡泊三醇软膏 外搽 bid

处方三 煤焦油软膏 外搽 bid

处方四 0.025%～0.1%维A酸软膏 外搽 bid

处方五 他扎罗汀凝胶 外用 qd

处方六 他克莫司软膏 外用 bid

处方七 吡美莫司乳膏 外用 bid

【说明】卡泊三醇软膏（大力士软膏）含卡泊三醇0.005%，为维生素D_3衍生物，能抑制细胞DNA合成，抑制细胞增生，有诱导细胞分化和免疫调节作用。他扎罗汀因为过于刺激而不宜用于生殖器部位。局部免疫抑制剂他克莫司、吡美莫司对面部和间擦部位银屑病疗效好、安全性高，但对身体其他部位的肥厚性斑块作用则弱些。应注意对进行期的寻常型银屑病、脓疱型银屑病、急性点滴状银屑病、红皮病型银屑病等病人不宜用刺激性强的外用药。

4. 中药治疗 中医强调辨证论治，多以凉血、养血、化瘀、解毒、养阴为法。

（1）犀角地黄汤加减

处方 水牛角30克，生地黄30克，赤芍15克，牡丹皮9克。水煎服，每日1剂。

【说明】适用于血热证，以清热凉血为主。

（2）四物汤加减

处方 熟地黄30克，当归18克，白芍18克，川芎12克，胡麻仁20克，丹参20克。水煎服，每日1剂。

【说明】适用于血虚风燥证，以滋阴养血润燥为主。

（3）桃红四物汤加减

处方　熟地黄30克，当归18克，白芍18克，川芎12克，桃仁10克，红花10克。水煎服，每日1剂。

【说明】适用于血瘀证，以活血化瘀为主。

（4）清营汤加减

处方　水牛角30克，生地黄30克，玄参9克，竹叶心3克，麦冬9克，丹参6克，黄连5克，金银花9克，连翘6克。水煎服，每日1剂。

【说明】适用于毒热伤营证，以清热解毒为主。

5.其他治疗方法

（1）常用的有光化学疗法（PUVA）、UVB、窄谱UVB（波长310～312nm）、308准分子激光等，单用或配合药物治疗对寻常型银屑病效果较好，对脓疱型银屑病、红皮病型银屑病疗效往往不佳。紫外线治疗银屑病的作用机制尚未完全清楚，其除了有扩张血管、改善循环、杀菌、促进细胞正常分化的作用外，还有抑制迟发性变态反应、改变淋巴细胞亚群成分等免疫调节作用。

（2）生物制剂疗法：目前至少有8种生物制剂被批准用于治疗银屑病，如肿瘤坏死因子-α（TNF-α）阻断剂依那西普、英夫利昔单抗、阿达木单抗和赛妥珠单抗等，由于价格昂贵，限制了临床应用。

（3）药物沐浴、矿泉浴、血液透析、氧气疗法等，都有不同程度效果。

五、预防与调护

（1）避免物理性、化学性物质的刺激，防止外伤和滥用药物。

（2）避免上呼吸道感染、精神紧张、劳累等诱发或加重因素。急性期避免饮酒及食用辛辣刺激性食物。

第二节　玫瑰糠疹

玫瑰糠疹（pityriasis rosea）是一种自限性炎症性皮肤病，皮损为大小不等的圆形或椭圆形的玫瑰色斑疹，表面附有糠状鳞屑，多发生在躯干及四肢近端。

一、临床诊断要点

（1）多发于青年人或中年人，以春秋季节多发。

（2）好发部位为躯干、四肢，其次为头颈部。

（3）少数病人可有轻微先驱症状，如低热、全身不适、头痛、咽喉痛、淋巴结肿大等。常先出现一母斑，1～2周后，其余子斑陆续成批出现。皮损为椭圆形或圆形玫瑰色的斑疹，中心略带黄色，表面附有糠秕样鳞屑。在胸背部的皮损，其长轴与皮纹平行（图7-4）。

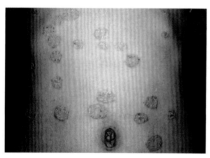

图7-4　玫瑰糠疹

（4）自觉不同程度瘙痒。病程有自限性，一般在6～8周自愈。

二、辅助检查

组织病理学检查　表现为非特异性炎症，表皮局灶性角化不全及棘层轻度肥厚，有细胞内水肿及海绵形成，或有小水疱出现。真皮上部水肿及毛细血管扩张，并有密集的淋巴细胞浸润。

三、鉴别诊断

1.寻常型银屑病　好发于四肢伸侧及躯干部，有银白色鳞屑覆盖，有薄膜现象，病程长，易复发。

2. 斑疹型梅毒疹 斑疹型梅毒疹系二期梅毒皮肤黏膜损害的常见类型。常有不洁性行为史。多数先有下疳发生史，下疳发生2～3个月后进入二期梅毒。皮损表现为泛发对称性黄豆大棕红色斑疹、边界清楚，大小形态不一致，散在而不融合，掌、跖常受累。自觉无痒痛感，皮疹于数天至数周消退。梅毒血清学试验阳性。

3. 花斑糠疹 青壮年多见，好发颈部、前胸、肩背等，皮疹为褐色、淡红色、白色斑疹，表面覆盖糠秕状鳞屑，真菌涂片阳性。

四、治疗

1. 治疗原则 以止痒为主，合并病毒感染时加用抗病毒药物，必要时可加用糖皮质激素治疗。

2. 系统药物治疗

处方一 红霉素250mg　po　qd

处方二 抗病毒口服液10ml　po　tid

处方三 泼尼松10mg　po　bid

处方四 西替利嗪10mg　po　qd

处方五 复方甘草酸苷20mg　po　tid

【说明】有上呼吸道感染、扁桃体肿大时可选用红霉素或抗病毒口服液，红霉素疗程为2周，必要时（进行期，皮疹广泛，严重），也可以口服小剂量泼尼松，1周后减为每天10mg，再服1周后停药。

3. 局部药物治疗

处方一 曲安奈德霜　外用　qd

处方二 炉甘石洗剂　外用　bid

4. 中药治疗 中医强调辨证论治，多以凉血祛风、养血祛风为法。

（1）消风散加减

处方　当归9克，生地黄9克，防风9克，蝉蜕9克，知母9克，苦参9克，胡麻仁9克，荆芥9克，苍术9克，牛蒡子9克，石膏30克，甘草3克，木通3克。水煎服，每日1剂。

【说明】适用于风热血热证，以疏风清热为主。

（2）当归饮子加减

处方　当归9克，白芍9克，川芎9克，生地黄30克，白蒺藜9克，防风12克，荆芥12克，何首乌15克，黄芪15克，炙甘草3克。水煎服，每日1剂。

【说明】适用于血虚风燥证，以养血祛风为主。

5.其他治疗方法

（1）物理疗法：常用的有UVB、UVA、窄谱UVB（波长310～312nm），用Ⅰ度红斑量，隔日1次。

（2）针刺疗法：取穴足三里、血海、三阴交、风池、肩井、曲池、合谷，平步平泻法，每日1次。

五、预防与调护

避免风邪或风热之邪外袭，忌食辛辣、刺激食物。

第三节　单纯糠疹

单纯糠疹（pityriasis simplex）又称白色糠疹，为主要发生于儿童颜面的表浅性干燥鳞屑性浅色斑。本病病因不明，日晒、维生素缺乏、肥皂浸洗及感染因素（细菌、真菌或病毒等）是可能的诱发因素。

一、临床诊断要点

（1）好发于儿童及少年，多见于春季发病。

（2）皮损好发于颜面，尤其是双颊及额部，亦可见于颈部、躯干及四肢。

（3）典型损害为淡
白色或淡红色圆形或椭
圆形斑片，边界清楚，
直径1厘米至数厘米，上
覆少量干燥糠状鳞屑，
基底炎症轻微或缺乏
（图7-5）。

（4）病程较长，多
自然消退，自觉微痒或
无自觉症状。

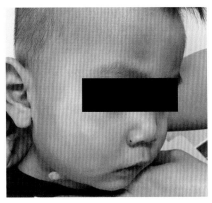

图7-5 单纯糠疹

二、辅助检查

1.电子显微镜　皮损处活动性黑素细胞减少，黑素颗粒减
少、变小，色素失禁。

2.组织病理学检查　表皮轻度海绵形成，轻中度角化过度，
灶性角化不全，毛囊角质栓、皮脂腺略萎缩。

三、鉴别诊断

1.白癜风　为瓷白色斑疹，境界清楚，周边往往色素加深，
表面光滑无鳞屑，无一定好发部位。

2.花斑癣　初为毛孔周围褐色小斑疹，渐扩大并变成淡黄
色及灰白色斑疹。好发于胸、背、腋窝及颈部，常于夏季加重
或复发。真菌检查阳性。

四、治疗

1.治疗原则　局部以润肤为主，本病有自限性，治疗目的
是缩短病程，对症处理。

2. 系统药物治疗

处方　复合维生素 B 2 片　po　tid

3. 局部药物治疗

处方一 3% ～ 5% 硫黄膏　外用　qd

处方二 2% 水杨酸软膏　外用　qd

处方三 丁酸氢化可的松乳膏　外用　qd

【说明】3% ～ 5% 硫黄膏、2% 水杨酸为缓和的润滑制剂，均能消毒杀菌，兼有角质促成的作用。

4. 中药治疗　中医强调辨证论治，以疏风清热、益气健脾、杀虫为主

（1）疏风清热饮加减

处方　荆芥、防风、苦参、皂角刺各 9 克，蝉蜕、甘草各 6 克，生地黄 15 克，金银花、菊花、黄芩各 12 克。水煎服，每日 1 剂，分 2 次服。

【说明】适用于风于热外袭证，以疏风清热为主。

（2）香砂六君子汤加减

处方　党参 10 克，白术 10 克，茯苓 10 克，槟榔 10 克，使君子 10 克，半夏 10g，炙甘草 3g，陈皮 3g，木香 3g，砂仁 3g，水煎服，每日 1 剂，分 2 次服。

【说明】适用于虫积伤脾证，以益气健脾、杀虫为主。

（3）外治法　青黛、黄柏各 20g，煅石膏 200g，共研细末，麻油调匀外搽。

5. 其他治疗方法　对少数皮疹泛发者可采用紫外线、日光浴或光化学疗法（PUVA）等。

五、预防与调护

（1）注意保持面部清洁，勿用碱性过强肥皂，避免曝晒。皮肤干燥者要适当涂滋润性的护肤霜。

（2）避免过度暴晒，外出注意防晒。

（3）多食水果蔬菜，补充维生素，加强营养。

第四节　多形红斑

多形红斑（erythema multiforme）又称多形性渗出性红斑，是一种病因复杂的急性炎症性皮肤病，本病有自限性，但易复发。病因较复杂。皮疹具有多形性，虹膜样红斑是其特征性损害，严重者出现全身症状。其好发于春秋季，易复发。

一、临床诊断要点

（1）多发于10～30岁青少年，常发生于春秋季节。

（2）好发于面、颈部及四肢远端伸侧，口腔、眼等黏膜也可被累及。少数累及全身皮肤。

（3）可有发热、畏寒、头痛、关节及肌肉酸痛等前驱症状。皮损特点为多形性皮疹，可出现红斑、丘疹、水疱、大疱、紫癜、风团等不同皮疹。以斑丘疹和红斑最为常见。典型损害为色泽内紫外红，中央出现水疱，形似靶状，也称虹膜样损害（图7-6）。严重者皮损广泛地分布于身体各处，可见水肿性红斑、水疱、大疱、血疱和瘀斑，尼氏征阳性，黏膜损害重，口腔、鼻、眼、尿道、肛门和呼吸道黏膜广泛累及，发生大片糜烂和坏死。

（4）自觉有不同程度的瘙痒，重症患者全身症状重，可有高热、头痛、乏力、恶心、呕吐等，甚至昏迷抽搐及

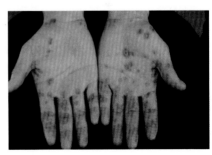

图7-6　多形红斑

休克，可伴发心肌炎、心包炎、坏死性胰腺炎、败血症、脑水肿及肝肾损害等引起死亡。

二、辅助检查

1.实验室检查　外周血白细胞计数增多、贫血、血沉增快。累及肾脏可出现蛋白尿、血尿、尿素氮增高。

2.组织病理学检查　早期病理改变为真皮上层水肿，血管扩张充血，管壁肿胀，可有纤维蛋白样变性，周围有淋巴细胞、嗜酸粒细胞和中性粒细胞浸润，水疱位于表皮与真皮交界处，或在基底细胞层中，疱顶表皮较完整，严重者基底细胞液化变性，表皮角质细胞完全坏死。

3.影像检查　部分病例X线检查显示肺部炎症。

三、鉴别诊断

1.冻疮　好发于手背、足跟、耳郭等暴露部位，多呈对称性。患处皮肤苍白、发红、水肿，或有硬结、斑块，暖热时自觉灼热、痒痛。

2.疱疹样皮炎　初起为点状红斑或小丘疹，迅速变为粟粒、豌豆或更大的水疱，常簇集成群或排列成环形，疱壁较厚紧张不易破，自觉剧烈瘙痒。

四、治疗

1.治疗原则　寻找病因，停用致敏物。给予支持疗法，预防感染，维持水电解质平衡，保证热量、蛋白质和维生素的需要，必要时输血或血浆补充胶体。

2.系统药物治疗

（1）轻症

处方一　苯海拉明25mg　po　bid

处方二　苯那敏4mg　po　bid

处方三　赛庚啶2mg　po　bid

处方四　酮替芬1mg　po　bid

处方五　氯雷他定10mg　po　qd

处方六　西替利嗪10mg　po　qd

【说明】瘙痒明显者可选用以上药物治疗。

处方七　阿昔洛韦0.2mg　po　q4h

处方八　伐昔洛韦300mg　po　bid

【说明】经常复发者可能与单纯疱疹病毒感染有关，可试用抗病毒药物。

处方九　沙利度胺25～50mg　po　bid

【说明】可减少复发性多形红斑的发作持续时间，一般服用10天左右，减量后长期使用25～50mg/d，维持不复发。

（2）重型

处方一　雷公藤多苷片20mg　po　tid

处方二　泼尼松0.5～1mg/kg　po　qd

【说明】皮损广泛、严重者用泼尼松，每早8时顿服，连用数周至数月。

处方三　甲泼尼龙注射液40～80mg

　　　　5%葡萄糖注射液500～1000ml　／　iv drip　qd

3.局部药物治疗

处方一　曲安奈德霜　外用

处方二　莫匹罗星乳膏　外用　bid

处方三　2%～3%硼酸液　湿敷　tid

处方四　利多卡因凝胶　外用　bid

【说明】皮损感染、糜烂者用莫匹罗星乳膏；糜烂面渗出明显者用2%～3%硼酸液，湿敷后用1%依沙吖啶氧化锌油膏外用。黏膜部皮疹对症处理可外用麻醉剂，如利多卡因凝胶。

4.中药治疗　中医强调辨证论治，多以祛风、除湿、解毒为法。

（1）桂枝汤加减

处方　桂枝9克，白芍9克，防风9克，羌活9克，升麻9克，当归9克，红花9克，白芷6克，甘草6克。水煎服，每日1剂。

【说明】适用于风寒证，以疏风散寒为主。

（2）导赤散合升麻消毒饮加减

处方　生地黄12克，木通6克，生甘草6克，升麻9克，牛蒡子9克，栀子9克，羌活9克，归尾9克，赤芍9克，金银花9克，连翘9克。水煎服，每日1剂。

【说明】适用于风湿热证，以疏风清热为主。

（3）普济消毒饮加减

处方　黄芩15克，黄连6克，陈皮6克，甘草6克，玄参6克，柴胡6克，桔梗6克，僵蚕9克，升麻6克，连翘9克，板蓝根15克，马勃9克，牛蒡子9克，薄荷9克。水煎服，每日1剂。

【说明】适用于火毒证，以清热解毒为主。

5.其他治疗方法　静脉注射免疫球蛋白；血浆置换；加强对眼部及口腔的护理，可用臭氧水局部冲洗治疗。

五、预防与调护

（1）忌食辛辣、刺激等食物。风寒证者应注意保暖。

（2）重证患者严密观察患者全身变化情况，注意局部皮肤的护理。

第五节　红皮病

红皮病（erythroderma）又称剥脱性皮炎，是一种严重的全身皮肤发生弥漫性潮红、水肿、浸润伴大量脱屑的炎症性皮肤病，炎症面积达体表面积90%以上。根据发病情况及临床经过，本病可分为急性及慢性两型。

一、临床诊断要点

1.急性型红皮病

（1）皮损发生于全身皮肤，以腋窝、肘窝、腘窝等皱褶处及会阴、肛周为著。

（2）初为猩红热样或麻疹样皮疹，很快发展为全身皮肤弥漫性潮红、肿胀、糜烂、渗液，皮损于数日后逐渐由潮红变为暗红，水肿减轻，出现大量片状或糠秕状脱屑，手足可呈套式剥脱。黏膜损害明显，发生口腔糜烂或溃疡，可引起唇炎、角膜炎、眼结膜炎等，外阴、肛周、尿道口常糜烂（图7-7）。

（3）病程1～2月，可有全身症状。

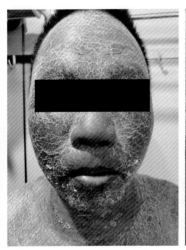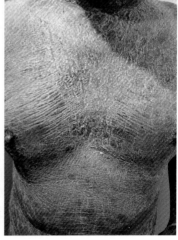

图7-7　急性红皮病

2.慢性红皮病

（1）可发于全身皮肤，躯干较四肢明显，肢体屈侧较伸侧明显。

（2）全身皮肤弥漫性潮红呈暗红色，浸润较重，肿胀、渗液及剥脱较轻，黏膜损害较轻或缺如。瘙痒剧烈，常见抓痕、结痂。头发稀疏、脱落，指、趾甲可增厚变形或脱落（图7-8）。

（3）病程慢性，可迁延数月至数年，全身症状轻。机体各系统、各脏器可受损，如淋巴结肿大、肝脾肿大、心血管病变、水电解质紊乱及蛋白质代谢障碍等。

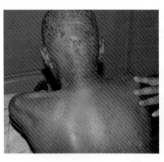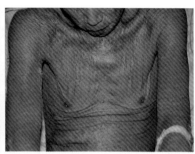

图7-8　慢性红皮病

二、辅助检查

1.血常规检查　外周血白细胞总数增高，嗜酸性粒细胞增多。

2.分泌物病原体培养　可明确继发感染病原。

3.组织病理学检查　一般为非特异性炎症表现。其表皮角化不全或伴有角化过度，颗粒层变薄或消失，棘层肥厚，细胞内和细胞间水肿，海绵状变性。真皮浅层水肿，血管扩张，有多种炎症细胞浸润。继发于其他疾病的红皮病可保留原有疾病的组织病理特征。

三、鉴别诊断

1.大疱性表皮松解症型药疹　虽有高热、广泛大片红斑及大疱性皮损，但主要皮损为红斑基底上的大水疱，疱壁松弛，尼氏征阳性。

2.落叶性天疱疮　正常皮肤上出现大疱，尼氏征阳性，通常不伴有黏膜损害。依据组织病理可鉴别。

四、治疗

1.治疗原则　寻找病因，治疗原发病。有感染时应查明原因（细菌、真菌、病毒），尽快控制感染。局部药物治疗原则是止痒、保护皮肤防止感染。

2.系统药物治疗

处方一　泼尼松片 40～60mg/d　po

处方二　甲泼尼龙注射液 1.0g/d

　　　　5% 葡 萄 糖 注 射 液500～1000ml ╱ iv drip　qd

　　　　连续用3～5天

【说明】系统使用糖皮质激素是治疗红皮病的常用有效疗法。可口服或静滴。病情严重、迅猛者可采用甲泼尼龙冲击治疗，可缓解症状、缩短病程，注意药物副作用。待症状控制后渐减量至维持量。

处方三　甲氨蝶呤 2.5～5mg　每12小时1次，连服3次，每周同样方法给药

【说明】配合糖皮质激素治疗，以减少激素用量且有益于原发病的治疗。

3.局部药物治疗

（1）糜烂渗出明显者，用3%硼酸湿敷。

（2）干燥部位可用粉剂、洗剂、乳剂及软膏，如炉甘石洗剂、氧化锌油及各种皮质类固醇软膏等。

（3）眼、口腔及外阴损害应给予相应护理。

4.中药治疗　中医强调辨证论治，以清热凉血、益气养阴为主。

（1）犀角地黄汤加减

处方　鲜生地黄30克，赤芍9克，牡丹皮9克，紫草12克，金银花12克，黄芩9克，板蓝根30克，蒲公英30克，土茯苓30克，生甘草12克，水牛角10克。水煎服，每日1剂。

【说明】适用于火毒炽盛证，以清热凉血解毒为主。

（2）参苓白术散合增液汤加减

处方　黄芪9克，党参9克，白术9克，茯苓12克，怀山药15克，生地黄18克，玄参9克，天冬9克，麦冬9克，天花粉12克，生甘草3克。水煎服，每日1剂。

【说明】适用于气阴两虚证，以益气养阴为主。

5.其他治疗方法　病情严重者可给予静脉注射人血丙种免疫球蛋白或口服免疫抑制剂［如环孢素A 5mg/（kg·d），病情好转后减量至1～3mg/（kg·d）］或生物制剂。

五、预防与调护

（1）避免滥用药物，对急性期的其他皮肤病患者勿用刺激性强的药物。

（2）宜食高蛋白食物，多吃水果蔬菜，忌饮酒及辛辣刺激性食物。

（3）对药物过敏所致的红皮病，治疗过程中选择用药应特别慎重，避免出现交叉过敏反应。

（4）注意皮肤的清洁及保持良好的环境，如空气流通、定期空间消毒、被褥的清洁等，尤须做好口腔、眼、外阴的护理及防止褥疮发生。

第六节　扁平苔藓

扁平苔藓（lichen planus）又称扁平红苔藓，是一种发生于皮肤、毛囊、黏膜、指（趾）甲的慢性炎症性皮肤病。

一、临床诊断要点

（1）好发于青年及成人，老人及儿童较少见。

（2）好发于腕部屈侧、前臂、股内侧、胫前、腰臀部，可波及全身。

（3）皮损表现为多角形、圆形、紫红色扁平丘疹或斑丘疹，表面有一层角质薄膜，具蜡样光泽或细浅的白色网状条纹。可累及口腔颊黏膜，呈白色网状条纹，可融合、增大或出现糜烂（图7-9）。

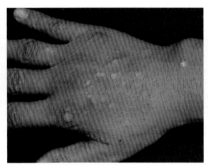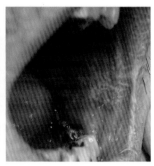

图7-9　扁平苔藓

扁平苔藓有几种特殊类型：

（1）线状扁平苔藓：常见于儿童。好发于下肢后侧，可见于胸部，面部罕见。皮疹多沿皮节、血管或神经走行排列成线状或带状。

（2）环状扁平苔藓：多见于龟头，皮疹排列成环状或一个呈离心性向外扩展的环状损害丘疹，中央轻度凹陷或萎缩。

（3）肥厚性扁平苔藓：多见于胫前及踝部，皮损呈紫蓝色或红褐色疣状肥厚增殖性斑块。瘙痒剧烈，迁延不愈。

（4）萎缩性扁平苔藓：好发于下肢、躯干。皮损表现为紫红色或黄褐色中央萎缩性斑片或斑块。

（5）大疱性扁平苔藓：在扁平丘疹或正常皮肤上出现水疱或大疱。

（6）光化性扁平苔藓：好发于儿童及青年，黑肤色人种易发病。皮损多见于面额、颈部、胸前V区、前臂伸侧及手背等暴露部位。皮疹特征为境界清楚的浅褐色或紫色环状斑或盘状斑片、斑块。部分可有轻度痒感。

（7）掌跖部扁平苔藓：多发生于掌跖缘、足弓内侧、足跟后缘。皮损呈局限性黄色增厚的斑块或结节，在足部的皮疹可发生大疱，破后形成慢性溃疡，可癌变。

（8）色素性扁平苔藓：皮疹炎症不明显，为黑褐色或紫褐色色素沉着斑。

二、辅助检查

组织病理学检查　表现为表皮角化过度，颗粒层楔形增厚，棘层不规则增厚，表皮突呈锯齿状，基底细胞液化变性，真皮上部淋巴细胞呈带状浸润，真皮乳头层可见胶样小体及噬黑素细胞。

三、鉴别诊断

1.皮肤淀粉样变　皮损对称分布于小腿伸侧及肩部，为表面粗糙、无光泽的半球形或扁平丘疹，刚果红试验阳性，无Wickham纹，依据组织病理可鉴别。

2.银屑病　片状银白色鳞屑，刮除鳞屑后可见薄膜现象及点状出血。

3.黏膜白斑　易与黏膜扁平苔藓相混，前者略突起，质硬，为灰白色或乳白色边界清楚的斑片，表面有纵横交错的红色细纹，依据组织病理可鉴别。

四、治疗

1.治疗原则　对症治疗为主，缓解症状，消除感染病灶，减轻炎症反应，预防继发感染。

2. 系统药物治疗

（1）糖皮质激素

处方 泼尼松片 10mg　po　bid

【说明】皮质类固醇激素对于急性泛发、重症、毛发严重受累以及黏膜有继发性溃疡者可用，一般用中、小剂量口服。同时加用雷公藤多苷片 20mg，每日 3 次。

（2）维甲酸类

处方一 阿维 A 10mg　po　bid

处方二 维 A 酸 10mg　po　bid

【说明】维 A 酸可有抑制表皮角化过度，能使萎缩或角化过度的上皮细胞恢复正常。

（3）抗生素

处方一 青霉素 80 万单位　im　bid　共 10 天

处方二 甲硝唑 200mg　po　tid　共 14 天

【说明】有学者认为扁平苔藓的发病与细菌感染或病灶有关。在采用抗生素治疗后有的病例有效。

（4）免疫增强剂

处方一 左旋咪唑 50mg　po　tid

处方二 转移因子 10ml　po　tid

处方三 聚肌胞 2mg　im　q3d

（5）免疫抑制剂

处方一 硫唑嘌呤 25～50mg　po　bid

处方二 环磷酰胺 25～50mg　po　bid

【说明】对顽固难治的病例可试用免疫抑制剂治疗，但剂量宜小。

（6）其他药物

处方一 沙利度胺 25mg　po　bid

处方二 羟氯喹 100mg　po　bid

【说明】对中重型患者可加用沙利度胺。羟氯喹、沙利度胺对光线性扁平苔藓疗效更佳。

3. 局部药物治疗

处方一　双氧水　清洁漱口　每天数次

处方二　利多卡因　漱口　每天数次

【说明】用于口腔损害。

处方三　肤轻松软膏　外涂　qd

处方四　曲安西龙霜　外涂　qd

处方五　泼尼松龙1ml

　　　　普鲁卡因注射液1ml ╱ 局部注射　qw

【说明】用于皮损局限者。

处方六　0.1%维甲酸制剂　外用　tid

处方七　0.03%～0.1%他克莫司软膏　外用　qid

【说明】将涂有他克莫司软膏的棉棒或棉片按压于口腔皮损处半小时或以上，过程中不要饮食，每日4次，连续治疗4周，治疗结束后进行2周随访。他克莫司软膏是新一代外用免疫调节剂，对炎症性皮肤黏膜疾病显示出良好疗效，对黏膜部位扁平苔藓的有效性已得到多个研究的证实，特别是对糜烂、复发和顽固型口腔扁平苔藓疗效更佳，适用于对糖皮质激素无效的难治性病例，生殖器部位扁平苔藓及其他部位糜烂型扁平苔藓对他克莫司软膏的反应也好，黏膜处可考虑先从低浓度开始。

4. 中药治疗　中医强调辨证论治，以清热解毒、养血润燥、滋补肝肾为主。

（1）消风散加减

处方　荆芥9克，大力子9克，薄荷5克（后下），僵蚕9克，蝉蜕5克，全当归9克，半边莲30克，莪术9克，紫草9克，穿山甲9克。水煎服，每日1剂。

【说明】适用于风盛证，以疏风清热为主。

（2）地黄饮子加减

处方　大生地黄18克，全当归9克，生白芍9克，首乌藤12克，炒栀子9克，白蒺藜9克，珍珠母30克，炙僵蚕9克，蓬莪术9克，炮穿山甲9克。水煎服，每日1剂。

【说明】适用于血虚风燥证，以养血润燥为主。

（3）清喉益气汤加减

处方　大生地黄15克，玄参9克，天冬、麦冬各9克，黄芩6克，牡丹皮6克，赤芍6克，当归9克，桔梗9克，薄荷5克，青皮、陈皮各6克，防风3克，甘草1克。水煎服，每日1剂。

【说明】适用于肝郁血滞证，以疏肝解郁为主。

（4）丹栀逍遥散加减

处方　牡丹皮9克，生栀子9克，生地黄15克，当归9克，赤芍、白芍各6克，炒白术9克，黄柏9克，半边莲30克，茯苓14克，炮穿山甲9克，珍珠母30克。水煎服，每日1剂。

【说明】适用于肝肾不足型，以养血健脾、疏肝清热为主。

5.其他治疗　光化学疗法、激光、冷冻及同位素治疗、局部糖皮质激素封闭治疗。

五、预防与调护

（1）忌用可能激惹本病的药物如链霉素、砷剂及磺胺类药物等。

（2）积极治疗感染灶等其他疾病。

（3）口腔黏膜受累者，注意避免辛辣饮食、吸烟、假牙等刺激。

第七节　线状苔藓

线状苔藓（lichen striatus）是一种以线状排列的多角形小丘

疹为典型皮损的慢性炎症性皮肤病。

一、临床诊断要点

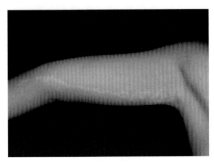

图7-10 线状苔藓

（1）多发于5～15岁的儿童，女性略多于男性，成人偶见。

（2）好发于四肢、躯干、颈部，偶发于面部，常单侧发生，偶见双侧。可累及甲。

（3）初发皮损为针尖至粟粒样大小的扁平丘疹，淡红色或皮色，有光泽，上覆少量鳞屑，皮损增多后可形成1～3cm宽的沿肢体长轴呈连续或断续的线状排列（图7-10）。累及指甲，出现甲板变薄、甲纵嵴、分裂、甲床角化过度。

（4）多无自觉症状或偶有痒感。多数患者数月后皮损自行消退。

二、辅助检查

组织病理学检查　缺乏特异性。表皮有灶性角化不全，偶有少数角化不良细胞，轻度海绵水肿。真皮浅层血管周围淋巴细胞浸润。

三、鉴别诊断

1.慢性单纯性苔藓　有典型的皮肤苔藓样变，瘙痒明显，持续时间较长。

2.单侧性疣状痣　多在出生时就存在，疣状皮损，无自愈倾向。

四、治疗

1.治疗原则　本病多为自限性，一般无需治疗。顽固者或者皮损显著者可用药。

2.系统药物治疗

处方　维生素B_2 10mg　po　tid

3.局部药物治疗

处方一 0.1%维A酸软膏　外用　bid

处方二 糠酸莫米松软膏　外用　qd

【说明】维A酸软膏可能会引起皮肤刺激症状，如灼感、红斑及脱屑，属正常表现。

4.中药治疗

（1）二陈汤加减

处方　苍术10克、白术10克、茯苓10克、陈皮10克、泽泻10克、黄芩10克、桑白皮10克、赤芍10克、白蒺藜10克、白鲜皮15克。水煎服，每日一剂。

【说明】适用于风热证，以清肺疏风为主。

（2）用大枫子油或蛋黄油外涂。

5.其他治疗方法　甲损害可予糖皮质激素霜剂封包治疗。

五、预防与调护

忌食辛辣刺激食物，避免搔抓及接触刺激性物质。

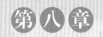

第八章
结缔组织病

结缔组织病是一组病因不明，累及多脏器多系统的结缔组织疾病。主要包括红斑狼疮、皮肌炎、硬皮病等。

第一节　红斑狼疮

红斑狼疮（lupus erythematosus）是一组累及全身多脏器的自身免疫性疾病。现认为红斑狼疮为一种病谱性疾病；病谱的一端为盘状红斑狼疮，另一端为系统性红斑狼疮。其间还包括播散性盘状红斑狼疮、深部红斑狼疮、亚急性皮肤型红斑狼疮等类型。

一、临床诊断要点

1.盘状红斑狼疮（DLE）

（1）多见于中青年人，男女比例约1：3。

（2）皮损好发于暴露部位，如面部、鼻梁、面颊，其次为口唇、耳、头部、手背等处。

（3）典型皮损为境界清楚的圆形、椭圆形或不规则红斑，边缘稍隆起，中心附着黏着性鳞屑，剥去鳞屑可见扩大的毛囊口和角栓。晚期皮损中央萎缩，毛细血管扩张和色素减退，周围则色素沉着。黏膜部位可出现灰白色小片糜烂或浅溃疡，绕以紫色红晕（图8-1）。

（4）大部分病人无全身症状。

2.亚急性皮肤型红斑狼疮（SCLE）

（1）好发于中青年女性。

（2）皮损好发于面部、颈部、胸部V区、肩背及上肢暴露部位。

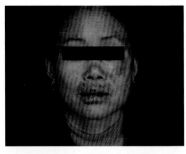

图8-1　盘状红斑狼疮

（3）皮疹主要分为丘疹鳞屑型及环形红斑型。丘疹鳞屑型初起为小丘疹，逐渐发展成为大小、形状不一的红斑或斑块，上覆较明显鳞屑。环形红斑型为小红斑或小丘疹边缘逐渐扩大，中央消退的环形水肿性红斑，可相互融合成多环形红斑或不规则形红斑，愈合可见毛细血管扩张（图8-2）。

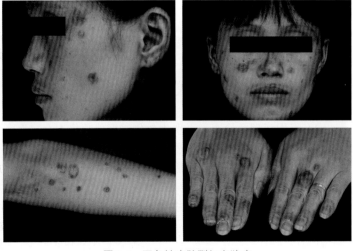

图8-2　亚急性皮肤型红斑狼疮

（4）常伴有发热、关节痛、口腔溃疡等症状。

3.系统性红斑狼疮（SLE）

（1）男女比例约为1：9。

（2）特征性皮损为面部蝶形红斑。常伴有盘状红斑、多形红斑样和红斑肢痛症、紫癜、水疱、血疱、结节、溃疡、网状青斑、指（趾）坏疽、雷诺现象、光敏、脱发等。口腔黏膜可有红斑、出血点、糜烂、水疱和溃疡等（图8-3）。可伴有发热、关节和（或）肌肉疼痛、乏力、消瘦等全身症状。

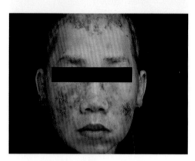

图8-3　系统性红斑狼疮

（3）多系统受累，多有狼疮性肾炎、心包炎、心包积液、心肌炎、胸膜炎、胸腔积液、间质性肺炎、神经精神症状、眼底出血等。

二、辅助检查

1.DLE

（1）实验室检查：少数病人抗核抗体（ANA）、狼疮细胞阳性，血沉增块。

（2）组织病理学检查：表现为角化过度伴角化不全、毛囊口及汗孔有角栓、灶状基底细胞液化变性、色素失禁等，真皮血管及皮肤附件周围有淋巴细胞为主的浸润，胶原纤维间可有黏蛋白沉积。

（3）免疫病理：狼疮带试验，皮损表皮-真皮交界处见颗粒状IgG、IgM和C3线性状沉积。

2.SCLE

（1）实验室检查：可见白细胞减少，贫血，C3、C4下降，血沉增快，ANA、狼疮细胞阳性，抗SSA/Ro、抗SSB/La抗体阳性，抗ds-DNA阳性。

（2）组织病理学检查：皮损表皮-真皮界面液化显著，真皮血管及周围淋巴细胞轻度浸润。

（3）免疫病理：表皮-真皮交界处免疫球蛋白和补体不规则颗粒状沉积。

3.SLE

（1）实验室检查：血常规检查多有红细胞、白细胞、血小板计数减少；尿常规检查可发现蛋白和管型；血沉增快，丙种球蛋白升高，IgG、IgA、IgM增高，CH50、C3、C4降低，类风湿因子阳性，ANA、狼疮细胞阳性，抗ds-DNA抗体、抗Sm抗体阳性。

（2）组织病理学检查：基底细胞液化变性、真皮浅层水肿、胶原纤维间黏蛋白沉积、管壁纤维蛋白沉积，血管及周围附属器炎性细胞浸润。

（3）免疫病理：皮损表皮-真皮交界处免疫球蛋白和C3沉积，阳性率高达90%，外观正常皮肤阳性率达70%，正常皮肤处取材有诊断意义。

三、鉴别诊断

1.盘状红斑狼疮与以下疾病鉴别

（1）脂溢性皮炎：有脂溢性鳞屑，易于剥去，无角质栓及毛囊口扩大。

（2）寻常狼疮：为皮肤结核最常见的一种，有狼疮结节，易于破溃形成瘢痕，瘢痕上仍可出现结节，用玻片压诊可见苹果酱颜色。

（3）剥脱性唇炎：表面有厚痂和鳞屑，容易脱落露出红色而发光的表面，不久又结鳞屑痂皮。唇红缘干燥、皲裂及灼热、疼痛。

（4）冻疮：冬季发病，春暖消退，皮损为红斑，有轻度水肿，遇热则刺痒，表面无鳞屑。

2. 系统性红斑狼疮与以下疾病鉴别

（1）皮肌炎：多始于面部，皮损为实质性水肿性红斑，伴有血管扩张，多发性肌炎症状明显，血清肌酶如肌酸激酶、醛缩酶等升高。

（2）风湿性关节病：关节肿痛明显，可出现风湿结节，无红斑狼疮特有的皮肤改变，红斑狼疮抗核抗体检查阴性，无光敏感史。

（3）日光性皮炎：是一种日光诱发的迟发性变态反应性皮肤病。皮疹见于面部、颈部、胸前 V 形区、前臂伸侧等暴露部位，表现为弥漫性红斑，重者出现水疱。抗核抗体测定阴性。

四、治疗

1. 治疗原则　避光防晒，预防感冒及各种感染，局部皮损可用糖皮质激素软膏外涂，全身治疗可用免疫抑制剂或免疫调节剂、抗疟药等。

2. 系统药物治疗

（1）DLE 或无全身症状的 SCLE

处方一　氯喹 0.125g　po　bid

处方二　羟氯喹 0.2g　po　bid

【说明】抗疟药羟氯喹有光滤、免疫调节、抗炎作用，可以改善本病的皮肤损害，控制狼疮肾，也可使 SLE 关节肿痛和炎性关节炎症状得以改善，防止血栓生成。羟氯喹不能用于已经存在黄斑病变的患者，不能用于对 4-氨基喹啉类药物过敏的患者。对长期服用羟氯喹的患者建议每半年做一次眼科检查。目前 FDA 将羟氯喹列为 C 类药。制酸剂（如三硅酸镁）能减少羟氯喹的吸收，因此建议和制酸剂之间有 4 小时以上的给药间隔。

处方三　沙利度胺 25～50mg　po　bid

【说明】沙利度胺可抑制炎症介质，对 DLE 有显著疗效，对 SCLE 患者控制皮损效果较好，它尤其适用于局部使用皮质类固醇激素和口服氯喹无效的严重病例。沙利度胺一般在服药1周内开始临床改善，多数病例在3周至2个月内皮损消退，个别患者可长达6个月后才完全消退。最为常见的不良反应是头晕、恶心、周围神经病、镇静、皮疹和便秘。沙利度胺不影响服药者的生殖器官，但是通过胎盘直接作用于敏感期的胚胎，小剂量即可致畸。因此，育龄妇女要禁用。

处方四　异维A酸 10mg　po　bid

处方五　阿维A 10mg　po　bid

【说明】口服维A酸类药物治疗 DLE 非常有效，尤其是对肥厚性皮损。

（2）播散型 DLE、SCLE 或轻型 SLE

处方一　泼尼松 20～30mg　po　qd8am

处方二　氯喹 0.125g　po　bid

处方三　羟氯喹 2g　po　bid

处方四　沙利度胺 25～50mg　po　bid

【说明】泼尼松口服1个月后逐步减量；沙利度胺口服4～6周后减量，并维持2～4个月。国外一回顾性研究提示早期应用羟氯喹会延缓 SLE 的发展，建议在疾病早期甚至只有局部皮损时就开始应用抗疟药。

（3）中度严重型 SLE

处方一　泼尼松 40～60mg　po　qd8am

处方二　雷公藤片 2片　po　tid

处方三　雷公藤多苷片 20mg　po　tid

处方四　沙利度胺 25～50mg　po　bid

处方五　薄芝片 2～3片　po　tid

【说明】建议应用强有力的治疗措施首先控制病情发展，稳定后再逐步减药。SLE应用糖皮质激素的原则是早用、足量、长程。尽可能选择泼尼松、泼尼松龙、甲泼尼龙这类血浆半衰期短而又不含卤族元素的类型。

（4）重型SLE

处方一　泼尼松 30～40mg　po　bid

处方二　甲泼尼龙 60～100mg
　　　　5%葡萄糖注射液 500ml ／ iv drip　qd

处方三　雷公藤片 2片　po　tid

处方四　硫唑嘌呤 50mg　po　bid

【说明】泼尼松分早晨8时、下午4时2次口服，1个月后逐步减量。

（5）狼疮性肾炎或狼疮性脑病可采用大剂量糖皮质激素或环磷酰胺冲击疗法，任选其一或糖皮质激素与环磷酰胺冲击疗法交替进行。

处方一　甲泼尼龙 500mg
　　　　5%葡萄糖注射液 500ml ／ iv drip　qd 连用三天

处方二　地塞米松 100～150mg
　　　　5%葡萄糖注射液 500ml ／ iv drip　qd 连用三天

处方三　环磷酰胺 600～800mg
　　　　5%葡萄糖注射液 500ml ／ iv drip　每周一次，共
　　　　6～8次

【说明】也可甲泼尼龙第1日400mg，第2日300mg，第3日200mg，第4日恢复到常规治疗剂量，此法相对比较安全。

3.局部药物治疗

处方一　卤米松乳膏　外用　bid

处方二　卤米松三氯生霜　外用　bid

处方三　他克莫司软膏　外用　bid

处方四　吡美莫司乳膏　外用　bid

【说明】外用或皮损内注射糖皮质激素在DLE的治疗中有重

要作用，但要注意长期外用糖皮质激素引起的皮肤萎缩。免疫抑制剂他克莫司、吡美莫司对于无论是DLE、SCLE疾病本身还是外用糖皮质激素所致的皮肤萎缩均有效，但对于DLE肥厚性皮损治疗效果较差，可能与药物渗透性差有关。

4.中药治疗　中医强调辨证论治，常以清热、解毒、益气、养阴为主。

（1）犀角地黄汤合黄连解毒加减

处方　水牛角30克，生地黄24克，芍药12克，牡丹皮9克，黄连9克，黄芩6克，黄柏6克，黄栀子9克，紫草9克，甘草6克。水煎服，每日1剂。

【说明】适用于热毒炽盛证，以清热解毒为主

（2）养心汤加减

处方　白人参5克，黄芪20克，丹参15克，白术6克，熟地黄12克，当归9克，茯苓9克，五味子9克，远志9克，酸枣仁12克，炙甘草6克。水煎服，每日1剂。

【说明】适用以气血两伤证，以益气养阴为主。

（3）附桂八味丸合真武汤加减或芪归真武汤加减

处方　制附片12克，肉桂6克，熟地黄15克，山茱萸12克，淮山药15克，茯苓12克，泽泻10克，白术12克，黄芪30克，淫羊藿12克，巴戟天12克。水煎服，每日1剂。

【说明】适用于脾肾阳虚证，以补肾健脾为主。

（4）四君子汤合丹栀逍遥散加减

处方　党参20克，茯苓12克，白术9克，柴胡9克，当归9克，白芍9克，薄荷6克，牡丹皮6克，黄栀子6克，炙甘草6克。水煎服，每日1剂。

【说明】适用于脾虚肝旺证，以疏肝健脾为主。

（5）逍遥散加减。

处方　柴胡9克，当归9克，白芍9克，薄荷6克，茯苓12克，白术9克，丹参15克，木香6克，桃仁10克，甘草6克。水

煎服，每日1剂。

【说明】适用于气滞血瘀证，以疏肝理气、活血化瘀为主。

5.其他治疗方法　必要时静脉注射免疫球蛋白，血浆置换，血液透析，生物制剂和干细胞移植等治疗。

五、预防与调护

（1）无论盘状红斑狼疮，还是系统性红斑狼疮均应避免日光暴晒、紫外线的照射，外用防晒剂。深部红斑狼疮尚需防冻。

（2）避免使用雌激素类避孕药，避免使用可能诱发狼疮的药物，如青霉素、磺胺类、保泰松、金制剂等药物，容易诱发红斑狼疮症状，肼苯哒嗪、普鲁卡因酰胺、氯丙嗪、甲基多巴、异烟肼等容易引起狼疮样综合征。

（3）劳逸结合，加强营养，生活规律化，避免妊娠和精神创伤。缓解期才可做防疫注射。

（4）树立战胜疾病的信心，减少精神压力，定期随访、检查。

第二节　皮肌炎

皮肌炎（dermatomyositis）是一种以皮肤、肌肉及小血管的弥漫性炎症为基础的自身免疫性结缔组织病，可伴有关节、心肌等多器官损害。无皮肤损害只有肌炎者称为多发性肌炎，无肌炎有皮损者称为皮肤型皮肤炎。

一、临床诊断要点

（1）任何年龄均可发病，多见于儿童期及壮年期，男女比例约1∶2。

（2）皮损好发于眼睑以及前额、颧部、颊部、耳前后、头皮及上胸部暴露部位。

（3）皮损主要表现为以上眼睑为中心的紫红色水肿斑，指趾关节伸侧的紫红色扁平丘疹或斑块，覆细小鳞屑，多对称分布，皮损消退后有萎缩、毛细血管扩张及色素减退（图8-4）。皮损可轻可重，约1/3皮肤炎患者以皮损为首发症状。部分患者对光敏感。

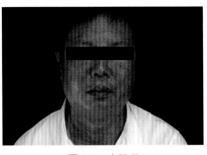

图8-4　皮肌炎

（4）肌肉症状主要表现为肌痛、肌无力。通常四肢近端肌群、肩胛带肌群、颈部和咽喉部肌群最早受累，出现上举、下蹲困难，吞咽肌群受累则发生吞咽困难。可有全身乏力、头痛、不规则发热、关节痛及雷诺现象。心肌受累者可出现心肌炎和心包炎。

二、辅助检查

1.血液检查　肌酸激酶（CK）、醛缩酶（ALD）、谷草转氨酶（AST）、谷丙转氨酶（ALT）、乳酸脱氢酶（LDH）升高，其中以CK最敏感，肌酶水平随病情的变化波动呈平行关系，可作为诊断、疗效监测及预后的评价指标。24小时尿肌酸排泄量大于200mg，抗Mi-2抗体、抗Jo-1抗体可阳性。

2.肌电图　提示肌源性损害。

3.组织病理学检查　可见肌肉肿胀、横纹消失、肌膜细胞核增多，肌纤维分离、断裂及变性，甚至坏死。

三、鉴别诊断

1.内分泌疾病　甲状腺功能减退所致肌病，主要表现为肌无力，也可出现进行性肌萎缩。

2. 低钾血症 　血钾低，肌无力为主，补钾后恢复快。

3. 肌营养不良症 　有遗传家族史，表现为进行性肌无力（从肢体远端开始）和萎缩，无肌压痛。

4. 线粒体肌病 　是线粒体呼吸酶链的氧化代谢障碍，青少年多见，表现为骨骼肌的极易疲劳，卧床休息时肌力常正常。

四、治疗

1. 治疗原则 　无肿瘤并发症的病例，可给予皮脂类固醇、免疫抑制剂治疗。对小儿皮肌炎患者尽量去除一切可疑病灶，并采用抗生素联合皮脂类固醇治疗。

2. 系统药物治疗

（1）病情轻度者

处方一　泼尼松20～30mg　po　bid

处方二　雷公藤片2片　po　tid

处方三　雷公藤多苷片20mg　po　tid

处方四　羟氯喹0.2g　po　bid

处方五　沙利度胺25～50mg　po　bid

【说明】糖皮质激素是本病的首选药，通常剂量为泼尼松1.5～2mg/（kg·d），晨起一次口服，重症者可分次服，大多数治疗后6～12周内肌酶下降，肌酶趋于正常后开始减量，减量应缓慢；有皮肤症状者可加用羟氯喹、沙利度胺，但羟氯喹对皮肌炎的肌肉症状并没有任何改善作用。

（2）病情中度者

处方一　泼尼松30～40mg　po　bid

处方二　雷公藤片2片　po　tid

处方三　雷公藤多苷片20mg　po　tid

【说明】泼尼松口服4～6周后逐渐减量。雷公藤多苷片有抗炎、抑制体液免疫和细胞免疫反应的作用。长期服用，有白细胞和血小板减少、月经紊乱、精子减少等不良反应。

（3）病情重度者

处方一　甲泼尼龙 80 ～ 120mg
　　　　5% 葡萄糖注射液 500ml ╱ iv drip　qd

处方二　甲氨蝶呤 1.25 ～ 2.5mg　po　q12h

处方三　甲氨蝶呤 10 ～ 20mg　im　qw

处方四　甲氨蝶呤 10 ～ 20mg
　　　　5% 葡萄糖注射液 500ml ╱ iv drip　qw

【说明】病情好转后改为泼尼松口服，并逐渐减量。应警惕糖皮质激素性肌病，激素的肌毒性主要出现在使用氟化类激素；激素与免疫抑制剂联合应用可提高疗效、减少激素用量，甲氨蝶呤（MTX）口服每周连续 3 次；甲氨蝶呤，静脉滴注连续 8 ～ 12 次，或硫唑嘌呤（AZA）和环磷酰胺（CTX），在治疗肌炎中 CTX 不如 MTX 和 AZA 常用，单独对控制肌肉炎症无效，适用于伴肺间质病变。应用免疫抑制量的甲氨蝶呤后 24 小时内再给适量的甲酰四氢叶酸，可对抗甲氨蝶呤的毒性。用药期间应定期检查血常规和肝肾功能。

（4）顽固性皮肌炎可采用大剂量糖皮质激素或环磷酰胺冲击疗法，任选其一或糖皮质激素与环磷酰胺冲击疗法交替进行。

处方一　甲泼尼龙 500 ～ 1000mg
　　　　5% 葡萄糖注射液 500ml ╱ iv drip　qd

处方二　地塞米松 100 ～ 150mg
　　　　5% 葡萄糖注射液 500ml ╱ iv drip　qd

处方三　环磷酰胺 600 ～ 800mg
　　　　5% 葡萄糖注射液 500ml ╱ iv drip　qw 共 6 ～ 8 次

【说明】甲泼尼龙静点，第 4 天恢复到常规治疗剂量，此法相对比较安全；地塞米松静点，第 4 日恢复到常规治疗剂量，此法相对比较安全。

3. 局部药物治疗

处方一　他克莫司软膏　外用　bid

处方二 吡美莫司乳膏 外用 bid

4.中药治疗 中医强调辨证论治，以清热、凉血、益气、养血为主

（1）清营汤或清瘟败毒饮加减

处方 水牛角30克，生地黄15克，玄参9克，竹叶心3克，麦冬9克，丹参6克，黄连5克，金银花9克，连翘6克，牡丹皮9克，知母9克，黄栀子6克，生石膏30克。水煎服，每日1剂。

【说明】适用于热毒炽热证。以清热解毒、凉血清营为主。

（2）温经通络汤加减

处方 当归12克，桂枝10克，细辛6克，白芍药10克，制附片10克，乳香10克，没药10克，蜈蚣2条，甘草5克。水煎服，每日1剂。

【说明】适用于寒瘀痹阻证。以温经通络为主。

（3）补中益气汤加减或归脾汤加减

处方 党参20克，木香6克，远志6克，白术9克，茯神9克，当归9克，黄芪12克，龙眼肉12克，酸枣仁12克，炙甘草3克。水煎服，每日1剂。

【说明】适用于阳气虚衰证。以补气养血为主。

5.其他治疗方法 血浆置换。对皮损中血管壁有IgG和C沉积的儿童皮肌炎效果显著，可与免疫抑制剂或激素联合应用。

五、预防与调护

（1）去除感染病灶，尤其是小儿皮肌炎在用激素的同时，配合抗生素治疗预后好。

（2）检查有无并发恶性肿瘤，特别是中年以上患者。

（3）急性期患者应卧床休息，减轻肌肉负担，并适当进行肢体被动运动，以防肌肉萎缩。急性期后，应逐步加强肌力训练。

（4）给予高蛋白和维生素丰富的饮食。

第三节 硬皮病

硬皮病（scleroderma）是一种以皮肤及内脏器官胶原纤维进行性水肿硬化为特征的慢性结缔组织病。

一、临床诊断要点

1.局限性硬皮病

（1）本型多见于额部、颊部、四肢、乳房及臀部。

（2）主要以皮肤损害为主，皮损初发为淡红色或紫红色的带状、圆形或卵圆形斑块、微隆起，轻度水肿，以后逐渐演变为淡黄色或象牙色，表面光滑，有蜡样光泽，中间可凹陷，皮革样硬度，数年后，皮肤萎缩变薄，如羊皮纸样，无弹性（图8-5）。

（3）发病初，局部可感瘙痒。

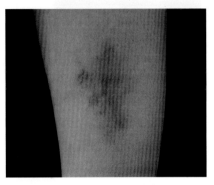

图8-5 局限性硬皮病

2.系统性硬皮病（图8-6）

（1）好发于30～50岁中青年女性，女性发病约为男性3倍。

（2）皮损多首发于手部、面部，逐渐累及前臂、颈部、躯干，呈对称性。

（3）皮损依次经历肿胀期、硬化期和萎缩期。

① 肿胀期：皮肤呈弥漫性轻度肿胀，非凹陷性，有紧绷感，皮纹消失，表面光滑，呈苍白或淡黄色；

② 硬化期：皮肤肿胀消失，渐变硬，不能用手捏起，与皮下组织密切相连，表面具蜡样光泽；

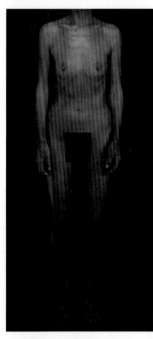

图8-6 系统性硬皮病

③萎缩期：皮肤、皮下组织、肌肉均可萎缩，皮肤变薄如羊皮纸样，皮纹消失，毛发脱落，硬化部位常有色素沉着，间以脱色白斑。皮肤弹性消失，呈木板样硬化，易发生溃疡和坏死。面颈部皮肤受累时可形成面具脸。

（4）90%患者以雷诺现象为首发症状，表现为指（趾）青紫、苍白，遇寒冷加重；可伴有发热、关节痛、食欲减退、体重下降等症状。伴有关节痛和关节炎，关节活动受限，强直以致挛缩畸形，手指可变短、变形。血管损害可引起心肺肾功能受损，对冷刺激及情绪刺激的舒缩反应异常。内脏器官可因弥漫性纤维化出现吞咽困难、腹痛、腹胀、呼吸困难等一系列相应症状，可出现肌无力、肌痛甚至肌萎缩。

二、辅助检查

1.血液检查　白细胞计数增多，贫血，血沉增快。IgG、IgM增高，补体降低，循环免疫复合物（CIC）阳性。ANA（斑点或核仁型）阳性，抗Scl-70抗体阳性，抗着丝点抗体（ACA）阳性。

2.甲襞毛细血管显微镜　雷诺现象者甲襞微循环检查可见毛细血管变大、扩张、肿胀、变形、形态不规则等。

3.组织病理学检查　真皮增厚，胶原纤维早期肿胀、变性，后期增生、硬化，皮肤附属器萎缩或消失。

4. 影像检查　系统性硬皮病者胸部X线或CT可示双肺基底部纤维化。

三、鉴别诊断

1. 硬化萎缩性苔藓　与局限性硬皮病鉴别。前者初为淡红色扁平丘疹，后变为象牙色或珍珠色，质地坚实，还可见不同形状的轻度硬化的斑片，疾病后期，皮损萎缩可呈羊皮纸外观。

2. 嗜酸性筋膜炎　以筋膜发生弥漫性肿胀、硬化为特征，皮下深部组织硬肿，皮面有与浅静脉走向一致的线状凹陷，伴局部酸胀。发病前常有过度劳累、外伤、受寒等诱因。

3. 硬肿病　起病突然，初发颈部，迅速向面、躯干、上肢发展，对称性弥漫性皮肤发硬，无色素改变及毛发脱落现象。无雷诺征。

四、治疗

1. 治疗原则　目前无特效疗法。可根据病情给予皮质类固醇及血管扩张剂治疗。

2. 系统药物治疗

（1）急性水肿期

处方一　泼尼松20～30mg　po　qd　8am

处方二　维生素E 100mg　po　tid

处方三　右旋糖酐40（低分子右旋糖酐）500ml　iv drip　qd

处方四　硝苯地平5～10mg　po　bid或tid

处方五　丹参注射液8～16ml

　　　　5%葡萄糖注射液500ml　／iv drip　qd

【说明】总的来说，糖皮质激素对本症效果不显著，通常对炎性肌病、间质性肺部疾病的炎症期有一定疗效。丹参注射液静脉滴注10～15次为1个疗程，连续或间歇2～3疗程后，能阻止红细胞及血小板的聚集，降低血液黏滞性，改善微循环。钙通道阻滞剂（如硝苯地平）、α受体阻断剂（如妥拉唑啉）、血管扩张剂（如前列腺素E1），能松弛血管平滑肌和减轻血管痉挛，改善微循环，是治疗雷诺现象的主要药物。

（2）硬化萎缩期

处方一 丹参注射液8～16ml

　　　　5%葡萄糖注射液500ml ╱ iv drip qd

处方二 右旋糖酐40（低分子右旋糖酐）500ml iv drip qd

处方三 薄芝注射液2～4ml im qod

处方四 薄芝片3片 po tid

处方五 秋水仙碱0.5～1.5mg po qd

处方六 秋水仙碱1～2mg

　　　　5%葡萄糖注射液500ml ╱ iv drip qd

处方七 曲尼司特100mg po tid

处方八 硫唑嘌呤25～50mg po bid或tid

处方九 环磷酰胺1～2mg/（kg·d） po qd

【说明】丹参注射液静脉滴注，10～15次为1个疗程；秋水仙碱用量达到总量20～40mg为1个疗程，共2～3个疗程。秋水仙碱有抑制白细胞趋化因子、稳定溶酶体膜以及减轻炎症的作用，但起效慢。曲尼司特调节胶原合成代谢，抗纤维化，对局限性、系统性硬皮病均有不同效果。环磷酰胺可以减轻皮肤症状，阻止肺纤维化和其他并发症的发展。

3.局部药物治疗

（1）早期可予糖皮质激素外用或封包

处方一 卤米松软膏 外用 qd

处方二 曲安西龙软膏 外用 qd

处方三 倍他米松软膏 外用 qd

（2）维生素D_3衍生物

处方 钙泊三醇软膏 外用（每日2次，每晚封包）

4.中药治疗　中医强调辨证论治，以活血化瘀、祛风除湿、温经祛寒为主。

（1）独活寄生汤加减

处方　独活9克，桑寄生6克，杜仲6克，牛膝6克，细辛6克，秦艽6克，茯苓6克，肉桂6克，防风6克，川芎6克，党参6克，当归6克，芍药6克，生地黄6克，甘草6克，淫羊藿15克，川续断15克。水煎服，每日1剂。

【说明】适用于风湿痹阻证。以祛风除湿、活血通络为主。

（2）桃红四物汤加减

处方　桃仁10克，红花10克，生地黄12克，当归尾12克，赤芍12克，川芎6克。水煎服，每日1剂。

【说明】适用于血瘀经脉证。以养血活血为主。

（3）阳和汤加减

处方　熟地黄30克，肉桂3克，麻黄2克，鹿角胶9克，白芥子6克，姜炭2克，生甘草3克。水煎服，每日1剂。

【说明】适用于寒盛阳虚证。以温阳补血、散寒通络为主。

（4）中药外治

处方一　伸筋草30克，透骨草30克，艾叶30克，乳香15克，没药15克，水煎外洗，每日一剂。

处方二　红花油、虎骨酒加温按摩。

【说明】适用于血瘀寒凝证。

5.其他治疗方法　音频电疗、毫米波治疗及保健按摩等均有助于疾病的恢复。国外报告UVA光疗（PUVA和UVA1）能显著改善早期患者皮肤和关节症状。

五、预防与调护

（1）注意保暖，防止外伤，避免主动和被动吸烟。避免精神创伤和过度紧张。

（2）适当休息，加强功能性体育锻炼。

第九章
大疱性皮肤病

大疱性皮肤病（bullous dermatosis）是指以水疱、大疱为基本皮肤损害，发生在皮肤黏膜的一组皮肤病。根据发病机制，分为自身免疫性大疱病、非自身免疫性大疱病；根据组织病理学水疱部位，分为表皮内水疱病、表皮下水疱病。本章介绍自身免疫性大疱性皮肤病中的天疱疮和大疱性类天疱疮。

第一节　天疱疮

天疱疮（pemphigus）是以表皮棘层细胞间抗体沉积引起棘层细胞松解，表皮内水疱形成为特征的自身免疫性皮肤黏膜大疱病。

一、临床诊断要点

（1）好发于中年人，男性多于女性。

（2）可累及全身各处的皮肤，好发于口腔、胸背、头部、咽、喉、食管、外阴、肛门等处，黏膜也常常受累。

（3）表现为水疱或大疱、糜烂。皮损愈合后，可遗留色素沉着。水疱发生在皮肤红斑或正常皮肤上，疱壁松弛，表皮分离征（尼氏征）阳性。疱壁薄，易破裂形成糜烂，渗液较多，表面附有淡黄色痂，若继发感染则伴臭味。慢性病情，皮损此起彼伏。偶见血疱、溃疡、组织坏死（图9-1）。本病一般分为寻常型、增殖型、落叶型和红斑型等四种经典类型。还有其他类型的天疱疮，如副肿瘤性天疱疮、药物诱发性天疱疮、疱疹样天疱疮、IgA型天疱疮等。

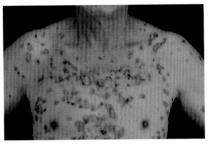

图9-1 天疱疮

① 寻常型：最为常见，水疱大多在正常皮肤上出现，疱壁薄且松弛，易破溃糜烂且不易愈合。口腔黏膜受累常早于皮肤损害，其他黏膜也可受累，易诱发水电解质紊乱及继发感染。

② 增殖型：较少见，为寻常型的良性型。皮肤主要好发于颈部、腋下、脐、腹股沟及外阴皱褶部位。皮损为乳头状增生性斑块，伴有渗出及厚痂，边缘可见松弛性水疱及脓疱，腥臭明显。

③ 落叶型：疱壁极薄，水疱极易破溃，表现为泛发性落叶状痂屑，痂下湿润，伴有腥臭味。一般不累及口腔黏膜。

④ 红斑型：较常见。好发于头面部、胸背上部。皮损表现为附有浅褐色油腻性痂的红斑及少许薄壁水疱。一般无口腔损害。

⑤ 疱疹样天疱疮：多见于中老年人。好发于躯干及四肢近端。水疱基底可见红斑，疱壁紧张，不易破溃，呈环状分布，可伴有糜烂。尼氏征弱阳性或阴性。无明显口腔黏膜损害。

（4）病人自觉瘙痒、疼痛、灼热等症状。

二、辅助检查

1. 组织病理学检查　水疱基底涂片可查见天疱疮细胞。皮损处组织病理表现为棘细胞层松解、表皮内裂隙和水疱，疱腔内有棘层松解细胞。寻常型和增殖型发生棘层松解的位置较深，位于基底层上方，落叶型及红斑型位于棘层上部或颗粒层。

2.免疫病理　间接免疫荧光检查示病人血清中有天疱疮抗体。直接免疫荧光检查显示IgG、C3在角质形成细胞间隙内呈网状沉积。

三、鉴别诊断

1.大疱性类天疱疮　多发于中老年人。基本损害为疱壁紧张性大疱或血疱，不易破裂，尼氏征阴性，黏膜损害少。组织病理为表皮下大疱。免疫病理检查见皮肤基底膜带IgG和/（或）C3呈线状沉积。

2.大疱性多形红斑　多见于儿童和青年。大疱周围有红斑，易破，疱液混浊，多血性。尼氏征阴性，黏膜损害较重。组织病理为表皮内大疱，免疫病理见真皮浅层小血管壁IgM和C3沉积。

3.疱疹样皮炎　多见于青壮年。小水疱，排列呈环状，有丘疹、风团，疱液清。尼氏征阴性，黏膜症状稀有，较轻。组织病理为真皮乳头IgA和C3呈颗粒状沉积，血清中多种自身抗体。病程较长预后良好。

四、治疗

1.治疗原则　早期诊断，早期治疗，规律服药，长期随访。

2.系统药物治疗

（1）糖皮质激素

处方一　泼尼松　皮损面积小于体表面积的10%给予30～40mg/d　po

皮损面积占体表面积的30%左右给予60～80mg/d　po或iv drip

皮损面积占体表面积的50%以上给予80～100mg/d或更大剂量　iv drip

处方二 甲泼尼龙（冲击疗法）1g/d iv drip 连用 3～5d，15～30d 后再次冲击治疗

【说明】糖皮质激素是首选有效药物，一旦确诊则应及时足量选用。细胞毒类免疫抑制药物可与糖皮质激素联合应用，提高疗效，减少药量。应长期服药控制疾病。糖皮质激素应用起效后，经维持阶段后，根据病情逐渐减药。病情严重或顽固者，可考虑采用冲击疗法。当每日口服大剂量激素（一般需要100～200mg/d 泼尼松）有困难时，可静脉滴注相应量氢化可的松或甲泼尼龙、地塞米松（这几种药物间剂量相互换算方法：甲泼尼龙4=泼尼松5=地塞米松0.75=氢化可的松20）。给药后密切观察病情变化。如3～5日后，仍有新疱出现，应酌情加量，直至无新的水疱出现，且原有皮疹开始消退，维持1～2周，然后减量。每次减前量的 1/10～1/6 为宜，减至 30mg/d 左右时，可改每日或隔日一次口服法。维持量一般为 5～15mg/d，8am 顿服。

（2）免疫抑制剂

处方一 雷公藤多苷片 30～60mg/d po

处方二 硫唑嘌呤片 2～3mg/（kg·d） po（分次）

处方三 1～2mg/（kg·d）po 或 2～4mg/kg iv drip qod 总量 6～8g 为一疗程

处方四 甲氨蝶呤 10～25mg im 或 iv drip qd

处方五 环孢素A 5～8mg/（kg·d） 分2次口服，病情改善后改为 2～3mg/（kg·d）

【说明】免疫抑制剂常作为糖皮质激素的联合药物，可以降低糖皮质激素的控制量和维持量，亦可单独用于病情较轻的病例及对激素治疗抵抗的病例。应用此类药物时要密切注意其不良反应，定期检测肝肾功能、骨髓抑制等。

3.局部药物治疗

处方一 呋喃西林软膏 外用 bid

处方二　金霉素软膏　外用　bid

处方三　依沙吖啶氧化锌油膏 外用　bid

处方四　0.25%四环素　外用　bid

处方五　丙酸氯倍他索乳膏　外用　qd

处方六　曲安奈德乳膏　外用　qd

处方七　复方咪康乳膏　外用　bid

处方八　朵贝尔液 漱口　tid

处方九　曲安奈德1ml

　　　　5%利多卡因1ml　╱ 皮损局部点注射

处方十　倍他米松混悬液1ml

　　　　5%利多卡因1ml　╱ 皮损局部点注射

【说明】对无明显感染的创面可给予糖皮质激素软膏外用，有感染者选用有效的抗生素软膏，皮肤损害广泛的予暴露疗法，注意创面清洁及保暖。对口腔黏膜及皮肤反复不愈的创面可用处方九或处方十给予局部封闭。

4.中药治疗　中医强调辨证论治，常以清热解毒、利湿、养阴为法。

（1）犀角地黄汤加减

处方　水牛角30克，生地黄24克，芍药12克，牡丹皮9克。水煎服，每日1剂。

【说明】适用于热毒症，以清热解毒为主。

（2）龙胆泻肝汤加减

处方　龙胆草6克，黄芩9克，栀子9克，泽泻12克，木通3克，车前子9克，当归9克，生地黄20克，柴胡9克，生甘草6克。水煎服，每日1剂。

【说明】适用于湿热症，以清热利湿为主。

（3）增液解毒汤加减

处方　生地黄30克，玄参9克，麦冬9克，石斛9克，牡丹皮9克，赤芍9克，天花粉9克，炙鳖甲12克，金银花15克，甘草6克。水煎服，每日1剂。

【说明】适用于热伤阴液症，以滋阴清热、凉营解毒为主。

5.其他治疗方法

（1）局部皮损处予臭氧水疗。

（2）血浆置换法：病情严重、血中天疱疮抗体滴度高的患者，大剂量糖皮质激素治疗有不良反应或疗效不明显时，可选用此法。每周置换1～2次，每次1～2L，可连续置换4～10次。如与小剂量糖皮质激素或免疫抑制剂并用最好。

（3）丙种球蛋白静脉疗法：对大剂量激素治疗及免疫抑制剂联合治疗不能控制病情者，可考虑采用大剂量丙种球蛋白静脉注射疗法。

五、预防与调护

（1）注意局部皮肤黏膜清洁，防止继发感染和并发症。指导患者睡前用1∶5000的高锰酸钾溶液清洗外阴或1∶2000洗必泰擦洗肛门。勤换内衣，穿着棉质柔软衣服，注意避免划伤、擦伤。

（2）卧床休息。给予高热量、高蛋白饮食，鼓励患者多饮水，注意食物温度适宜，质软。

（3）睡前晨起，进食前后，用生理盐水或漱口液交替漱口，同时注意观察口腔有无真菌感染；指导患者饭前便后洗手，注意饮食卫生，勿进食生冷食物。

第二节　大疱性类天疱疮

大疱性类天疱疮（bullous Pemphigoid）是一种自身免疫性表皮下大疱病。以躯干、四肢出现张力性大疱为特点。

一、临床诊断要点

（1）好发于60岁以上老年人。

（2）皮疹好发于胸腹部、四肢近端、手、足部。

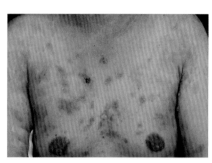

图9-2　大疱性类天疱疮

（3）典型皮损为外观正常的皮肤上或在红斑的基础上发生水疱或在大疱，疱壁较厚、紧张，呈半球状，直径可从小于1cm至数厘米不等。疱液清亮，少数可呈血性，疱壁不易破，糜烂面常覆以痂皮或血痂，尼氏征阴性（图9-2）。

（4）病人可有不同程度的瘙痒。

二、辅助检查

1.组织病理学检查　表皮下大疱。

2.免疫病理　基底膜带IgG和（或）C3呈线状沉积。盐裂皮肤间接免疫荧光检查检出结合表皮侧的IgG型基底膜带自身抗体。

三、鉴别诊断

1.天疱疮　疱壁薄、松弛易破的大疱，易形成糜烂面，尼氏症阳性。组织病理为棘层松解所致的表皮内水疱。

2.大疱性多形红斑　多见于青壮年人，皮疹呈多形性，黏膜损害严重，发病急，常伴发热等全身症状，免疫病理未见IgG在基底膜带沉积。

四、治疗

1.治疗原则　尽早足量使用糖皮质激素控制病情，对症支持治疗，适当补充营养，必要时少量输血、血浆、白蛋白，注意水电解质的平衡，加强护理，防止感染。

2.系统药物治疗

（1）糖皮质激素：一般中等量的泼尼松0.75～1.25mg/（kg·d）即可有效。对少数症状严重的病例也可大剂量应用激素，具体用法参照天疱疮章节。

（2）免疫抑制剂：单用有效，也可与糖皮质激素联合应用，参照天疱疮章节。

3.局部药物治疗　用药参照天疱疮章节。

4.中药治疗　中药治疗参照天疱疮章节。本病多见于老年人，可酌情增加滋阴补肾，补气健脾之品，以防耗伤正气，脾肾亏虚。

5.其他治疗方法

（1）局部皮损处予臭氧水疗。

（2）多见于年老体弱者，治疗同时应加强支持疗法，必要时可予输血或输血浆治疗。

五、预防与调护

（1）注意创面清洁，预防感染。

（2）注意室内温度，避免着凉。

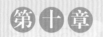

第十章
血管性皮肤病

血管性皮肤病（vascular dermatoses）是皮肤动脉、静脉、毛细血管受累引起的血管炎症、栓塞、血液成分异常和功能障碍的一类疾病，其临床表现复杂多样，主要以皮肤血管炎为主。

第一节　过敏性紫癜

过敏性紫癜（anaplylactoid purpura）是一种IgA抗体介导的超敏反应性毛细血管和细小血管炎，其特征为非血小板减少的皮肤紫癜，可伴有关节痛、腹痛和肾脏病变。

一、临床诊断要点

（1）好发于儿童和青少年，男性多于女性。

（2）发病急，发病前常有上呼吸道感染症状，好发于下肢，以小腿伸侧为主，也可波及躯干、上肢。

（3）以皮肤非血小板减少性紫癜为首发表现，可累及关节、胃肠道、肾脏、心血管、神经系统等。根据受累部分及程度不同可分为以下几个类型：

① 单纯型紫癜：仅有皮损，无内脏损害。皮肤损害为散在分布的针头至黄豆大小的出血性丘疹或瘀斑。可稍隆起呈斑丘疹状出血性紫癜，部分有融合倾向，压之不退色，也可出现水

疱、血疱、坏死、溃疡，皮疹常成批出现。病程长短不一，可持续数月或1～2年，易复发，颜色由暗红变为棕色而消退，消退后不留痕迹（图10-1）。

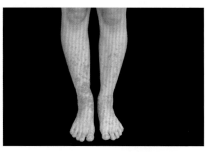

图10-1　过敏性紫癜

②关节型紫癜：成人患者较多见，伴有关节肿痛，多数关节可被侵犯，主要以大关节为主，膝踝关节常见，基本不会造成关节畸形，可反复发作。

③腹型紫癜：小儿多见，成人较少见。以突发性脐周和下腹部疼痛为特点，常伴恶心、呕吐、腹泻、黏液性便，甚至消化道出血，严重者可出现肠套叠、肠梗阻等急腹症。

④肾型紫癜：常表现为不同程度的血尿、蛋白尿、管型，重者可反复发作成慢性肾炎。

⑤混合型紫癜：除单纯皮肤型外合并有上述各型同时存在。

二、辅助检查

1.毛细血管脆性试验　阳性。

2.血液检查　白细胞正常或在初期升高（特别是嗜酸性粒细胞），发病初期血沉增快，血小板、出凝血时间正常。

3.尿常规　肾受累可见蛋白尿和血尿。

4.大便常规　潜血阳性。

5.组织病理学检查　真皮浅层毛细血管和细小血管的内皮细胞肿胀，管壁有纤维蛋白沉积、变性和坏死，毛细血管及周围有中性粒细胞浸润，有核破碎（核尘）、水肿及红细胞外渗。严重者还可出现管腔闭塞。

6.皮肤直接免疫荧光　可见血管壁IgA、补体和纤维蛋白沉积。

三、鉴别诊断

1.血小板减少性紫癜　紫癜皮损不高出皮面，分布不对称。血小板减少，出凝血时间延长。

2.类固醇性紫癜　见于大量、长期使用皮脂类固醇类药物的患者。皮损常出现在暴露部位，还可见向心性肥胖、多毛、皮肤紫纹等其他类固醇激素副作用。

四、治疗

1.治疗原则　积极寻找病因，去除致敏因素，以抗过敏及对症治疗为主。

2.系统药物治疗

（1）病情较轻、单纯型：可合用抗组胺药、钙剂、维生素C等。

处方一　西替利嗪10mg　po　qd

处方二　氯雷他定10mg　po　qd

处方三　维生素C 200mg　po　tid

【说明】维生素C有降低毛细血管壁的通透性和脆性、减少渗出、改善出血的作用。

（2）病情较重，伴有肾脏损害、消化道症状的肾型、腹型

处方一　雷公藤多苷片1～1.5mg/（kg·d）　po　tid

处方二　泼尼松0.5～1mg/（kg·d）　po　8am顿服

处方三　雷尼替丁10～15mg/（kg·d）　po　tid

【说明】糖皮质激素具有抗过敏及降低毛细血管壁的通透性作用，可迅速减轻关节疼痛或胃肠道症状。

（3）顽固性肾型紫癜

处方一　硫唑嘌呤1～3mg/（kg·d）　po　bid

处方二　环磷酰胺1～2mg/（kg·d）　po　bid

处方三　丙种球蛋白400mg/（kg·d）　iv drip　qd（5天为1疗程）

3.局部药物治疗

处方　多磺酸黏多糖乳膏　外用　bid

4.中药治疗　中医强调辨证论治，多以凉血、健脾为法。

（1）犀角地黄汤加减

处方　水牛角30克，生地黄30克，赤芍12克，牡丹皮9克，紫草10克，连翘12克，大青叶10克，荆芥9克。水煎服，每日1剂。

【说明】适用于血热证，以清热凉血化瘀消斑为主。

（2）银翘散加减

处方　连翘9克，金银花9克，桔梗6克，薄荷6克，竹叶6克，生甘草5克，荆芥穗5克，淡豆豉5克，牛蒡子9克。水煎服，每日1剂。

【说明】适用于风热伤营证，以疏风清热凉血止血为主。

（3）知柏地黄丸合大补阴丸加减

处方　知母15克，熟地黄15克，黄柏10克，山茱萸10克，牡丹皮10克，山药15克，茯苓10克，泽泻10克。水煎服，每日1剂。

【说明】适用于阴虚火旺证，以滋阴清热、凉血化瘀为主。

（4）归脾汤加减

处方　党参20克，木香6克，远志6克，白术9克，茯神9克，当归9克，黄芪15克，龙眼肉12克，酸枣仁12克，炙甘草3克。水煎服，每日1剂。

【说明】适用于脾气亏虚证，以补气摄血、和中健脾为主。

5.其他治疗方法

（1）血浆置换。

（2）透析或肾移植：肾衰竭、尿毒症者可行透析或肾移植。

（3）手术治疗：腹型紫癜伴有肠穿孔或肠套叠者需紧急手术治疗。

五、预防与调护

尽可能去除致病因素，防止上呼吸道感染，避免应用可疑致敏食物和药物。

第二节　变应性皮肤血管炎

变应性皮肤血管炎（allergic cutaneous vasculitis）是一种主要累及真皮浅层毛细血管、微静脉、微动脉的白细胞碎裂性血管炎。

一、临床诊断要点

（1）好发于青年女性。

（2）皮疹好发于下肢伸侧，也可发于大腿、臀部、躯干、上肢。常呈对称性分布。

（3）皮疹呈多样性，包括红斑、丘疹、风团、紫癜、水疱、血疱、糜烂、溃疡、坏死、浅表小结节等损害，但其特征性表现是紫癜性丘疹或斑丘疹（图10-2）。

（4）可侵及黏膜，发生鼻衄、咯血、便血。除皮肤黏膜症状外，2/3的病例可有关节痛、发热及关节肿胀。1/3的病例有肾脏受损。

（5）自觉痒或烧灼感，少数有疼痛感，较大的丘疹、结节或溃疡病变常有疼痛。

二、辅助检查

1.血液检查　少数患者白细胞总数、嗜酸性

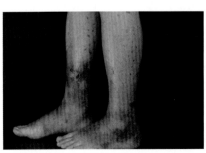

图10-2　变应性皮肤血管炎

粒细胞增高，重者贫血，血沉加快，血小板减少、高球蛋白血症、血清总补体下降，类风湿因子阳性等。

2.影像检查　有些病例X线检查有肺部弥漫性或结节样浸润性损害。

3.组织病理学检查　显示与过敏性紫癜相似，但有血栓形成特别是中性粒细胞浸润和核破碎（核尘）的程度更重。直接免疫荧光显示早期皮损处血管壁有IgG、IgM和C3沉积。

三、鉴别诊断

1.过敏性紫癜　皮损形态较单一，主要是紫癜或风团样皮疹，可伴有关节痛、胃肠症状和血尿、蛋白尿，直接免疫荧光为血管壁IgA沉积。

2.丘疹坏死性皮肤结核　多见于青年，皮损疏散分布于四肢伸面，有群集倾向，尤以关节部位为多。基本损害为坚实结节，黄豆大小或更大，突出皮面，青红色或紫色、中央有坏死，愈后留有萎缩性色素沉着性瘢痕。

四、治疗

1.治疗原则　寻找病因，注意可疑的致敏药物和感染病灶。对慢性感染病灶尤应仔细检查，有明显感染，应给予有效抗生素。

2.系统药物治疗

处方一　（首选）沙利度胺75～150mg/d　po　bid

【说明】沙利度胺为免疫抑制剂，有免疫抑制、免疫调节作用，通过稳定溶酶体膜，抑制中性粒细胞趋化性，产生抗炎作用。

处方二　泼尼松30～60mg/d　早上8点顿服或与沙利度胺等联合应用

【说明】糖皮质激素能抑制抗体的产生，减少免疫复合物的形成，小剂量激素即能较好地控制发热及关节痛，控制皮疹发展，在病情稳定后可逐渐减至 5 ～ 15mg/d 维持量。病情较重时可采用中、大剂量皮质类固醇或加用环磷酰胺。也可使用其他具有免疫抑制作用的药物，如秋水仙碱、雷公藤等。

处方三 雷公藤多苷片 20mg　po　tid

处方四 吲哚美辛 25 ～ 50mg　po　qd

【说明】吲哚美辛（消炎痛）是有效的前列腺素合成抑制剂，具有明显的消炎、镇痛作用。

处方五 西替利嗪 10mg　po　qd

处方六 氯雷他定 10mg　po　qd

处方七 维生素 C 200mg　po　tid

处方八 硫酸羟氯喹 100mg　po　bid

【说明】对关节炎肿痛者疗效好

处方九 双嘧达莫 25mg　po　tid

处方十 阿司匹林 0.3g　po　tid

【说明】当有明显血栓形成者，双嘧达莫和阿司匹林可抑制血小板凝集，减少血栓的形成。

处方十一 环磷酰胺 50 ～ 150mg/d　po　分 2 次服

【说明】伴有肾损害、对糖皮质激素反应差的病例，可连用或单用免疫抑制剂。

3.局部药物治疗

处方　多磺酸黏多糖乳膏　外用　bid

4.中药治疗　中医强调辨证论治，多以清热、利湿、散寒为法。

（1）犀角地黄汤加减

处方　水牛角 30 克，生地黄 30 克，芍药 12 克，丹皮 9 克，丹参 30 克。水煎服，每日 1 剂。

【说明】适用于血热内盛证，以清热凉血解毒为主。

（2）四妙散加减

处方　黄柏12克，苍术12克，川牛膝15克，薏苡仁30克，忍冬藤30g。水煎服，每日1剂。

【说明】适用于湿热阻络证，以清热利湿解毒为主。

（3）阳和汤加减

处方　熟地黄30克，肉桂3克，麻黄2克，鹿角胶9克，白芥子6克，姜炭2克，生甘草3克。水煎服，每日1剂。

【说明】适用于寒阻络脉证，以温经散寒通络为主。

5.其他治疗方法　威伐光照射局部。

五、预防与调护

（1）忌食辛辣、海鲜等食物，补充多种维生素。

（2）注意卧床休息，抬高患肢以降低静脉压对病变的影响。

第三节　结节性红斑

结节性红斑（erythema nodosum）是发生于皮下脂肪的炎症性疾病，典型表现为小腿伸侧的红色结节和斑块。

一、临床诊断要点

（1）好发于青年女性，春秋季多发。

（2）好发于小腿伸侧，少数亦可见大腿、上肢伸侧、面部。发病前数天可先出现上呼吸道感染等前驱症状，伴发热、关节肌肉痛、乏力等。

（3）皮损特点为红色或鲜红色炎性结节，直径1～5cm，可成批发生，常对称性散在发生，不融合，稍高出皮面，光滑发亮，境界不太清楚，中等硬度，疼痛或压痛，持续数日后乌青色变化而消退，留暂时性色素沉着，不留瘢痕或萎缩。结节

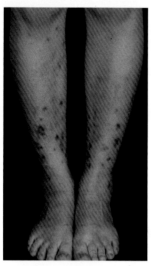

图10-3 结节性红斑

不溃破（图10-3）。

（4）病程不等，急性发病，持续3～6周，可自行消退，但也有长达数月者，易在妇女行经期、工作劳累或感冒后复发。部分患者持续1～2年不破溃，称"慢性结节性红斑"或"迁延性结节性红斑"。

二、辅助检查

1.实验室检查　白细胞计数正常或稍高，血沉加快，抗"O"滴度及血清丙种球蛋白可增高，结核菌素试验常为阳性。

2.组织病理学检查　主要在皮下组织血管周围有中等慢性炎症细胞浸润，脂肪小间隔内的中小血管内膜增生，管壁有淋巴细胞及中性粒细胞浸润，有少数组织细胞，偶见嗜酸性粒细胞。中小血管炎性充血、渗出，同时纤维素析出，血管壁可增厚使管腔部分闭塞。

三、鉴别诊断

1.皮肤变应性结节性血管炎　发病比较缓慢，结节较硬小，常伴有条索状块物，炎症及疼痛较轻，结节发生在一侧小腿，常不对称，质较硬、有触痛，病程较长，反复发作，可伴发紫癜和水疱。可留下皮面凹陷。

2.硬红斑　起病缓慢，结节多发生在小腿的屈面，数目较少，一般3～5个，位于皮下较深在，大小不等，呈暗红色，质较硬，疼痛较轻，可溃破形成溃疡，结节消退后可以留有瘢痕。病程慢性，结核菌素试验阳性。

四、治疗

1.治疗原则　积极寻找致病因素，治疗原发病。宜少走动，避免长时间站立，平素应避免受寒及强体力劳动，以防复发。急性发作期应适当卧床休息。

2.系统药物治疗

（1）抗感染

处方一　罗红霉素150mg po bid

【说明】有感染者可用罗红霉素同时口服华素片每日3次。

处方二　四环素片0.25g　po　tid

（2）非甾体类抗炎药物

处方一　阿司匹林0.3g　po　tid

处方二　吲哚美辛25mg　po　bid

（3）糖皮质激素

处方　泼尼松片30～40mg　po　qd

【说明】炎症较重，疼痛较剧烈、皮损较多者，除对病因治疗外，必要时可应用皮质类固醇激素。

（4）其他

处方一　10%的碘化钾合剂10ml　po　tid

【说明】碘化钾治疗结节性红斑有一定疗效，早期患者效果更佳，特别是C反应蛋白升高的患者对此治疗有良好的效果，对于伴有高热和关节痛不能耐受非甾体类抗炎药或糖皮质激素的患者，碘化钾不失为一种较好的治疗选择。注意长期使用碘化钾可造成甲状腺功能低下（建议服用2～4周）。

处方二　异烟肼片0.1g　po　tid

【说明】结核菌素试验（OT试验1∶10000）阳性患者，用异烟肼治疗持续半年至一年，可获治愈。疗效不佳者，也可使用联合抗结核疗法。

处方三　羟氯喹200mg　po　bid

【说明】羟氯喹具有抗炎、免疫调节、光滤、抗血栓作用。

处方四 沙利度胺50mg po tid

【说明】对糖皮质激素治疗无效的患者可采用本药治疗，并有获得较好疗效的临床报道。Carlesimo等报告2例患者用沙利度胺200mg/d，2周后减为100mg/d，11周后再减为隔日100mg维持。2周即见效果，维持阶段也无复发。Rousseau等报告1例患者用沙利度胺100mg/d，2个月后减量至隔日50mg，共6个月，皮损明显改善。不良反应主要表现为嗜睡、口干、便秘和一过性手足麻木，停药后消失，肝肾血液系统等重要脏器不良反应非常轻微，安全性较好。

处方五 雷公藤多苷片20mg po tid

处方六 氨苯砜50mg po bid

3.局部药物治疗 皮损处可外用糖皮质激素软膏。

4.中药治疗 中医强调辨证论治。常用活血化瘀、散结止痛为基本治疗原则。结合病证，辅以清利湿热或散寒祛湿。

（1）萆薢渗湿汤合桃红四物汤加减

处方 萆薢30克，薏苡仁30克，黄柏15克，赤茯苓15克，牡丹皮15克，泽泻15克，滑石30克，通草6克，当归15克，赤芍15克，生地黄15克，川芎15克，桃仁15克，红花15克。水煎服，每日1剂。

【说明】适用于湿热痹阻证，以清热利湿、祛瘀通络为主。

（2）阳和汤加减

处方 麻黄2克，熟地黄30克，白芥子6克，炮姜炭2克，甘草3克，肉桂3克，鹿角胶9克。水煎服，每日1剂。

【说明】适用于寒湿入络证，以散寒祛湿、化瘀通络为主。

（3）外用药 以散结止痛为原则

处方 蒲公英、丹参、紫草各30克，荆芥、牡丹皮、当归各20克，煎水外洗，每日1剂，每日1次，每次15～30分钟。结节较大、红肿疼痛，外敷金黄膏、四黄膏或玉露膏。结节色暗红，疼痛不显，外敷冲和膏。

5. 其他治疗方法　威伐光照射局部。

五、预防与调护

（1）注意休息，避免劳累，适当抬高患肢。

（2）积极寻找诱发因素，有感染者给予抗生素治疗。

第四节　白塞病

　　白塞病又称白塞综合征（Behcet's syndrome，BD）即口、外生殖器、眼综合征。主要为血管炎性疾病，表现为反复发作的口腔溃疡、生殖器溃疡、眼损害、皮肤损害，病情严重时可累及中、大血管，出现多系统、多脏器损害。

一、临床诊断要点

　　（1）好发于青壮年男性，男女比例约7：1。

　　（2）主要累及口腔、生殖器、皮肤、眼、关节，全身各系统均可受累。

　　（3）根据累及部分不同，出现以下相应表现：

　　① 口腔溃疡：口腔溃疡好发于唇、舌、牙龈、颊黏膜等处，单发或多发，有自限性，1～2周愈合，不留瘢痕，反复发作，一年内至少发作3次以上。

　　② 生殖器溃疡：男性多见于阴囊、阴茎，女性多见于阴唇、阴道，也可发生于肛周、会阴等处，溃疡数目较少、深而大，疼痛较重，愈合慢，易形成瘢痕（图10-4、10-5、10-6）。

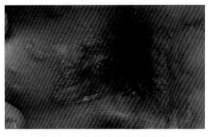

图10-4　白塞病（肛周溃疡）

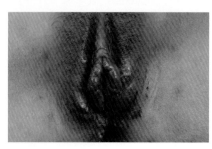

图10-5 白塞病（外阴多发溃疡）

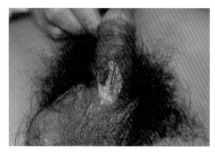

图10-6 白塞病（阴茎溃疡）

③皮肤损害：多见结节性红斑样及毛囊炎样损害，在损害周围可出现红晕现象。浅表栓塞性静脉炎等。

④眼损害：男性易受累，表现为反复发作葡萄膜炎、视网膜血管炎等眼部炎症，危害性较大，甚至可出现失明。

⑤其他系统：累及关节可出现关节肿痛，累及消化道可出现消化道溃疡，亦可累及神经系统、骨髓及心、肺、肾、附睾及大血管等。

二、辅助检查

1. 针刺试验阳性 皮内注射生理盐水形成无菌性小脓疱，试验后24～48小时由医生看结果。

2. 实验室检查 可见血沉增快、黏蛋白、血浆铜蓝蛋白、γ-球蛋白升高、C反应蛋白及类风湿因子阳性。

3. 组织病理学检查 缺乏特异性。基本病变为血管炎，口腔及皮肤损害常为白细胞碎裂性和淋巴细胞性血管炎。血管病变表现为血管内膜增厚、管腔变狭、闭塞、血管壁及周围有炎症细胞浸润。

三、鉴别诊断

1. 阿弗他口炎 常始发于青少年，女性少见。损害发生分前兆（灼热、刺痛、灼痛）、起疱、溃疡形成及愈合4步。病程慢性复发性，但多数患者于数年发作后可自然缓解。

2.皮肤变应性结节性血管炎　发病比较缓慢，结节较硬小，常伴有条索状块物，炎症及疼痛较轻，结节发生在一侧小腿，常不对称，质较硬、有触痛，病程较长，反复发作，可伴发紫癜和水疱。

四、治疗

1.治疗原则　本病是一种自行加重和缓解的疾病，治疗的目标应是尽早治疗，以避免症状复发和重要器官的不可逆损伤。

2.系统药物治疗

（1）糖皮质激素

处方一　泼尼松片10～20mg　po　tid

处方二　甲泼尼龙注射液40～80mg
　　　　5%葡萄糖注射液500～1000ml ╱ iv drip　qd

（2）免疫抑制剂（选其一）

处方一　沙利度胺25～50mg　po　tid

处方二　环磷酰胺100mg/d　po　or　iv

处方三　环孢素3～5mg/（kg·d）　po

处方四　甲氨蝶呤7.5～15mg/w　po 或静脉给药

处方五　柳氮磺胺吡啶1.0g　po　tid

【说明】急性发作的眼色素膜炎、中枢神经系统受累、大动脉炎、严重的皮肤和关节病变，应及早而足量地应用糖皮质激素治疗，病情控制后减量，缓解后停用或很小量维持。病情严重时可用甲泼尼龙注射液静脉注射或冲击治疗（1.0g/d，iv drip，用3～5d）。重要脏器损害或糖皮质激素效果差应选用与免疫抑制剂联合治疗效果更好。环磷酰胺在急性中枢神经系统损害或肺血管炎、眼炎时，与泼尼松联合使用，使用时嘱患者大量饮水，以避免出血性膀胱炎的发生，此外可有消化道反应及白细胞减少等。环孢素对秋水仙碱或其他免疫抑制剂疗效不佳的眼白塞病效果较好。柳氮磺胺吡啶可用于肠道白塞病或关节炎。"特殊类型"需给予大剂量糖皮质激素，并联合沙利度胺及环磷酰胺效果更加。

（3）免疫调节剂

处方一 转移因子 10ml　po　tid

处方二 左旋咪唑 50mg　po　tid　3d/w

处方三 雷公藤多苷片 20mg　po　tid

处方四 α干扰素 9×10^6 单位　ih　q3w

【说明】α干扰素治疗口腔损害、皮肤病及关节症状有一定疗效，也可用于眼部病变的急性期治疗，3个月后减量到 3×10^6 单位。

（4）非甾体类药物

处方一 布洛芬 0.3～0.6g　po　tid

处方二 萘普生 0.2～0.4g　po　bid

处方三 双氯酚酸钠 25mg　po　qd

【说明】非甾体类抗炎药物具有消炎、退热、镇痛作用，对缓解发热、皮肤结节性红斑、外阴溃疡及关节炎症状均有一定作用。有学者认为与糖皮质激素合用效果更好。

（5）其他

处方一 沙利度胺 50mg　po　bid～tid

【说明】沙利度胺对白塞病有肯定疗效。沙利度胺具有抗血管生成、免疫调节、抗炎、抗增殖、促凋亡及中枢神经抑制作用（镇静作用），对治疗口腔和生殖器溃疡有明显的疗效，并且可以抑制毛囊炎样皮疹，其机制可能是稳定溶酶体膜、抑制中性粒细胞趋化、调节T细胞、中枢镇静作用、减轻疼痛。但可引起短暂的红斑、结节发作频率增加。有较强的致畸作用，妊娠妇女绝对禁忌。

处方二 秋水仙碱 0.5mg　po　bid

【说明】秋水仙碱具有抑制白细胞趋化因子、稳定溶酶体膜以及减轻炎症的作用。有报告连用秋水仙碱1～2月对皮肤和眼症状等有显著效果。注意胃肠道症状或骨髓抑制等不良反应。

（6）四联疗法

糖皮质激素、氨苯砜、四环素、雷公藤联合应用，有报道此四联疗法对一般中度白塞病最佳，一般用药1～2周即有明显效果。如果仍不能控制，可考虑加用秋水仙碱。

3.局部药物治疗

（1）外用强效糖皮质激素软膏或氢化可的松眼膏。对于较大的溃疡或小而严重的溃疡也可采用皮损内注射糖皮质激素。糖皮质激素制剂的局部应用，使早期口腔溃疡停止进展或减轻其溃疡炎症；对轻型的前葡萄膜炎有一定的疗效。

（2）对症处理：莫匹罗星乳膏、冰硼散、锡类散外用。外阴溃疡给予高锰酸钾溶液局部外洗。口腔溃疡疼痛剧烈者，局部外涂苯唑卡因制剂。

（3）他克莫司软膏外用：国外有报道外用他克莫司治疗白塞病口腔溃疡、外阴溃疡有效，并推荐作为一线治疗方案。

4.中药治疗

（1）解毒养阴汤加减

处方　北沙参30克，玄参30克，生地黄炭15克，天花粉15克，枸杞子15克，牡丹皮12克，石斛10克，菟丝子10克，泽泻10克，山茱萸10克，苦参10克，黄柏15克。水煎服，每日1剂。

【说明】适用于肝肾阴虚证，以滋阴养肝为主。

（2）清热祛湿汤

处方　黄柏10克，土茯苓15克，茵陈10克，茯苓15克，炒白术10克，泽泻10克，车前子10克，薏苡仁30克，女贞子10克，当归10克，白芍10克，厚朴6克，陈皮6克。水煎服，每日1剂。

【说明】适用于湿热证，以清热祛湿为主。

（3）四君子汤加味

处方 党参10克，黄芪10克，白术10克，茯苓10克，薏苡仁15克，白扁豆10克，陈皮10克，金银花10克，连翘10克，车前子15克。水煎服，每日1剂。

【说明】适用于脾虚证，以益气健脾、利湿为主。

5. 其他治疗方法

生物制剂首选肿瘤坏死因子拮抗剂，如英夫利昔单抗，第0、2、6周每次予5mg/kg，然后每6～8周予5mg/kg。

五、预防与调护

（1）注意休息，避免精神刺激，保持心情舒畅。

（2）发作期间尽量避免注射用药和局部刺激

（3）加强营养，忌食辛辣刺激之物，忌饮酒。

（4）急性活动期，应卧床休息。发作间歇期注意控制口、咽部感染，避免进食刺激性食物。

第五节　色素性紫癜性皮肤病

色素性紫癜性皮肤病（pigmented purpuric dermatosis，PPD）是一种无血小板异常、非炎性和无血管炎性改变的紫癜性疾病，发病原因不明，为慢性毛细血管出血性疾病。

一、临床诊断要点

（1）好发成年男性，儿童及青少年少见。

（2）皮疹好发于下肢。

（3）皮损主要表现为对称性紫癜、鳞屑性红斑、毛细血管扩张或苔藓样丘疹不伴下肢水肿、溃疡（图10-7）。本病可分为以下四种类型：

① 毛细血管扩张性环状紫癜：可发生于任何年龄，尤以青春期及青壮年多见，极少数患者呈家族性发病。皮损好发于下肢，逐渐向上发展至臀部、躯干，极少累及上肢。皮疹为点状毛细血管扩张及含铁血黄素沉积而呈紫色或

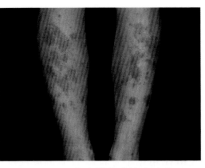

图10-7　色素性紫癜性皮肤病

黄褐色，并可轻度萎缩。边缘缓慢地向四周扩展形成同心圆，亦可呈多环状或弧形、弓形。有自愈倾向。

② 进行性色素性皮肤病：好发于青壮年男性。皮损好发于下肢，尤其是胫前区，亦可累及上肢和躯干。起初为针尖大小似胡椒籽样的棕红色斑点，陈旧皮损为棕黄或橙黄色斑片，消退后留下色素沉着，中央可萎缩。一般无自觉症状或仅有轻度瘙痒，皮疹呈慢性持久性，可自愈。特征是具有色素性和紫癜性表现。

③ 色素性紫癜性苔藓样皮炎：多发生于40～60岁，男性多见。皮损最常见于小腿，亦可累及股部、躯干及上肢。常为双侧对称性紫癜性苔藓样平顶丘疹，可为鲜红、棕红、黄褐色，压之不退色，可融合成各种色彩的斑片。自觉瘙痒，此病可合并卟啉症，类似损害亦可见于口腔黏膜。

④ 瘙痒性紫癜：多见于成年男性，春秋季好发。紫癜始于踝关节周围，几周内发展至整个下肢、躯干下部甚至全身，衣物摩擦处更明显。典型皮损为片状橘红色紫癜样皮损，有融合倾向，上覆有少量鳞屑。瘙痒剧烈。多于3～6个月内自行消退，但可复发。

二、辅助检查

1.实验室检查　　铁染色如 Perl、普鲁士蓝、铁氰化物可证实有含铁血黄素沉积。

2.织病理学检查　　各型组织病理学变化相似，早期真皮上部和真皮乳头内毛细血管内皮细胞肿胀，管腔变窄，毛细血管周围有大量淋巴细胞、组织细胞，偶有少量中性粒细胞浸润，有红细胞外溢。浸润细胞可侵及表皮，棘细胞层轻度海绵形成及散在角化不全。陈旧损害炎性浸润不及早期明显，可见毛细血管扩张，内皮细胞增殖，无红细胞外溢，常见不同量的含铁血黄素。

三、鉴别诊断

1.血小板减少症　　全血细胞计数可排除，血小板减少症可见血小板数量减少。

2.皮肤T细胞淋巴瘤　　通过皮肤活组织检查可排除，色素性紫癜性皮肤病可见红细胞外溢或含铁血黄素沉积。

3.药物超敏反应　　药物超敏反应多有相关药物用药史，抗组胺药治疗有效。

4.蕈样肉芽肿　　主要与苔藓样紫癜鉴别，病理如缺乏向表皮性或在海绵形成中仅有少量淋巴细胞，则支持色素性紫癜性皮肤病的诊断。

四、治疗

1.治疗原则　　避免搔抓及热水刺激，切勿久站，如有感染，积极治疗感染灶。

2.系统药物治疗

处方一　维生素 E 50 ～ 100mg　po　tid

处方二　维生素 C 500mg　po　bid

处方三 己酮可可碱 300mg/d po（连用 8 周）

处方四 泼尼松 0.5mg/kg po qd 8am

处方五 雷公藤多苷片 20mg po bid

【说明】糖皮质激素具有抗过敏及降低毛细血管壁的通透性及抗炎作用。

3.局部药物治疗

（1）瘙痒性皮疹

处方一 丁酸氢化可的松霜 外用 qd

处方二 氢化可的松霜 外用 qd

处方三 地塞米松霜 外用 qd

（2）紫癜性皮疹

处方 多磺酸黏多糖乳膏 外用 bid

4.中药治疗 中医强调辨证论治，多以活血化瘀为法。

（1）犀角地黄汤加减

处方 水牛角 30 克，生地黄 30 克，赤芍 12 克，牡丹皮 9 克，紫草 10 克，连翘 12 克，大青叶 10 克，荆芥 9 克。水煎服，每日 1 剂。

【说明】适用于血热证，以清热凉血、化瘀消斑为主。

（2）银翘散加减

处方 连翘 9 克，金银花 9 克，桔梗 6 克，薄荷 6 克，竹叶 6 克，生甘草 5 克，荆芥穗 5 克，淡豆豉 5 克，牛蒡子 9 克。水煎服，每日 1 剂。

【说明】适用于风热伤营证，以疏风清热、凉血止血为主。

（3）知柏地黄丸合大补阴丸加减

处方 知母 15 克，熟地黄 15 克，黄柏 10 克，山茱萸 10 克，牡丹皮 10 克，山药 15 克，茯苓 10 克，泽泻 10 克。水煎服，每日 1 剂。

【说明】适用于阴虚火旺证，以滋阴清热、凉血化斑为主。

（4）归脾汤加减

处方　党参20克，木香6克，远志6克，白术9克，茯神9克，当归9克，黄芪15克，龙眼肉12克，酸枣仁12克，炙甘草3克。水煎服，每日1剂。

【说明】适用于脾气亏虚证，以补气摄血、和中健脾为主。

五、预防与调护

此组疾病病程缓慢，皮损可持续存在并随时间扩展，经数月或数年可自行消退，但复发常见。无自觉症状的皮疹除影响美观外对患者生活质量无影响。注意排查其他疾病。

第六节　急性发热性嗜中性皮病

急性发热性嗜中性皮病即Sweet综合征。以发热，面、颈、四肢突发疼痛性红色丘疹、斑块、结节以及外周血中性粒细胞增多为特征。

一、临床诊断要点

（1）本病好发于中年女性，夏季多见。

（2）好发于四肢、颈面部，躯干及口腔黏膜亦可累及。

（3）皮损初起为红色浸润性斑块或结节，渐扩大增多，颜色变浅，隆起成边缘清楚的环状，表面可呈粗颗粒或乳头状，形似水疱，部分患者也可出现散在水疱或脓疱（图10-8）。口腔黏膜损害表现为浅糜烂、

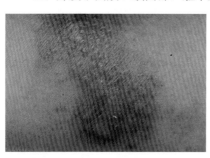

图10-8　急性发热性嗜中性皮病

溃疡，自觉疼痛、触痛。皮损 1～2 月后可自行消退，易复发。

（4）部分患者可伴有发热（中度热多见）、关节痛、眼结膜炎、肾脏损害（蛋白尿、血尿、氮质血症）等。

二、辅助检查

1.实验室检查　实验室检查不具有特异性，主要为白细胞总数、中性粒细胞、中性粒细胞比例升高，血沉增快，血清 IgG、IgA、IgM 均可增高，抗 "O" 及 C 反应蛋白阳性，尿常规出现轻度蛋白尿和显微镜下血尿。伴发白血病者骨髓象显示有特征性白血病增生性改变。

2.组织病理学检查　真皮浅层水肿，真皮全层呈结节状或弥漫性中性粒细胞为主的浸润，掺杂淋巴细胞、组织细胞及嗜酸性粒细胞。

三、鉴别诊断

1.多形红斑　早期皮损相似，但 Sweet 综合征皮损不对称，无典型口腔及生殖器受累。

2.结节性红斑　两者发病部位不一致，Sweet 综合征皮损少见单一累及双腿。

3.白塞病　主要表现为反复发作的口腔溃疡、生殖器溃疡、眼损害、皮肤损害。

四、治疗

1.治疗原则　去除诱因，对症处理，缩短病程及防止复发。

2.系统药物治疗

处方一　雷公藤多苷片 20mg　po　tid

处方二　泼尼松 0.5～1mg/kg　po　qd

处方三　甲泼尼龙注射液 40～80mg

　　　　5% 葡萄糖注射液 500～1000ml　／　iv drip　qd

处方四　秋水仙碱 0.5 ～ 1.5mg　po　bid

【说明】糖皮质激素治疗本病有卓效，以有效控制发热为剂量标准。

处方五　吲哚美辛 25mg　po　bid

【说明】连续用药 2 ～ 4 周，以控制急性期症状。

处方六　10% 的碘化钾合剂 30ml　po　tid

【说明】若用碘化钾，连续用药 2 周，注意长期使用碘化钾可造成甲状腺功能低下。

除上述治疗外，还可用吲哚美辛，糖皮质激素类药物与非激素类药物联合使用，有效防止复发。对伴有白血病或其他疾病者，除以上治疗方法外还需对合并的白血病或其他恶性肿瘤进行适当的联合化疗，并给予全身支持疗法。对合并糖尿病干燥综合征者应进行适当的对症治疗，例如应用降糖药物治疗糖尿病，用可的松眼药水点眼治疗眼部症状等。

3. 局部药物治疗　　可外涂各种糖皮质激素制剂或碘化钾。

4. 中药治疗　　中医强调辨证论治，治以清热解毒利湿为主。

（1）五味消毒饮加减

处方　　蒲公英 30 克，紫花地丁 30 克，车前草 30 克，金银花 15 克，连翘 15 克，夏枯草 15 克，茵陈蒿 15 克，鸡血藤 20 克。水煎服，每日 1 剂。

【说明】适用于热毒蕴结证型。

（2）萆薢渗湿汤加减

处方　　萆薢 15 克，薏苡仁 30 克，黄柏 15 克，赤苓 10 克，泽泻 15 克，滑石 6 克，通草 6 克。水煎服，每日 1 剂。

【说明】适用于湿热蕴结证型。

（3）中药外用

处方一　黄柏 15 克，黄芩 15 克，大黄 15 克，苦参 15 克。水煎外洗，每日 1 剂。

处方二　金黄膏、四黄膏外用。

5.其他治疗方法　　有报道α-干扰素皮损内注射对部分患者有效，顽固性患者可予α-干扰素联合羟基脲短期治疗，起效后长期予干扰素维持治疗。

五、预防与调护

尽早去除感染、肿瘤、药物等诱因。

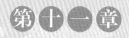

皮肤附属器疾病

本组疾病病因相对明确，发病机制较为复杂，包含毛发、皮脂腺、汗腺及甲。

第一节　痤疮

痤疮（acne）是青春期常见的一种慢性毛囊皮脂腺炎症性皮肤病。

一、临床诊断要点

（1）好发于青壮年，男性多于女性，各年龄段均可发病。

（2）好发于额部、面颊、下颌部、胸背部及肩部等皮脂腺丰富的部位。

（3）皮疹可表现为与毛囊一致的圆锥形丘疹，用手挤压可见乳白色脂栓，也可见炎性丘疹、脓丘疹、脓疱、结节、囊肿等多种损害。严重者愈合后遗留色素沉着或瘢痕。根据皮损形态可分为以下类型：

① 丘疹性痤疮：皮损以炎性丘疹为主，丘疹中央可有黑头粉刺或半透明脂栓。

② 脓疱性痤疮：皮损以脓疱、炎症丘疹为主，脓疱多发生于丘疹顶端，破溃后有黏稠的脓液流出（图11-1）。

③ 囊肿性痤疮：表现为大小不等的皮脂腺囊肿内含有带血的黏稠脓液，破溃后可形成窦道及瘢痕。

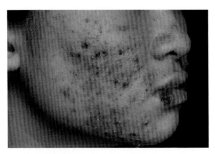

图11-1　丘疹脓疱性痤疮

④ 硬结性痤疮：炎性浸润较深时，脓疱性痤疮可发展成厚壁的结节，大小不等，呈暗红色或紫红色（图11-2）。

⑤ 萎缩性痤疮：丘疹或脓疱性损害破坏纤体，引起凹坑状萎缩性瘢痕。

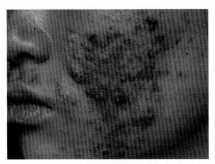

图11-2　硬结性痤疮

⑥ 聚合性痤疮：是痤疮中最严重的一型，包括各种类型损害，其中有粉刺、丘疹、脓疱、脓肿、囊肿及破溃流脓的瘘管，愈合后形成显著的瘢痕或瘢痕疙瘩（图11-3）。

⑦ 坏死性痤疮：好发于20～50岁男性，多伴有皮脂溢出。皮损主要表现为额部、颞部的红褐色、成簇的丘疹、脓疱，可见脐凹状、坏死、出血性痂，愈后有

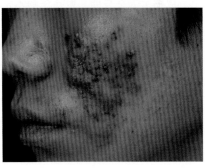

图11-3　聚合性痤疮

明显瘢痕。

⑧ 婴儿痤疮：多发于2岁以内男婴，皮损常为额部、面颊、下巴的粉刺、丘疹、脓疱，偶为结节、囊肿。

（4）多无自觉症状，炎症反应明显者可有疼痛或轻度痒感。

二、辅助检查

1.实验室检查　部分患者血清IgG水平增高，激素水平异常。

2.微生物检测　细菌培养可见痤疮丙酸杆菌。

三、鉴别诊断

1.酒渣鼻　好发于中年人，皮损分布于鼻尖、两颊、额、颏部为主，患部有毛细血管扩张、丘疹、脓疱，晚期可形成鼻赘。

2.颜面播散性粟粒性狼疮　好发于成年人，皮损主要为半球形或略扁平的丘疹或小结节，呈暗红色或褐色，触之柔软，中心坏死，玻片按压丘疹时可以出现黄色或褐色小点，主要分布在下眼睑、鼻唇沟。

3.职业性痤疮　常见于与矿物油接触者，好发于手背、前臂、肘、膝等接触部位。

4.药源性痤疮　有服用皮质类固醇、溴化剂、碘类等药物史。皮损多为全身性，发病年龄不定，无典型的黑头粉刺。

四、治疗

1.治疗原则　减少皮脂产生，控制上皮脱屑，抑制痤疮丙酸杆菌繁殖。

2.系统药物治疗

（1）轻型痤疮，皮损以粉刺为主者

处方一　复方维生素B_2片　po　tid

处方二　维生素B_6 10mg　po　tid

处方三　西咪替丁片 0.2g　po　bid

处方四 安体舒通片20mg po bid

【说明】西咪替丁是H_2受体阻断剂，有轻度抗雄激素作用、止痒作用和免疫增强作用。安体舒通有抗雄激素作用。

（2）中度痤疮，皮损以粉刺、脓疱为主者

处方一 罗红霉素0.15g po bid

处方二 红霉素0.25g po tid

处方三 米诺环素片50mg po bid 6周为一疗程

【说明】红霉素、罗红霉素是大环内酯类抗生素，对痤疮丙酸杆菌有抑制作用。米诺环素片为半合成四环素类广谱抗生素，具高效和长效性，在四环素类抗生素中抗菌作用最强。哺乳期妇女、孕妇和准备怀孕的妇女以及8岁以下小儿禁用。

（3）重度痤疮（结节性痤疮、囊肿性痤疮、聚合性痤疮等）

处方一 异维A酸10mg po bid

【说明】异维A酸属第一代维A酸。具有缩小皮脂腺组织、抑制皮脂腺活性、减少皮脂腺分泌、减轻上皮细胞角化和减少痤疮丙酸杆菌数目等作用，用于治疗聚合性痤疮、结节性痤疮、囊肿性痤疮等有显著的疗效。应按照说明书或医嘱规定的用法用量给药，注意不良反应，出现严重不良反应应立即停药。致畸发生率为25.6%，要求育龄妇女在治疗前1月及治疗期间要采取有效避孕措施，治疗结束半年后才能怀孕。

处方二 维胺酯胶囊50mg po tid 连用4～6周

处方三 黄体酮10mg 经前10d im qd

【说明】对月经前痤疮加重者，可用黄体酮。

处方四 复方炔诺酮0.625g，经前5天开始，连服22天

处方五 硫酸锌片0.2g po tid

处方六 氨苯砜50mg po bid

【说明】氨苯砜对结节、囊肿、聚合性痤疮可与抗生素联合应用，每日口服100mg或100mg每周3次，连服3个月以后减至每周200mg，待疗效巩固后减量至每周100mg至痊愈。

处方七 泼尼松20mg　8am 顿服

【说明】泼尼松只用于皮损炎症反应明显，且用其他抗生素无效的病例。炎症明显减退后减量至每天5mg。宜短期应用，好转后即可停药。

3.局部药物治疗

处方一 1%阿达帕林凝胶　外用　qn

【说明】阿达帕林的作用机制主要是通过调节毛囊上皮细胞的分化，减少微粉刺的形成，缓解痤疮的炎症反应。适用于以粉刺、丘疹和脓疱为主的寻常型痤疮。注意药物不良反应，孕妇禁用。不宜与其他维A酸类药同时使用。

处方二 0.05%～0.1%维A酸霜剂、凝胶或软膏　外用　bid

【说明】维A酸霜剂或凝胶，可使粉刺溶解和排出，也有抑制皮脂分泌作用。

处方三 1%水氯酊　外用　bid

处方四 2%红霉素酒精　外用　bid

处方五 1%洁霉素液　外用　bid

处方六 氯霉素洗剂　外用　qd

处方七 过氧苯甲酰/红霉素凝胶　外用　qd

【说明】过氧苯甲酰是氧化剂，外用于皮肤后，能缓慢释放出活性氧，从而有效地抑制痤疮丙酸杆菌。过氧苯甲酰还具有轻度的角质溶解作用、脱屑作用及降低毛囊皮脂腺内游离脂肪酸的作用。本品可有局部轻度痒感或灼热感，也可发生轻度红斑、脱皮和皮肤干燥。偶有接触性皮炎发生。皮肤急性炎症、破损者不宜使用。孕妇、哺乳期妇女及儿童慎用。

处方八 泼尼松龙1ml

　　　　2%利多卡因1ml ╱ 结节、囊肿内注射

处方九 复方倍他米松注射液（得宝松）1ml

　　　　2%利多卡因 1ml

╱ 结节、囊肿内注射

【说明】以上方法适用于重度痤疮，前者每3日1次，5次为1疗程；后者3周注射1次，以3～4次为宜。

4.中药治疗　中医强调辨证论治，常以清肺、利湿、化痰、补益肝肾为法。

（1）枇杷清肺饮加减

处方　枇杷叶9克，桑白皮9克，黄芩9克，赤芍9克，知母9克，黄连6克，甘草6克，生地黄30克，生石膏30克。水煎服，每日1剂。

【说明】适用于肺经风热型，以清肺泻火为主。

（2）茵陈蒿汤加减

处方　茵陈15克，黄栀子10克，大黄6克，黄连6克，牡丹皮9克，赤芍9克，连翘12克，重楼10克，苍术9克，甘草6克。水煎服，每日1剂。

【说明】适用于肠胃湿热型，以清热除湿解毒为主。

（3）二陈汤合桃红四物汤加减

处方　陈皮6克，半夏6克，茯苓6克，甘草3克，桃仁6克，红花6克，生地黄6克，川芎6克，当归6克，赤芍6克。水煎服，每日1剂。

【说明】适用于痰湿瘀滞型，以除湿化痰、活血散结为主。

（4）六味地黄丸加减

处方　熟地黄24克，山茱萸12克，山药12克，泽泻9克，牡丹皮9克，茯苓9克。水煎服，每日1剂。

【说明】适用于肝肾阴虚型，以滋补肝肾为主。

（5）脓肿、囊肿、结节较多者，可外敷金黄膏，每日2次。

5.其他治疗

（1）皮疹较多者可用颠倒散茶水调涂患处，每日2次，或每晚1次，次晨洗去。

（2）囊肿、结节和瘢痕可采用糖皮质激素混悬液局部注射或液氮冷冻、激光治疗。

（3）梅花针放血：取皮疹处，以梅花针敲刺局部皮疹处，以微微出血为宜，每周1～2次。

（4）刺络拔罐：可取大椎、肺俞等穴，用三棱针点刺放血后加拔罐3分钟，每周1～2次。

（5）光电治疗：LED红蓝光、强脉冲光、点阵激光治疗。

（6）化学剥脱治疗：果酸、水杨酸等。

五、预防与调护

（1）保持愉快的心情和规律的生活，因为情绪不良、生活不规律会引起或加重痤疮。

（2）不吸烟，不喝酒，特别是不饮烈性酒，不喝浓咖啡和浓茶，还要少食辛辣刺激食物，少食糖果及高脂食物；多吃蔬菜水果，保持大便通畅。

（3）局部护理，注意不要挤压皮疹，注意面部清洁，油性皮肤用碱性稍大的香皂，干性皮肤用碱性低些的香皂或洗面乳。

（4）有脓疱或囊肿时洗脸不要过于用力，以免使皮损破溃。

第二节　斑秃

斑秃（alopecia areata）是一种突然发生的局限性斑状脱发。病因可能与精神因素、遗传因素或内分泌因素及免疫异常有关。

一、临床诊断要点

（1）青壮年多见。性别差异不明显。

（2）可发生于身体任何部位，常见于头皮，少数可见于眉毛、睫毛、腋毛、胡须等部位。

（3）皮损初起为1个或数个边界清楚的圆形或椭圆形脱发区，直径1～10cm不等。该处皮肤光滑，无炎症。脱发区的边缘处常有一些松而易脱的头发，有的已经折断，近侧端的毛往往萎缩（图11-4）。如将该毛发拔出，可以看到该毛发上粗下细而像惊叹号（!），且下部的毛发色素也脱失。这种现象是进展期的征象。脱发现象继续增多，每片亦扩展，可互相融合形成不规则形。如继续进展可以全秃。严重者眉毛、睫毛、腋毛、阴毛和全身毳毛也都脱落，即为普秃（图11-5）。

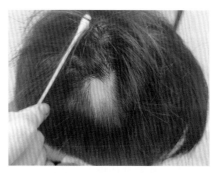

图11-4 斑秃（局部）

（4）患者常于无意中发现或被他人发现，无自觉症状，少数病例在发病初期患处可有轻度异常感觉。发病前多有精神刺激或过度紧张。

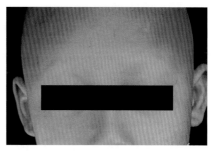

图11-5 斑秃（普秃）

二、辅助检查

组织病理学检查 早期可见发育不良的生长毛发，毛囊下端有淋巴细胞炎性浸润。晚期见毛囊的体积大大缩小，并向上移至真皮上部，通常其中不会有毛发，真皮乳头底下的结缔组织呈血管周围变性。全秃和普秃者毛囊破坏严重。

三、鉴别诊断

1.假性斑秃 患处头皮萎缩，光滑而带有光泽，看不见毛囊开口，斑片边缘处无上粗下细的脱发。

2.头癣白癣　不完全脱法，毛发多数折断，残留毛根不易被拔出，附有鳞屑。断发中易查到真菌。好发于儿童。

3.雄激素源性秃发　早秃从前额两侧头发开始，毛发变为纤细而稀疏，逐渐向头顶延伸。额部发际向后退缩形成"高额"，或头顶头发开始脱落。眉毛、胡须等身体其他短毛生长不受影响。本病有家族史。

4.梅毒性秃发　虽也呈斑状秃发，头发无瘢痕形成，但边缘不规则，呈虫蛀状。脱发区脱发也不完全，数目众多，好发于后侧。伴有其他梅毒症状，梅毒血清学检查阳性。

四、治疗

1.治疗原则　积极寻找诱因，严重病人可考虑应用糖皮质激素。

2.系统药物治疗

处方一　维生素E 100mg　po　tid

处方二　善存1片　po　tid

处方三　复方黄芪口服液10ml　po　tid

处方四　首乌延寿颗粒1包　po　tid

处方五　安定2.5～5mg　po　qn

处方六　胱氨酸100mg　po　tid

【说明】对于精神紧张、失眠者可给予安定或其他镇静药。

处方七　泼尼松30～40mg　po　8am顿服

【说明】全秃、普秃患者，可给予泼尼松，系统应用糖皮质激素药物，应注意其副作用。一般口服1～2个月后必须逐渐减量，小剂量维持4～6个月。儿童最好不要系统用药，以免影响生长发育。

处方八　环孢素A 2.5～6mg/（kg·d）po

【说明】报道指出严重斑秃可予环孢素A口服治疗，疗程为2～12个月，但对于病程过长的患者疗效欠佳。

3.局部药物治疗

处方一 泼尼松龙注射液1ml / 斑秃局部分点皮下注射，
　　　　2%利多卡因1ml / 7～10天1次，4～5次为1
　　　　　　　　　　　　 个疗程

处方二 复方倍他米松注射液1ml / 斑秃局部分点皮下注
　　　　2%利多卡因1ml / 射，3周注射1次，共
　　　　　　　　　　　　 3～4次

【说明】泼尼松龙或复方倍他米松注射液斑秃局部分点皮下注射，用于顽固的局部性皮损。

处方三 2%或5%米诺地尔酊剂　外涂　bid

【说明】米诺地尔可以直接刺激毛囊上皮细胞增殖和分化，增加局部血流量，使毛囊由休止期向生长期转化。本品应在头发和头皮完全干燥时使用，每天早晚各1次，每次1毫升，两次间隔8小时以上，涂药之后可以用手指涂抹均匀，确保所有脱发区域全部涂到，但不需要特意按摩头皮，按摩不会增进效果。长期使用米诺地尔，身上体毛可能会随着药物的持续使用而略有增多，比如手臂汗毛，但一般在可接受范围之内。

处方四 0.1%曲安西龙霜　外涂　bid

4.中药治疗　中医强调辨证论治，实证以清热通瘀为主，虚证以补摄为主。

（1）四物汤合六味地黄汤加减

处方　熟地黄24克，当归18克，白芍18克，川芎12克，山茱萸12克，山药12克，泽泻9克，牡丹皮9克，茯苓9克。水煎服，每日1剂。

【说明】适用于血热风燥型，以凉血息风、养阴护发为主。

（2）通窍活血汤加减

处方　赤芍药9克，川芎9克，桃仁9克，红花10克，老葱6克，麝香0.15克，生姜9克，大枣5枚。水煎服，每日1剂。

【说明】适用于气滞血瘀型，以通窍活血、祛瘀生发为主。

（3）七宝美髯汤加减

处方　赤何首乌18克，白何首乌18克，赤茯苓18克，白茯苓18克，牛膝9克，当归9克，枸杞子9克，菟丝子9克，补骨脂6克。水煎服，每日1剂。

【说明】适用于肝肾阴虚型，以补益肝肾、养阴生发为主。

（4）八珍汤加减

处方　党参9克，白术9克，茯苓9克，当归9克，川芎9克，芍药9克，熟地黄9克，炙甘草5克。水煎服，每日1剂。

【说明】适用于气血两虚型，以益气补血、养血生发为主。

5.其他治疗方法

（1）可在脱发区和沿头皮足太阳膀胱经循行部位用梅花针移动叩刺，每天1次。

（2）特殊疗法包括局部按摩、紫外线照射、氦氖激光照射、共鸣火花治疗、音频电疗等物理疗法。严重病人亦可考虑应用光化学疗法或光动力学治疗。

五、预防与调护

（1）讲究头发卫生，不要用碱性太强的肥皂洗发，不滥用护发用品，平常理发后尽可能少用电吹风和染发。

（2）饮食要多样化，克服和改正偏食的不良习惯。宜补充植物蛋白、铁质、多食碱性食物以及含碘高的食物；忌食鱼、家禽、瘦猪肉，忌烟酒辛辣刺激、油腻、煎炸之品。

（3）注意劳逸结合，保持心情舒畅，切忌烦恼、悲观和动怒。发现本病后，在调治中要有信心和耐心，处方用药不宜频繁更换，应该守法守方，坚持治疗，不急不躁。

第三节　雄激素性脱发

雄激素性脱发是指在老年之前，于青壮年时期头发过早地逐渐脱落，也称早秃。常从前发缘向后脱落，或头顶部头发稀薄直至除发缘外整个头皮头发全部脱落。脱发常呈进行性，有家族遗传倾向，多见于男性。

一、临床诊断要点

（1）主要发生于20～30岁男性。

（2）从前额两侧头发开始变为纤细而稀疏，逐渐向头顶延伸。额部发际向后退缩；或头顶头发开始脱落，而枕部及两颞部仍保留正常的头发。脱发处皮肤光滑，毛孔缩小可见纤细毳毛（图11-6）。身体其他短毛和毳毛生长不受影响。

（3）女性脱发少见，程度轻。一般是弥漫性头发脱落，以头顶部位明显。逐渐脱落，但不脱光，两鬓角也很少脱发。头发柔细并失去光泽。患处头皮变薄、可有灼热感，发痒或按痛。以后很难完全再长出新发。

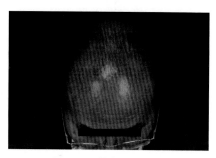

图11-6　雄激素性脱发

（4）无自觉症状或有微痒。可伴有皮脂溢出。

（5）病程发展缓慢，常有家族史。

二、辅助检查

实验室检查　无性激素异常。

三、鉴别诊断

1.瘢痕性脱发　由于感染、烫伤、烧伤、创伤及电击伤等使头皮形成瘢痕、使毛囊受损引起的脱发。

2.感染性脱发　细菌感染可以引起脱发，头部脓肿性齿性毛囊周围炎、瘢痕疙瘩引起性毛囊炎和脱发性毛囊炎均可导致脱发。

3.药物性脱发　因药物引起的脱发，头发绝大多数是可以再生的。化疗药物引起的脱发最常见。

四、治疗

1.治疗原则　补充维生素，若伴有脂溢性皮炎可做相应处理。

2.系统药物治疗

处方一 胱氨酸50mg　po　tid

处方二 维生素B_2 50mg　po　tid

处方三 维生素B_6 10mg　po　tid

处方四 螺内酯20mg　po　bid或tid（连续1～3个月）

处方五 非那雄胺1mg　po　qd（连续用至6～12个月以上）

【说明】胱氨酸是人体必需的氨基酸之一，目前主要是从毛发中提取，对人体没有不良影响。能促进机体细胞氧化和还原功能，增加白血球和阻止病原体繁殖等作用，主要用于各种脱发症。维生素B_6、维生素B_2适用于皮脂溢出较多者，与螺内酯配合使用，效果更好。螺内酯可与二氢睾酮竞争雄激素受体，从而达到抑制雄激素的目的，应注意不良反应。非那雄胺是一种新型5α-还原酶抑制剂，是针对病因及发病机制的治疗药物，可较低血清和头皮中二氢睾酮水平，不良反应有性欲减退，停药后恢复正常。

3.局部药物治疗

处方　5%米诺地尔酊剂　外涂　bid

4.中药治疗　中医强调辨证论治，常以补益肝肾、养血祛风为法。

（1）七宝美髯丹加减

处方　枸杞子15克，菟丝子15克，何首乌15克，白茯苓

15克，怀牛膝10克，当归10克，补骨脂8克。水煎服，每日1剂。

【说明】适用于肝肾不足型，以补益肝肾为主。

（2）神应养真丹加减

处方　熟地黄15克，当归15克，白芍10克，川芎10克，天麻10克，木瓜10克，羌活6克。水煎服，每日1剂。

【说明】适用于血虚风盛型，以养血祛风为主。

5.其他治疗方法

（1）可在脱发区和沿头皮足太阳膀胱经循行部位用梅花针移动叩刺，每天1次。

（2）秃发部位予655nm激光照射，疗程为26周。

（3）局部头发移植，将自身后枕部的头发移植至头顶。

五、预防与调护

（1）消除思想顾虑，减少精神负担，保持乐观情绪。

（2）避免过多洗涤及外用刺激性药物。

（3）勤梳理头发，改善头皮血液循环，可防止脱发和头皮屑的发生。

（4）多食豆制品、新鲜蔬菜等富含维生素E的食物，并注意摄取含碘、钙、铁多的甲鱼、鲜奶和带鱼等。

第四节　臭汗症

臭汗症是指汗腺分泌有特殊的臭味或汗液被分解而放出臭味的皮肤汗腺病。

一、临床诊断要点

（1）常有家族史，多在青春期开始发病，老年后可逐渐减轻或消失。女性多于男性。

（2）好发于腋下、腹股沟、足部、外阴、肛周、脐部等大汗腺和顶泌汗腺所在部位。

（3）臭汗症有一种特殊的刺鼻的臭味，常与多汗伴发。

二、辅助检查

无特异性检查。

三、鉴别诊断

多汗症　是指皮肤出汗异常过多的现象，多见于掌跖、前额、腋下等部位，无特殊的刺鼻臭味。

四、治疗

1.治疗原则　以减少汗液，抑制细菌为目的。伴发多汗，首先治疗多汗症。

2.系统药物治疗　轻症不必治疗，重者伴发多汗症，同多汗症治疗。

　　处方一　地西泮 2.5～5mg　　po　　tid

　　处方二　苯巴比妥片 30mg　　po　　qd

　　处方三　普鲁苯辛片 15mg　　po　　tid

　　处方四　谷维素 10mg　　po　　tid

【说明】地西泮及谷维素等对情绪性多汗症常有效。苯巴比妥片、普鲁苯辛片等抗胆碱能药物有暂时性效果，但应注意其不良反应，对本品过敏及青光眼患者禁用。肝、肾功能不全者及心脏病、高血压、前列腺肥大、消化道阻塞性疾病、重症肌无力、尿潴留、呼吸道疾病患者慎用。

3.局部药物治疗

　　处方一　西施兰夏露喷/乌洛托品溶液　　外用　　qw 适量涂擦腋下

【说明】西施兰夏露喷主要成分为乌洛托品，具有杀菌、收敛、止汗的作用。用于手足多汗及腋臭。偶见皮肤刺激或过敏反应。不得用于皮肤破溃处，避免接触眼睛和其他黏膜。

处方二 5%～10%甲醛溶液 外涂 tid

处方三 20%氯化铝溶液 外涂 qd

【说明】睡前涂药，干燥后覆以塑料薄膜，次晨洗去，连用2～7天，至局部无汗后，改为每周用药1～3次。氯化铝浓溶液有极强的腐蚀性，稀溶液无刺激性。

4.中药治疗 中医强调辨证论治，常用清利湿热、芳香辟秽为法。

（1）五香丸汤加减

处方 豆蔻3克，丁香3克，藿香3克，零陵香3克，青木香3克，白芷3克，桂心3克，香附6克，当归15克，槟榔2枚。水煎服，每日1剂。

【说明】适用于秽浊内蕴证。

（2）甘露消毒丹加减

处方 滑石15克，茵陈15克，黄芩10克，车前子10克，石菖蒲6克，木通6克，白豆蔻6克，藿香6克，射干6克，薄荷3克。水煎服，每日1剂。

【说明】适用于湿热熏蒸证。

（3）枯矾30克，蛤蜊粉15克，樟脑15克。研磨外搽。

5.其他治疗方法 包括液氮冷冻、激光治疗、手术切除、高频电针根治术。液氮冷冻和激光治疗损伤小，但是容易复发。传统手术切除，目视下逐一去除大汗腺，成功率达百分之九十五，但会留下瘢痕。目前小开口手术方式处理，通过特殊设计的旋转刮刀伸入皮内，刮除大汗腺，伤口小，易复原，但是复发率高。高频电针破坏力小，但复发率高。

五、预防与调护

（1）加强个人卫生清洁，勤洗澡、勤换内衣，保持局部皮肤干燥。

（2）少吃葱、蒜、韭菜之类的刺激性食物。

第五节　甲病

甲病是甲表面、形状、颜色及甲板异常的疾病。本节主要介绍甲萎缩、钩甲、甲层裂、嵌甲、甲沟炎几种常见的甲病。

一、临床诊断要点

1. 甲萎缩

（1）无特定好发人群。

（2）临床上可分为先天性甲萎缩及获得性甲萎缩。先天性甲萎缩常见于先天性外胚叶发育不全。获得性甲萎缩多由于外伤、溃疡、烧伤、瘢痕形成、扁平苔藓、指端动脉硬化症、心脏病、麻风、脊髓空洞症等引起，以及药物性甲萎缩。

（3）主要表现为部分或全部甲发育不良，甲板薄小，甚至无甲。

2. 钩甲

（1）好发于老年人。

（2）常见累及姆甲、趾甲及小趾甲。

（3）主要表现为甲床肥厚、延长、卷曲，呈鸟爪状。

3. 甲层裂

（1）常见于妇女及儿童。

（2）各甲均可受累，儿童常因玩沙引起，妇女多见于内分泌失调、维生素缺乏、产后、神经疾病。

（3）主要表现为甲床分裂为多层薄片，颜色变白，甲板脆弱易碎裂。

4. 嵌甲

（1）好发于青年学生及久站人群。

（2）常见于足踇趾甲，尤其以外侧多见。

（3）主要表现为甲板侧缘长入附近的软组织中，局部组织红肿、疼痛（图11-7）。

5.甲沟炎

（1）可发于各年龄阶段，青年居多。

（2）常见于足踇趾甲，多由于甲损伤后细菌或白念珠菌侵入所致。

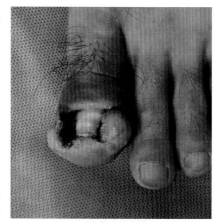

图11-7　嵌甲

（3）主要表现为甲周组织发炎，甲沟潮红、肿胀、脓性分泌物渗出（图11-8）。

二、辅助检查

微生物检查　甲沟炎分泌物细菌学和真菌学检查可见致病菌。其他甲病无明显特异性检查。

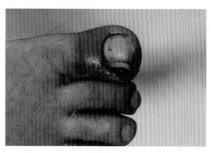

图11-8　甲沟炎

三、鉴别诊断

1.甲真菌病　甲板浑浊失去光泽、增厚、表面凹凸不平、变色、甲分离、脆裂、甲板脱落、钩甲或伴甲沟炎。真菌镜检和培养可见菌丝、孢子。

2.甲扁平苔藓　指甲皱褶和甲板融合，致部分甲板丧失。

3.银屑病性甲病　甲板均匀增厚，甲质变硬但无脆性增加，或甲板呈点状凹陷。

四、治疗

本节主要介绍甲沟炎的治疗，嵌甲治疗可参照甲沟炎。

1.治疗原则　积极寻找诱因，去除病因，对症治疗。

2.系统药物治疗

处方一　阿莫西林0.5g　po　tid

处方二　伊曲康唑0.2g　po　qd

处方三　泼尼松20～40mg　po　qd

【说明】急性甲沟炎应尽快采取有效治疗，防止出现甲床损伤。可选择抗菌谱能覆盖需氧菌和厌氧菌的广谱抗菌药物治疗，如阿莫西林/克拉维酸。慢性甲沟炎伴有真菌感染者予抗真菌药物（首选唑类抗真菌药物）和抗菌药物治疗，治疗需持续至炎症消退、甲小皮重建并粘附在甲板上，常需3个月以上。对于反复出现急性加重的患者，可采取皮损内或系统应用糖皮质激素联合系统抗菌药物治疗1周。

3.局部药物治疗

处方一　莫匹罗星软膏　外用　tid

处方二　氯倍他索霜　外用　bid

处方三　曲安奈德霜　外用　bid

处方四　丁酸氢化可的松霜　外用　bid

处方五　氢化可的松霜　外用　bid

处方六　地塞米松霜　外用　bid

【说明】药物诱发的假性化脓性肉芽肿性甲沟炎可每日外用2%莫匹罗星/丙酸氯倍他索软膏。

4.中药治疗

（1）五味消毒饮、黄连解毒汤加减

处方　金银花15克，野菊花15克，紫背天葵15克，紫花地丁15克，黄连10克，黄芩10克，黄柏10克，栀子10克。水煎服，每日1剂。

【说明】适用于火毒凝结，以清热解毒为主。

（2）五味消毒饮合透脓散加减

处方　金银花15克，野菊花15克，紫背天葵15克，紫花地丁15克，黄连10克，黄芩10克，栀子10克，赤芍15克，皂角刺10克，白芷10克。水煎服，每日1剂。

【说明】适用于热盛肉腐证，以清热透脓托毒为主。

（3）五神汤合萆薢渗湿汤加减

处方　金银花15克，野菊花15克，紫背天葵15克，紫花地丁15克，牛膝10克，萆薢20克，土茯苓20克，薏苡仁20克。水煎服，每日1剂。

【说明】适用于湿热下注证，以清热解毒利湿为主。

5.其他治疗方法

（1）外科治疗：急性甲沟炎当感染浅表且局限时，可进行切开引流。若感染深在，在局麻下，将甲板近端1/3掀起并在近端甲皱襞下放置引流条引流分泌物。由嵌甲继发的慢性甲沟炎只需将甲板拔除即可。

（2）梅花针治疗：取梅花针局部叩刺，以微微出血为宜，每周1～2次。

（3）对于常规治疗及外科治疗失败者，可采取低剂量浅表放射治疗。

五、预防与调护

（1）注意休息，避免精神刺激，保持心情舒畅。
（2）发作期间尽量避免注射用药和局部刺激。
（3）加强营养，忌食辛辣刺激之物，忌饮酒。
（4）避免鞋袜太紧。

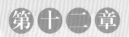

第十二章
神经精神障碍性皮肤病

神经精神障碍性皮肤病的皮肤表现与神经精神因素存在直接或间接的相关性，反复搔抓能造成"瘙痒-搔抓-瘙痒"的恶性循环。

第一节　神经性皮炎

神经性皮炎（neurodermatits）又名慢性单纯性苔藓，是一种慢性常见的皮肤神经功能障碍性皮肤病，以阵发性剧烈瘙痒及皮肤苔藓样变为特点。本病的病因及发病机制尚不清楚。患者常有头晕、失眠、烦躁易怒、焦虑不安等神经衰弱的症状，内分泌紊乱、胃肠功能障碍、感染病灶、过度疲劳、精神紧张及搔抓、日晒、饮酒、机械物理性刺激等均可促发本病，使病情加重。

一、临床诊断要点

本病依受累范围的大小，可分为局限型及播散型。

1. 局限型

（1）多见于青年或中年。

（2）常发生于颈侧项部、背部肘窝、腰、股内侧、会阴、阴囊等易搔抓部位。

（3）基本皮损为针尖至米粒大小的多角形扁平丘疹，淡红、淡褐色或正常肤色，质地较为坚实而有光泽，表面可覆有少量糠秕状鳞屑，久之皮损渐融合扩大，形成苔藓样变，直径可达2～6cm或更大，皮损边缘可见散在的扁平丘疹，边界清楚，可为圆形、类圆形或不规则形。

（4）自觉阵发性瘙痒。

2.播散型

（1）好发于成年及老年人。

（2）皮损广泛分布于眼睑、头皮、躯干、四肢等处。

（3）多呈苔藓样变，皮损及其周围常见抓痕或血痂，可因外用药治疗不当而产生接触性皮炎，也可因搔抓继发毛囊炎及淋巴结炎等（图12-1）。病程迁延，长期难愈，治愈后也易复发。

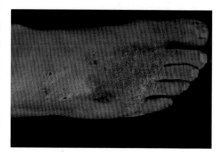

（4）自觉阵发性强烈瘙痒，夜间为甚，常于局部刺激、精神烦躁时加剧。

图12-1　神经性皮炎

二、辅助检查

组织病理学检查　表皮角化过度，棘层肥厚，表皮嵴延长，也可伴有轻度海绵形成。真皮部毛细血管增生，管壁增厚，血管周围有淋巴细胞浸润。还可见真皮成纤维细胞增多，呈纤维化。

三、鉴别诊断

1.慢性湿疹　因可出现苔藓化，皮肤浸润肥厚及剧痒，需和神经性皮炎相区别。区别为慢性湿疹多由急性湿疹转化而来。

2.扁平苔藓　　好发于四肢屈侧，皮损境界较明显，可见紫红色、暗红色或正常皮色的多角形扁平而有光泽的丘疹，表面可见灰白色Wickham纹；组织病理有特征性。

3.银屑病　　发生于小腿伸侧及头皮的慢性局限性肥厚性银屑病，皮损基底呈淡红色或暗红色浸润，上被银白色鳞屑，剥离后可见薄膜现象及点状出血，全身其他部位常见有银屑病损害，患者自觉不痒或轻微瘙痒。

4.原发性皮肤淀粉样变　　皮损呈高粱至绿豆大棕褐色坚硬丘疹，有时皮疹沿皮纹呈念珠状排列，组织病理上淀粉样蛋白沉积具有特征性改变。

四、治疗

1.治疗原则　　止痒是根本目的。以治疗心理问题、避免搔抓为治疗关键，打破"瘙痒-搔抓-瘙痒"的恶性循环。

2.系统药物治疗

处方一　赛庚啶2mg　tid

处方二　特非那丁片60mg　po　bid

处方三　多塞平25mg　po　tid或25mg　po　qn

处方四　西替利嗪10mg　po qd

处方五　曲尼司特100mg　po　tid

处方六　西咪替丁0.2g　po　bid

处方七　安定2.5mg　po　qn

处方八　酮替芬1mg　po　bid

处方九　脑益嗪25mg　po　tid

处方十　咪唑斯汀10mg　po　qd

处方十一　氯雷他定10mg　po　qd

处方十二　维生素C 200mg　po　tid

处方十三　维生素B_1 10mg po　tid

处方十四 维生素 B_{12} 10mg　po　tid

【说明】剧烈瘙痒影响睡眠，可酌情给予以上药物治疗。

处方十五 0.1% 普鲁卡因 500ml　iv drip　qd

【说明】泛发性神经性皮炎可给予静脉封闭治疗，用药前须做普鲁卡因皮试。

处方十六 雷公藤多苷 20mg　po　tid

3.局部药物治疗

处方一 焦油凝胶　外用　bid

处方二 黑豆馏油软膏　外用　bid

处方三 硫黄煤焦油软膏　外用　bid

【说明】适用于皮损局限、轻度肥厚、苔藓化，但不痒。缺点是有气味，易弄脏衣服，有时患者不愿意使用。

处方四 丁酸氢化可的松霜　外用　bid

处方五 0.1% 糠酸莫米松霜　外用　bid

【说明】适用于皮损局限、轻度肥厚、苔藓化、瘙痒轻的皮损。分布在眼周的皮炎，宜选用弱效激素如丁酸氢化可的松霜、糠酸莫米松霜，短期应用。糖皮质激素软膏、霜剂或溶液外用，若用封包治疗，可加强疗效。

处方六 恩肤霜　外用　bid

处方七 卤美他松（适确得）霜　外用　qd

处方八 曲安奈德新霉素贴膏　外用　qd

【说明】适用于皮损肥厚、苔藓化明显伴瘙痒者。可加服抗组胺药物。

处方九 醋酸曲安奈德注射液封闭治疗

处方十 2.5% 醋酸泼尼松龙混悬液封闭治疗

【说明】封闭治疗可选用醋酸曲安奈德注射液 1ml 或 2.5% 醋酸泼尼松龙混悬液 1ml，加入适量的利多卡因注射液，局部皮损内或皮下注射。皮损较大者，每次用量一般不超过泼尼松龙 25mg 或曲安奈德 2ml。

处方十一 卡泊三醇外用 bid

处方十二 他克莫司外用 bid

处方十三 匹美莫司外用 bid

【说明】卡泊三醇、他克莫司、匹美莫司可单独或联合糖皮质激素外用。

4.中医中药治疗 中医强调辨证论治，多以祛邪止痒、扶正润肤为法。

（1）消风散加减

处方 当归9克，生地黄9克，防风9克，蝉蜕9克，知母9克，苦参9克，胡麻仁9克，荆芥9克，牛蒡子9克，石膏9克，甘草3克，木通3克。水煎服，每日1剂。

【说明】适用于风湿蕴肤证，以祛风除湿、清热止痒为主。

（2）当归饮子加减

处方 当归，火麻仁，秦艽，白芍，生地黄，何首乌，白蒺藜，石斛，玉竹，山药，沙参，生甘草。水煎服，每日1剂。

【说明】适用于血虚风燥证，以养血润燥、息风止痒为主。

（3）龙胆泻肝汤合丹栀逍遥散加减

处方 龙胆，柴胡，黄芩，栀子，生地黄，车前子，泽泻，当归，白蒺藜，白鲜皮，苦参，生甘草。水煎服，每日1剂。

【说明】适用于肝郁化火证，以疏肝理气、泻火止痒为主。

5.其他治疗方法

（1）梅花针：叩刺局部皮损处，以微微出血为宜，每周1～2次。

（2）火针：以火针闪刺局部皮损处，每周1～2次。

（3）针灸：泛发性慢性单纯性苔藓，可取风池、天柱、委中、足里等穴位；局限性慢性单纯性苔藓可在皮损周围沿皮下进针。

（4）光化学疗法：对局限性慢性单纯性苔藓，照射前30分钟皮损区涂布0.1%～0.3% 8-MOP酊剂，从1～2个最小红斑量开始，每2次增加原剂量的1/2，每天或隔天照射1次，10～15次为一个疗程。PUVA还可用于泛发性慢性单纯性苔藓，照射前2小时口服8-MOP 0.6mg/kg，以1/2个最小红斑量开始，以后酌情增加，一般每2次增加原剂量的1/2，隔天照射1次，10～15次为一个疗程。还可用窄谱中波紫外线（N-UVB）治疗，亦可取得较好疗效。

（5）浅层X线紫外线、氦氖激光照射、境界线、磁疗、蜡疗以及矿泉治疗等均能收到较好的治疗效果，但亦难防止复发。

五、预防与调护

（1）避免各种机械性、物理性刺激。

（2）避免饮酒、喝浓茶及食用辛辣食品。

（3）加强体质锻炼，如有神经衰弱或胃功能失调者应予纠正。

第二节　瘙痒症

瘙痒症（pruritus）是仅有皮肤瘙痒而无明显的原发性损害的皮肤病（图12-2）。

一、临床诊断要点

根据瘙痒的范围及部位的不同，可分为局限性及全身性。局限性瘙痒病多发生于身体的某一部位，以肛门、阴囊及女阴等部位为多见。全身性瘙痒又有老年性、冬季性及夏季性之分。

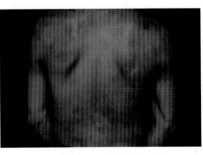

图12-2　瘙痒症

1.全身性瘙痒症　全身性瘙痒可开始为全身性，或最初局限于一处，继而扩展至全身。瘙痒常为阵发性，尤以夜间为重。发作时除患部瘙痒外、无原发性皮肤损害，常继发抓痕、血痂、色素沉着，甚至出现苔藓样变、湿疹样变、脓皮病以及淋巴管炎和淋巴结炎。根据发病年龄、发病季节及发病原因可分为以下类型：

（1）老年瘙痒症：老年人因皮脂腺体功能减退，皮肤萎缩、干燥，加之过度热水洗烫，易泛发全身瘙痒。

（2）冬季瘙痒症：常为寒冷所诱发，多发生于秋末及冬季气温急剧变化的情况下，每当由寒冷的室外骤入温暖的室内，或在夜间解衣卧床时，便开始瘙痒。

（3）夏季瘙痒症：常以温热为诱因而引起瘙痒，夏日汗液增多时，会使瘙痒加剧。

（4）胆汁淤积性瘙痒：在肝脏疾病、胆汁淤积的患者中，瘙痒是一种常见的临床表现。瘙痒可以是全身性的，在手、足和衣服穿着过紧处瘙痒更剧烈，而颜面、颈部、阴部则很少累及。

（5）尿毒症瘙痒：在13%的慢性肾功能不全患者中，瘙痒是常见和难以耐受的症状。50%～90%的腹膜或血液透析患者出现瘙痒。瘙痒可以是局部的也可以是全身的，其发生机制尚不清楚。女性更易出现瘙痒。

（6）真性红细胞增多症瘙痒：典型表现是躯干部严重瘙痒。约70%以上的患者接触温水数分钟后，面部手足出现瘙痒（水源性强痒或沐浴痒），持续15分钟至1小时，有时瘙痒剧烈以致患者拒绝沐浴。

（7）糖尿病性瘙痒：约7%的糖尿病患者有瘙痒，可以泛发全身，更多地局限于肛周及外生殖器部位。可能由神经病变、念珠菌感染、皮肤干燥、药物所致。

2.局限性瘙痒症

（1）肛门瘙痒症：中年男性常见，儿童多见于蛲虫病患者。发生部位局限于肛门及周围皮肤，皮损呈灰白色，浸渍、糜烂、皱襞肥厚、辐射状皲裂、苔藓样变及色素沉着。

（2）阴囊瘙痒症：限于阴囊，也可累及会阴，阵发性发作、皮损肥厚、湿疹样变、苔藓样变及色素沉着。

（3）女阴瘙痒症：发生于大小阴唇、阴蒂及阴道口。瘙痒阵发，夜间加重，局部皮肤肥厚、浸渍、阴蒂及阴蒂黏膜甚至出现水肿、糜烂，常引起患者精神抑郁。

（4）其他部位，如头部、小腿、掌跖和外耳道等部位瘙痒也较常见。

二、辅助检查

全面查体及某些内脏疾病如糖尿病、肝胆疾病、甲状腺功能异常、贫血、白血病、大脑动脉硬化等疾病的相应试验室检查。

三、鉴别诊断

1.慢性湿疹　皮损多形性，有丘疹、渗出、糜烂、结痂和肥厚的演变过程。

2.神经性皮炎　好发部位为颈项、眼睑、肘、腰骶等部位，皮损呈苔藓样变。

四、治疗

1.治疗原则　积极寻找原发病并进行相应治疗。以镇静止痒，防止皮肤继发改变为原则。

2.系统药物治疗

处方一　酮替芬1mg　po　bid

处方二　脑益嗪25mg　po　tid

处方三 咪唑斯汀 10mg　po　qd

处方四 氯雷他定 10mg　po　qd

处方五 多虑平 25mg　po　bid

处方六 5%葡萄糖注射液 500ml
　　　　西咪替丁 0.4g　　　　　　iv drip　qd

【说明】在选用外搽药的基础上，根据病人的情况，可加用以上 1～2 种内服药物联合应用。西咪替丁为 H_2 受体阻断剂，有止痒作用和免疫增强作用，可用于各种瘙痒症，1 个疗程 10 天。

处方七 己烯雌粉 0.5mg　po　bid

处方八 黄体酮 10mg　im　qd

【说明】老年女性瘙痒症可用雌性激素治疗。

处方九 丙酸睾酮 25mg　im　qw

处方十 甲基睾酮 5mg　po　bid

【说明】老年男性瘙痒症可用雌性激素治疗。

处方十一 沙利度胺 25～50mg　po　bid

【说明】此药能降低外周瘙痒刺激的感觉，阻断瘙痒 - 搔抓 - 瘙痒的恶性循环，对尿毒症瘙痒、光化性痒疹、结节性痒疹、湿疹、老年瘙痒症、慢性单纯性苔藓、银屑病瘙痒有效。

处方十二 维生素 B_1 10mg　po　tid

处方十三 维生素 B_{12} 10mg　po　tid

处方十四 0.1%普鲁卡因 500ml　iv drip　qd

【说明】全身性瘙痒症可予静脉封闭治疗，用药前须做普鲁卡因皮试。

处方十五 加巴喷丁 100～300mg　po　qd

【说明】每次透析后予以患者服用加巴喷丁，可用于治疗尿毒症性瘙痒。

3.局部治疗

（1）局限性瘙痒

处方一 氢化可的松洗剂　外用　bid

处方二 地塞米松氮酮搽剂　外用　bid

处方三 氟轻松二甲基亚砜液　外用　bid

处方四 薄荷脑软膏　外用　bid

处方五 复方炉甘石洗剂（酚及薄荷脑）　外用　bid

处方六 曲安奈德霜　外用　bid

处方七 他克莫司　外用　bid

（2）冬季瘙痒症选用润肤剂

处方一 0.3%尿囊素霜　外用　bid

处方二 20%尿素霜　外用　bid

（3）肛门瘙痒症

处方一 氧化锌软膏　外用　bid

处方二 亚甲蓝+曲安奈德混合液　皮下封闭注射

处方三 亚甲蓝+复方倍他米松注射液　皮下封闭注射

【说明】治疗应包括停止所有刺激性的外用治疗或过度清洗，去除潜在的局部致敏物质，大便后避免用卫生纸清洁，便后可温水清洗。严重病例可考虑肛周皮损内注射糖皮质激素。

（4）外阴瘙痒症

处方一 他克莫司　外用　bid

处方二 吡美莫司　外用　bid

处方三 曲安奈德　外阴皮损内注射

4.中医中药治疗　中医强调辨证论治，多以祛风清热凉血为法。

（1）消风散合四物汤加减

处方　当归9克，防风9克，蝉蜕9克，知母9克，苦参9克，胡麻仁9克，荆芥9克，苍术9克，牛蒡子9克，石膏30克，甘草3克，木通3克，熟地黄9克，川芎9克，赤芍9克。水煎服，每日1剂。

【说明】适用于风热血热证，以疏风清热、凉血止痒为主。

（2）龙胆泻肝汤加减

处方　龙胆草6克，黄芩9克，栀子9克，泽泻12克，木通3克，车前子9克，当归9克，生地黄20克，柴胡9克，生甘草6克。水煎服，每日1剂。

【说明】适用于湿热内蕴证，以清热利湿、解毒止痒为主。

（3）当归饮子加减

处方　当归9克，白芍9克，川芎9克，生地黄9克，白蒺藜9克，防风9克，荆芥穗9克，何首乌6克，黄芪6克，炙甘草3克。水煎服，每日1剂。

【说明】适用于血虚肝旺证，以养血平肝、祛风止痒为主。

5.其他治疗方法

（1）针灸：针刺三阴交、足三里、血海、曲池、合谷、八邪等，每日1次。

（2）光疗：UVA、UVB和PUVA对炎症性皮肤病及尿毒症、原发性胆汁淤积和真性红细胞增多症等系统疾病引起的瘙痒有效。

（3）洗浴：淀粉浴、糖浴或矿泉浴等。

（4）局限性瘙痒病经多方治疗无效并且严重时，可考虑用同位素磷32、锶90或浅层X线治疗。

五、预防与调护

（1）避免用搔抓、摩擦及热水烫洗等方法来止痒。

（2）少用或不用碱性肥皂。

（3）限制饮用浓茶、咖啡及辛辣刺激的食物。

第三节　结节性痒疹

结节性痒疹（prurigo nodularis）又称结节性苔藓或疣状固定性荨麻疹，是一种病因不清，好发于四肢伸侧的、以疣状结节为特征的慢性炎性瘙痒性皮肤病。或与遗传、虫类叮咬、精神刺激、胃肠功能紊乱及内分泌障碍等有关。

一、临床诊断要点

（1）多见于中年女性。

（2）好发于四肢伸侧，面部及躯干部也可受累。

（3）损害为直径0.5～1cm大小的坚实丘疹，近皮色、淡红或褐色，表面光滑，随后呈半球形结节，直径1～3cm，表面粗糙，角化明显，可呈疣状增生，暗褐色。结节数目不等，可少至数个或多至数十个以上，有时呈条状排列（图12-3）。

（4）病程慢性，剧痒，消退后遗留色素沉着。

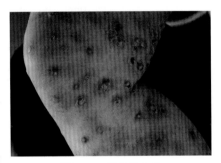

图12-3　结节性痒疹

二、辅助检查

组织病理学检查　表皮角化过度，棘层肥厚，表皮嵴不规则地向真皮增生，形成假性上皮瘤状，真皮内显示非特异性炎性浸润，并可见神经组织明显增生。

三、鉴别诊断

1.肥厚性扁平苔藓　损害为疣状增殖之肥厚性斑块，但常呈紫红色或紫色，并有细薄鳞屑，其周围或其他处可见典型损害。

2.丘疹性荨麻疹　皮损主要为风团样丘疹，中央有水疱或大疱，病程短，好发于儿童。

3.原发性皮肤淀粉样变　皮损常较密集，呈串珠状排列，必要时可做局部刚果红试验或组织病理学检查。

四、治疗

1.治疗原则　防止虫咬，寻找并去除可能的致病因素。

2.系统药物治疗　可予抗组胺药物、镇静、安定药物等，参照其他瘙痒性皮肤病用药。另外可选择以下药物。

处方一 异维A酸10mg　po　bid

处方二 维胺酯25mg　po　tid

处方三 维生素E 100mg　po　tid

【说明】皮损增生明显、质硬可配合口服维A酸类药，同时加服维生素E。

处方四 沙利度胺25mg　po　bid

处方五 雷公藤多苷20mg　po　tid

处方六 氨苯砜25mg　po　tid

【说明】应用时应考虑雷公藤多苷和沙利度胺的不良反应，沙利度胺有明显致畸作用，育龄妇女禁用。

3.局部药物治疗

参照其他瘙痒性皮肤病局部用药，予各种剂型的糖皮质激素外用药物，另外可选择以下药物。

处方一 5%～10%硫黄煤焦油软膏 外用　qn

处方二 三氯醋酸饱和液　外用　qd

处方三 25%蛇床子酊　外用　bid

处方四 0.025%～0.3%辣椒碱乳膏　外用　2～4次/天

处方五 卡泊三醇　外用　bid

4.中药治疗　中医强调辨证论治，多以祛风清热止痒为法。

（1）消风散加减

处方 当归6克，生地黄6克，防风6克，蝉蜕6克，知母6克，苦参6克，胡麻仁6克，荆芥6克，苍术6克，牛蒡子6克，石膏6克，甘草3克，木通3克。水煎服，每日1剂。

【说明】适用于湿热蕴结证，以化湿清热止痒为主。

（2）乌蛇桃红汤加减

处方　乌梢蛇15克，桃仁15克，赤芍15克，合欢皮15克，三棱10克，莪术10克，蒺藜20克，丹参20克，蜈蚣2条，红花5克，甘草5克。水煎服，每日1剂。

【说明】适用于风毒血瘀证，以搜风化瘀、散结止痒为主。

5.其他治疗方法

（1）梅花针：叩刺局部皮损处，以微微出血为宜，每周1～2次。

（2）火针：以火针闪刺局部皮损处，每周1～2次。

① 封闭疗法：可用去炎松混悬液或醋酸泼尼松龙加等量利多卡因每个皮损内注射，每周1次。

② 物理疗法：液氮或脉冲染料激光、准分子激光。必要时亦可同位素32P、90Sr敷贴或浅层X线放射治疗。近年国内有人单用紫外线光疗（UVB）或联合异维A酸治疗本病取得较好疗效。

五、预防与调护

（1）去除可能的致病因素，如虫类叮咬、精神刺激、胃肠功能紊乱、内分泌障碍等。

（2）避免搔抓和烫洗。

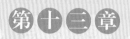

第十三章
色素性皮肤病

皮肤颜色变化主要由两个因素决定，其一为皮肤内色素的含量，皮肤黑素（melanin）、胡萝卜素（carotene）以及皮肤血液中氧化及还原血红蛋白的含量；其二为皮肤解剖学差异，主要是皮肤的厚薄，特别是角质层和颗粒层的厚薄。黑素是决定皮肤颜色的主要色素。根据临床表现，一般将色素性皮肤病分为色素增加和色素减退两大类。本章介绍黑素细胞、黑素生成异常所造成的皮肤病。

第一节　白癜风

白癜风（vitiligo）是一种原发性的、局限性或泛发性的后天性色素脱失性皮肤黏膜疾病，或与遗传、自身免疫、氧化应激、神经化学因子、黑色素细胞自毁等因素有关，致酪氨酸酶系统抑制和黑素细胞破坏，患处色素脱失。本病易诊而难治。

一、临床诊断要点

（1）后天发生，可发生于任何年龄，儿童、青年人多见。发病率无性别差异，肤色深的人群较肤色浅的发病率高。大部分患者在春末夏初、暴晒、疲劳及精神压力下加重，少数稳定或自行好转。

（2）全身任何部位均可发生，但多发于暴露、摩擦及褶皱部位，如头面部、手背及易受摩擦部位，如腰带部位较易发生，也可沿皮带分布。白癜风部位的毛发也可完全变白，黏膜部位如口唇、龟头等也可累及。根据皮损范围和分布可分为节段型、非节段型、混合型、未定类型。

① 节段型白癜风：沿某一皮神经节段单侧分布，完全或部分匹配皮肤节段，少数呈双侧或同侧多节段分布。具有儿童易发、早期毛囊受累、白发形成、病情在进展后期相对稳定的特点。

② 非节段型白癜风：包括散发型、泛发型、面肢端型、黏膜型。散发型指白斑≥2片，面积为1～3级；泛发型为白斑面积4级（＞50%）；面肢端型指白斑主要局限于头面、手足，尤其好发于指、嘴及面部口腔周围，可发展为散发型、泛发型；黏膜型指白斑分布于2个或以上黏膜部位。

③ 混合型白癜风：节段型和非节段型并存。

④ 未定类型白癜风：指非节段型分布的单片皮损，面积小于体表面积的1%。

（3）皮损表现为大小不等、局限性圆形、不规则形或线状，典型皮损为乳白色或瓷白色色素脱失斑，白斑境界清楚，有的边缘部位色素反而增加，无萎缩、硬化及肥厚等改变。在进展期，白癜风（典型皮损）斑扩大、增多，边缘呈浅白色或灰白色，边界模糊，形成三色白癜风，易发生同形反应；至稳定期，白斑停止发展，呈乳白色或瓷白色，边界清楚，可见色素岛或边缘色素加深（图13-1）。

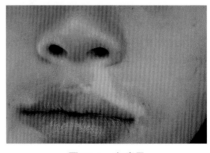

图13-1　白癜风

（4）一般无自觉症状，进展期可有短时瘙痒。

二、辅助检查

1.组织病理学检查　临床不典型白癜风可借助皮损组织病理学检查明确诊断。可见表皮基底层黑色素细胞减少或消失，表皮黑色素颗粒缺乏，多巴染色阴性。

2.Wood灯检查　进展期皮损灰白色荧光，边界不清；稳定期为高亮的蓝白色荧光，边界清楚，可见色素岛或边缘色素沉着。

3.皮肤影像学检查　RCM检查可示，进展期皮损表皮-真皮交界处色素环失去完整性，与周边正常皮肤边界不清，周围可见高折光性细胞；稳定期表皮-真皮交界处色素环完全缺失，边界清楚，无炎症细胞浸润。

4.实验室检查　临床诊断为白癜风的患者可进一步检测抗甲状腺球蛋白抗体（TGAb）等相关抗体，对提示有自身免疫性疾病或综合征的患者，进行相应自身抗体检测。

三、鉴别诊断

1.花斑癣　好发于胸背部、颈部、躯干，为淡白色圆形或卵圆形斑，表面有细鳞屑，真菌镜检阳性。

2.黏膜白斑　多呈现网状条纹状或片状，为白色角化性损害，常剧痒。

3.贫血痣　摩擦局部，白斑本身不发红而周围皮肤发红。多为先天性，出生时就有。

4.麻风　浅色斑有感觉的改变，患者有神经粗大等其他麻风症状。

5.无色素性痣　损害沿神经分布，表现为局限性或泛发性减色斑，境界模糊，边缘多是锯齿状，周围无色素增殖晕，有时其内混有淡褐色粟粒至扁豆大雀斑样斑点，感觉正常，持续终身不变。

四、治疗

1.治疗原则　首先应确定白斑的类型和分期，因人而异地选用疗法与药物。

2.系统药物治疗　适用于进展期患者。

处方一　泼尼松15mg　po

【说明】用于应激状态下皮损发展迅速及伴发自身免疫性疾病者，系统性糖皮质激素治疗可阻止快速进展期的病情快速发展。分1～3次服用，连服1.5～2个月；见效后每2～4周递减1片（5mg），直至隔天服1片，维持3～6个月。

处方二　左旋咪唑50mg　po　tid　每2周服3天或每周服2天，连用3～4个月

【说明】左旋咪唑为免疫调节剂，常见副作用为消化道反应，肝功能不良者慎用，有活动性肝病者禁用。长期服用注意血象，不宜与亲脂性药品同服。

3.局部药物治疗

处方一　曲安奈德霜　外用　bid

处方二　哈西奈德霜　外用　bid

处方三　丙酸氯倍他索乳膏　外用　bid

【说明】局部涂糖皮质激素制剂仅适用小于体表面积10%的小面积白斑，尤以进展期的白斑疗效为好。外用糖皮质激素时，开始用高效药物，以后改用低效药物；如连续外用2～3个月无效，应停用，以免产生副作用，可造成皮肤萎缩、毛细血管扩张，禁用于面部、腋部及腹股沟等皮肤较薄和皱褶部位。

处方四　0.03%或0.1%他克莫司软膏　外用　bid

处方五　1%吡美莫司乳膏　外用　bid

【说明】钙调磷酸酶抑制剂适用于成人及儿童，尤其面部黏膜及薄嫩部位。

处方六 卡泊三醇 外用 bid

处方七 他卡西醇软膏 外用 bid

【说明】维生素D_3衍生物与NB-UVB联用可增强疗效。

处方八 补骨脂酊 外用 bid

处方九 8-甲氧基补骨脂素酊 外用 bid

【说明】补骨脂类药有光毒性，应注意日晒时间，开始只能晒1～5分钟，避免引起水疱反应，白内障、妊娠、皮肤癌、哺乳期妇女以及对光过敏者禁用。还应戴墨镜避光。局部外用均有一定刺激，面部避免使用。

4.中药治疗 中医强调辨证论治，常以调和气血、疏通脉络为法。

（1）逍遥散加减

处方 柴胡25克，香附20克，郁金15克，当归25克，丹参10克，红花10克，白芍20克，白术20克，白蒺藜5克，补骨脂15克，荆芥10克，防风10克，枳壳10克，蝉蜕5克，甘草6克。水煎服，每日1剂。

【说明】适用于肝郁气滞型，治以疏肝理气、活血祛风为主。

（2）六味地黄汤加减

处方 熟地黄24克，山茱萸12克，山药12克，泽泻9克，牡丹皮9克，茯苓9克，远志6克，肉桂3克。水煎服，每日1剂。

【说明】适用于肝肾不足者，治以滋补肝肾、养血祛风为主。

（3）通窍活血汤加减

处方 当归25克，川芎20克，红花10克，桃仁10克，鸡血藤15克，紫草10克，丹参15克，首乌藤15克，浮萍5克，白薇10克，白蒺藜5克，陈皮10克，木香10克，甘草6克。水煎服，每日1剂。

【说明】适用于气血瘀滞证，治以活血化瘀、通经活络为主。

5.其他治疗方法

（1）光疗：是治疗白癜风较为有效、简单、安全的方法。可利用窄波紫外线（UVB311nm）、单频准分子激光（UVB308nm）、高能中波紫外线治疗。大面积治疗时需注意眼部、面部、外生殖器等部位的防护。

（2）手术治疗：患者应用药物疗法无效且处于稳定期的局限性小面积白斑，特别是节段型者，可应用外科或内外科联合疗法。幼小儿童依从性差，不适用于手术治疗。手术方法有移植治疗、纹色法、皮肤削磨术三种，其中移植治疗应用较广，又可分为组织移植、细胞移植。移植疗法适用于稳定期节段型和未分类患者，可将自体表皮或黑素细胞移植到脱色区，以达复色目的，与光疗联合可提高疗效。

（3）脱色疗法：使用脱色剂外涂久治不愈的白斑边缘着色过深的皮肤，使之变淡，接近于正常皮肤色泽，即减轻色差，达到美感的目的。白斑面积大于体表面积95%的患者，对各种复色治疗抵抗，在患者要求下可行脱色治疗。脱色后需严格防晒，以避免日光损伤及复色。

（4）针刺疗法：可于皮损周边围刺，或对症选穴。

（5）梅花针疗法：用梅花针刺激皮损区，边缘用强刺激，中心用弱刺激。

（6）耳穴疗法：取皮损对应的区域，并选取内分泌、肾上腺、交感等区域。

五、预防与调护

（1）避免精神创伤及过度紧张，保持乐观情绪。

（2）饮食合理化，多吃一些黑芝麻、核桃仁等利于黑色素生成的食物。

（3）患病后尽早治疗，并要长期治疗，巩固治疗，避免复发。

第二节　黄褐斑

黄褐斑（choasma）为面部对称性黄褐色色素沉着斑，中青年女性多见，常对称分布而呈蝴蝶状。紫外线照射、化妆品、妊娠、内分泌紊乱、种族及遗传等多种因素均可致黄褐斑。

一、临床诊断要点

（1）常在春夏季加重，秋冬季减轻。女性多见，尤以育龄期妇女为多，男性也可患病。

（2）多发于面部，皮损常对称分布于颜面颧部及颊部而呈蝴蝶形，亦可累及前额、鼻、口周、须部。

（3）皮损为大小不一、边缘清楚的黄褐色或褐色斑片，边缘清楚，不高出皮面，日晒后色素加深（图13-2）。

（4）黄褐斑受内分泌变化、日晒、季节等因素影响，但往往不易退去，部分患者分娩后或停口服避孕药后可缓慢消退。

（5）无自觉症状。

二、辅助检查

组织病理学检查　表皮和真皮-表皮交界处可见圆形或椭圆形黑素颗粒，部分真皮浅层可见散在、折光强的噬黑素细胞。

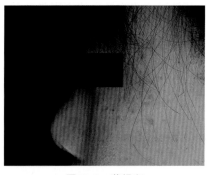

图13-2　黄褐斑

三、鉴别诊断

1.雀斑　皮损形状是点滴状、碎石样不规则的斑点，像雀卵，所以名为雀斑。

2.瑞尔黑变病　好发

于前额、颧部、颈部，色斑上有粉状鳞屑。

3. 艾迪生病　弥漫性青黑色或褐红色斑片，多发生于面部、乳晕、外生殖器等处，有全身症状，如乏力、低血压、体重减轻等。

4. 老年斑　生于面部或身体任何部位，表面深褐，略突出于皮肤表面，有粗糙的手感。

5. 太田痣　淡青色、宝蓝色或蓝黑色斑片，大多为单侧性分布，患者结膜、巩膜可呈青蓝色，多自幼发病，易于鉴别。

四、治疗

1. 治疗原则　避免日晒，抑制黑色素形成。从抑斑、除斑、防斑三个环节用药。

2. 系统药物治疗

处方一　维生素C 200mg　po　tid或1～3g/日　po　tid

【说明】维生素C能将颜色较深的氧化型色素还原成色浅的还原型色素，并将多巴醌还原成多巴，从而抑制黑色素的形成。大剂量服用维生素C后不可突然停药，否则可出现坏血病症状，大剂量对生育与胚胎有不利影响，故孕妇宜用一般剂量。忌与维生素B_{12}、氧化剂及碱性药物配伍。与降糖药同用，可产生尿糖假阳性，与乙酰水杨酸同用可增强后者的作用及毒性。

处方二　维生素E 100mg　po　bid

【说明】维生素E有增强细胞抗氧化的作用，可抑制黑素形成过程中的氧化反应。维生素C与维生素E合用具有协同作用。

处方三　止血环酸 250mg po tid

处方四　止血芳酸 500mg po tid

【说明】止血环酸和止血芳酸与酪氨酸的化学结构部分相似，能竞争性地与酪氨酸酶结合，使之失活，以减少酪氨酸代谢终产物黑素蛋白的合成，从而产生褪色作用。不良反应：治疗期间可出现皮肤红斑、瘙痒、灼热、胃肠道不适等不良反应。

过量可形成血栓或诱发心肌梗死。

3.局部药物治疗

（1）脱色剂

处方一 3%～4%氢醌霜 外用 qn

【说明】氢醌与酪氨酸酶的底物酪氨酸相似，可以竞争性地与酪氨酸酶结合，影响黑素的形成。3%以上高浓度氢醌主要呈细胞毒作用。氢醌在酪氨酸酶作用下被氧化成半醌基物质，使黑素细胞膜脂质过氧化，细胞膜结构破坏，引起细胞死亡。临床常用浓度为3%或4%。不良反应为局部红斑烧灼感及轻微脱屑，继续用药后自行消退，不影响治疗。

处方二 20%壬二酸霜 均匀涂于色斑处 bid疗程1～6个月

【说明】壬二酸能抑制酪氨酸酶活性，减少黑素的形成，并对黑素细胞的超微结构有损伤。不良反应：治疗初期，局部有烧灼及微痒，皮损轻度发红、脱屑，继续治疗后以上不适可以减轻，直至消失。

处方三 全反式维A酸（商品名迪维霜、雪肤霜）洗脸后外涂 bid

【说明】全反式维A酸可抑制酪氨酸酶的活性，减少黑色素生成，并阻止黑色素向角质细胞的转运，促进含有较多黑素颗粒的表皮，特别是角质层的剥脱，导致色素减退。不良反应有皮肤干燥、发红、瘙痒，甚至刺痛，多属一过性，大多不需处理，可自行消失。

（2）遮光剂

处方一 5%对氨基苯甲酸的50%～60%乙醇溶液 外用 bid

处方二 10%水杨酸苯酯乳膏 外用 bid

处方三 5%二氧化钛霜 外用 bid

【说明】在治疗黄褐斑时，合并使用遮光剂以加强疗效。遮光剂可防御紫外线和可见光，从而保护皮肤免受损伤及防止色素沉着。

（3）抗皮肤衰老剂

处方一 1%维生素E霜 外用 bid

处方二 15%沙棘乳剂 外用 bid

【说明】外用维生素E能抑制自由基诱导的脂质过氧化，防止皮肤衰老和色素沉着。沙棘内含维生素C、维生素E、β-胡萝卜素及多种氨基酸，具有抗衰老和减轻色素沉着作用。

4. 中药治疗 中医强调辨证论治，常以疏肝理气、健脾、补肾、化瘀为法。

（1）逍遥散加减

处方 柴胡9克，当归9克，白芍9克，薄荷6克，茯苓12克，白术9克，丹参15克，木香6克，桃仁10克，甘草6克。水煎服，每日1剂。

【说明】适用于肝郁气滞型，以疏肝理气、活血消斑为主。

（2）参苓白术散加减

处方 党参24克，黄芪24克，白术20克，茯苓20克，炙甘草6克，当归12克，橘皮9克，升麻9克，柴胡9克，山药15克，砂仁9克，薏苡仁15克，桔梗9克。水煎服，每日1剂。

【说明】适用于脾虚湿蕴型，以健脾益气、祛湿消斑为主。

（3）六味地黄丸加减

处方 熟地黄24克，山茱萸12克，山药12克，泽泻9克，牡丹皮9克，茯苓9克，白蒺藜12克，白芷6克。水煎服，每日1剂。

【说明】适用于肝肾不足型，以补益肝肾、滋阴降火为主。

（4）桃红四物汤加减

处方 桃仁20克，红花15克，当归15克，生地黄15克，赤芍15克，川芎15克。水煎服，每日1剂。

【说明】适用于气滞血瘀证，以理气活血、化瘀消斑为主。

5. 其他治疗方法

（1）物理疗法：短脉冲二氧化碳激光、510nm脉冲染料激光、Q开关Nd：YAG激光、Q开关红宝石激光等有破坏真皮上部的黑素颗粒作用，用于治疗色素沉着性皮肤病。

（2）低沸点介质冷冻：液氮、液氧、液氢等低沸点介质冷冻造成表皮浅度冻伤，借自愈新皮达到治疗目的。

（3）梅花针：叩刺局部皮损处，以微微出血为宜，每周1～2次。

五、预防与调护

（1）避免日晒，防辐射，可使用防晒霜或遮光剂。

（2）少用化妆品和有光感性的药物或食物。

（3）保持乐观情绪。

第三节　雀斑

雀斑（freckles）是常见于面部的一种褐色点状色素沉着斑，日晒可促发和加重本病，为常染色体显性遗传。日光、X线、紫外线照射等因素，能使表皮中黑素体迅速变成氧化型而使皮疹颜色加深、数目增多、形态变大，形成雀斑。

一、临床诊断要点

（1）从春末夏初起，皮疹逐渐增大、数目增多、颜色加深，秋末冬初开始皮疹颜色逐渐变淡变小、数目减少。多在3～5岁出现，随年龄增长而数目增多，女性居多。

（2）好发于颜面部，特别是鼻和两颊部，还可发于颈部和手背等。

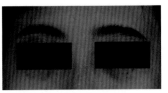

图13-3　雀斑

（3）皮损为黄褐色或褐色的针尖至米粒大小的斑点，境界清楚，不高出皮面，散在或密集分布，但不融合（图13-3）。本病发展与日晒有关，色素斑点仅限于暴露部位。

（4）无自觉症状。

二、辅助检查

组织病理学检查　基底细胞层的黑色素增多，而黑色素细胞的数目不增加，似黑种人的黑素细胞，面表皮没有变化。

三、鉴别诊断

1.黄褐斑　是发生于面部的淡褐色或褐色斑，不累及眼和口腔。常对称分布而呈蝴蝶状。

2.雀斑样痣　发病年龄在一岁或两岁左右，颜色较雀斑深，与日晒无关，无夏重冬轻变化，可发生在任何部位。

3.着色性干皮病　雀斑样色素斑点周围有毛细血管扩张，色素斑点大小不等，深浅不匀，分布不均。见有萎缩性斑点，光敏突出。

4.色素沉着－肠道息肉综合征　色素斑为黑色，口唇颊黏膜多见，不受日光影响，常伴有息肉。

四、治疗

1.治疗原则　可用剥脱剂或物理方法去除皮损。

2.局部药物治疗

（1）脱色剂

处方一 3%～4%氢醌霜　外用　qn

处方二 20%壬二酸霜　均匀涂于色斑处　bid　疗程1～6个月

处方三 全反式维A酸（商品名迪维霜、雪肤霜）　洗脸后外涂　bid

（2）遮光剂

处方一 5%对氨基苯甲酸的50%～60%乙醇溶液　外用　bid

处方二 10%水杨酸苯酯乳膏　外用　bid

处方三 5%二氧化钛霜　外用　bid

3.中药治疗　中医强调辨证论治，常以补益肝肾、滋阴降火为法。

（1）六味地黄汤加减

处方　熟地黄15克，山药10克，山茱萸10克，牡丹皮15克，茯苓6克，泽泻6克，甘草3克。水煎服，每日1剂。

【说明】适用于肾阴不足型，以补益肝肾为主。

（2）知柏八味丸6克，口服，每天两次。

4.其他治疗方法

（1）激光疗法：对皮肤损伤小，1～2次治疗后就能达到较好的效果。

（2）电灼术：此法对皮肤有创伤，慎用。

（3）腐蚀疗法：1%～2%升汞酒精、水晶膏等。此法局部外用须谨慎，密切观察，以免引起大面积剥脱。

（4）梅花针：叩刺局部皮损处，以微微出血为宜，每周1～2次。

五、预防与调护

（1）防晒、防辐射。外出涂防晒霜或遮光剂。控制黑色素形成。

（2）避免刺激性饮食，保证充足睡眠。

（3）不宜滥用外用药物。

第四节　黑变病

黑变病（Riehl′smelanosis）以面部或暴露部位皮肤为主，受损皮肤为灰褐色或蓝灰色色素沉着，其边缘有毛囊周围的小色素斑点。

一、临床诊断要点

（1）男女均可发病，但女性较男性多见，常有接触史或皮肤病史。

（2）皮损好发部位在面部，开始于颧颞部，逐渐波及前额、颊、耳周及颈侧，少数病例可累及上胸和臂部。

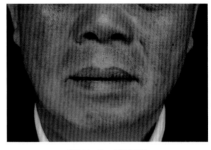

图 13-4　黑变病

（3）皮损初起为皮炎样改变，如红斑、脱屑，短时间脱离接触后皮损可恢复，久之表现为网状或弥漫性色素沉着，毛细血管扩张（图 13-4）。

① 焦油黑变病：又称中毒性苔藓样黑皮病，是一种职业病。由于长期接触焦油及其衍生物后引起局部皮肤炎症和色素沉着。早期表现为接触性皮炎样改变，久之表现为网状色素沉着，皮肤发亮变薄，毛细血管扩张，伴有瘙痒。

② 里尔黑变病：与饥饿、营养不良、维生素缺乏，特别是 B 族维生素缺乏，及长期使用劣质化妆品等因素有关。多见于中年妇女。皮损分布于额部、颧部、耳后、颈侧、臂部及其他部位。初起面部红斑伴瘙痒，继之色素沉着，皮损可为淡棕色，后期出现皮肤轻度凹陷萎缩。

③ 炎症后黑变病：在某些皮肤病后局部出现色素沉着。常出现于深肤色和易晒黑的人群中，也与皮肤病炎症的程度和持续时间有关。皮损局限在皮肤炎症区，呈淡褐、紫褐至深黑色不等的色素沉着，有时伴有轻度苔藓化。

（4）病程慢性经过，一般无全身症状，无黏膜损害。

二、辅助检查

组织病理学检查　表皮轻度角化过度，棘层细胞间水肿，基底细胞液化变性，真皮浅层血管周围淋巴细胞及组织细胞浸润，真皮乳头层和乳头下层黑素大量增加，有较多嗜黑素细胞。

三、鉴别诊断

1.黄褐斑　面部色素沉着斑，黑素仅沉着在表皮内，故为淡褐色，境界清楚，无炎症表现。

2.艾迪生黑变病　为皮肤黏膜、皱襞处色素沉着，还可累及牙龈等处，无明显炎症，患者有肾上腺皮质功能低下症状。

四、治疗

1.治疗原则　参照"黄褐斑"章节治疗。寻找诱发因素，避免接触焦油等光敏性物质，户外劳作注意防护。

2.系统药物治疗

处方一　维生素 C 200mg　po　tid

处方二　维生素 E 100mg　po　bid

处方三　复合维生素 B_2 片 po　tid

3.局部药物治疗

处方一　1%氢化可的松软膏　外用　tid

处方二　0.075%地塞米松霜　外用　tid

处方三　3%～4%氢醌霜　外用　qn

处方四　20%壬二酸霜　均匀涂于色斑处　bid　疗程1～6个月

处方五　全反式维A酸（商品名迪维霜、雪肤霜）　洗脸后外涂　bid

【说明】外用激素类药物用于初起炎症期，脱色剂用于色素沉着期。

4.中药治疗　中医强调辨证论治，常以滋阴补肾、疏肝健脾为法。

（1）六味地黄汤加减

处方　熟地黄15克、山药15克、山茱萸10克、牡丹皮10克、茯苓10克、泽泻10克、甘草6克。水煎服，每日1剂。

【说明】适用于肾阴不足型，以滋阴补肾为主。

（2）逍遥散加减

处方　白芍10克、当归10克、白术10克、茯苓8克、柴胡6克、甘草5克。水煎服，每日1剂。

【说明】适用于肝郁脾虚型，以疏肝健脾为主。

五、预防与调护

（1）寻找诱发因素，避免接触焦油等光敏性物质，注意防晒。

（2）避免接触使用某些化妆品类致敏物质，不滥用外用药物。

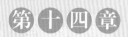

第十四章

遗传性皮肤病

遗传性皮肤病是由父母将异常或突变基因传给下一代，病变出生后既有或者在儿童、青春期出现。目前已知的遗传性皮肤病超过三百种，多数无有效疗法，不能根除。常见的有寻常型鱼鳞病、毛周角化病等。

第一节　寻常型鱼鳞病

寻常型鱼鳞病（ichthyosis vulgaris）是一组以皮肤干燥、粗糙、形如蛇皮状或鱼鳞状鳞屑为特征的遗传性角化障碍性皮肤病（图14-1）。

一、临床诊断要点

（1）发病年龄平均3～12个月，95%在3岁前发病，青春期最为严重，之后逐步缓解。男女发病率均等。

（2）皮损常见于小腿前面，四肢的伸侧比屈侧严重，腋窝、肘窝、

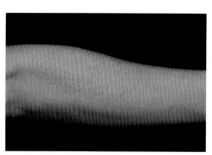

图14-1　寻常型鱼鳞病

腘窝、腹股沟、面部一般不受累。

（3）皮损表现为淡褐色至深褐色菱形或多角形鳞屑，中央紧贴皮肤，周边呈游离状，皮肤干燥，脱落的皮屑一般是白色。常伴发毛囊角化，毛囊角化丘疹，一般出现在上臂和大腿的伸侧，有时候颊部也会有。患者手纹和脚纹多、深、乱，手掌和脚掌的皮肤粗糙，甚至形成很厚的角质斑块，干燥环境下角质斑块容易皲裂，引起疼痛。温暖潮湿的夏天会缓解，而寒冷干燥的冬天会加剧。

（4）患者通常无自觉症状或仅有干燥、轻痒。

二、辅助检查

组织病理学检查　表现为轻至中度角化过度，颗粒层变薄或缺如。毛囊孔和汗腺可见角质栓，汗腺及皮脂腺呈现萎缩，真皮正常。

三、鉴别诊断

获得性鱼鳞病　表现为角化过度，有些为特发，但大多数可伴有系统性疾病或为药物反应所致，多在较大年龄时发生。获得性鱼鳞病的病情波动往往与所伴发的系统性疾病的病程一致，即系统性疾病的消退伴鱼鳞病症状的改善，而系统性疾病复发伴鱼鳞病症状的复发。

四、治疗

1.治疗原则　以温和、保湿、轻度剥脱为原则。

2.系统药物治疗

处方一　异维A酸　开始剂量为0.5mg/（kg·d），分两次口服，治疗2～4周后可根据临床效果及不良反应酌情调整剂量。6～8周为一疗程，疗程之间可停药8周。

处方二　伊曲替酯　开始剂量为0.75～1mg/（kg·d），分

2～3次口服。疗程为2～4周，最大剂量不得超过每日75mg，最后剂量须依疗效及耐受程度而定，6～8周为1疗程。每日剂量每千克体重为0.5mg，便能达到最佳效果。

【说明】对症状较重的患者可用全身治疗，但不能根治，只能缓解症状。此类药品属于危险药物，需在专业医师指导下方可使用。用药初期的不适可耐受。过量会引起口干、唇炎及皲裂、黏膜发炎、口渴及流汗，少数出现可逆性脱发及肝功能改变。孕妇、哺乳期妇女、肝肾功能不全、维生素A过量及高脂血症患者禁用。

3.局部药物治疗

处方一 10%尿素霜 外用

处方二 40%～60%丙二醇溶液 封包过夜 2～3次/周

处方三 钙泊三醇软膏 外用 bid 共12周，每周最大剂量为120g

【说明】钙泊三醇对少数患者可能有暂时性局部刺激。

4.中药治疗 中医强调辨证论治，多以清热养血、化瘀为法。

（1）当归饮子加减

处方 当归9克，白芍9克，川芎9克，生地黄9克，白蒺藜9克，防风9克，荆芥穗9克，何首乌6克，黄芪6克，炙甘草3克。水煎服，每日1剂。

【说明】适用于血虚症，以养血润燥为主。

（2）血府逐瘀汤加减

处方 桃仁12克，红花9克，当归9克，生地黄9克，牛膝9克，川芎5克，赤芍药6克，桔梗5克，柴胡5克，枳壳6克，甘草3克。水煎服，每日1剂。

【说明】适用于瘀血阻滞症，以活血祛瘀为主。

五、预防与调护

（1）避免使用碱性护肤品，润肤皂或润肤液可作为皮肤日常护理用品。

（2）鱼鳞病为遗传性疾病，上述治疗仅能缓解病情，用药过程中注意药物不良反应，随着致病基因的定位，基因治疗可能为根治性治疗方法。

第二节　毛周角化病

毛周角化病（keratosis pilaris）又称毛发苔藓，是一种慢性毛囊角化性皮肤病。毛周角化病发病率较高，常始发于儿童期，青春期皮损明显，成年后逐渐消退。

一、临床诊断要点

（1）常见于青少年。

（2）好发于上臂及大腿伸侧，也可见于臀部、肩胛、面部等，对称分布。

（3）皮损为针尖至粟米大小毛囊性丘疹，皮肤颜色，互不融合，顶端有淡褐色角质栓，内含有卷曲毛发，剥去角栓后遗留漏斗状小凹陷，但很快又形成新的角质栓。皮损炎症程度不一，出现红斑者容易遗留色素沉着（图14-2）。

（4）一般无自觉症状，偶有瘙痒，冬重夏轻，一般不能完全缓解。

二、辅助检查

皮肤组织病理学检查　可见毛囊口扩大，内有角栓，偶

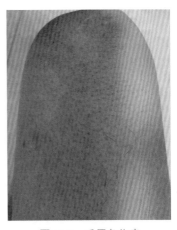

图14-2　毛周角化症

可见卷曲的毛发，毛囊周围轻度单核细胞浸润。

三、鉴别诊断

1.小棘苔藓　多见于儿童，皮损为成片密集的毛囊性丘疹，其顶部有一根丝状的角质小棘突，境界较明显，常发于颈部、股部及臀部。大部分患者数月后可自然痊愈。

2.毛发红糠疹　多发于四肢的伸侧、躯干、颈部和臀部等，尤其是手指第一和第二指节背面，皮损为毛囊性丘疹，顶端有尖形角质小刺，中央为黑色角栓，丘疹往往伴有炎症，并融合成片，表面覆盖糠秕状白色鳞屑。

3.维生素A缺乏症　皮损表现为毛囊性角化性丘疹，呈圆锥形或半球形，皮肤干燥明显，往往同时伴夜盲和眼干燥症。

四、治疗

1.治疗原则　一般无需治疗。局部用药改善症状为主，病情严重者可考虑系统药物治疗。

2.系统药物治疗

处方一　维生素A　2.5万单位　po　tid

处方二　维生素E　0.1g　po　bid

【说明】以上维生素不建议长期大量使用，避免中毒。

3.局部药物治疗

处方一　0.05%～0.1%维A酸软膏　外用

处方二　3%～5%水杨酸软膏　外用

处方三　10%～20%尿素霜软膏　外用

五、预防与调护

（1）避免使用碱性护肤品，润肤皂或润肤液可作为皮肤日常护理用品。

（2）注意皮肤保持皮肤清洁，避免发生毛囊炎，冬季注意皮肤保湿。

第十五章
皮肤良性肿瘤

皮肤起源于外胚叶和中胚叶，结构复杂，各种因素均可导致异常增生形成肿瘤，根据组织来源、生长特征等分为良性和恶性，本章主要讲述色素痣、皮脂腺痣、血管瘤等常见良性皮肤肿瘤。

第一节　色素痣

色素痣（pigmented nevus）也称细胞痣或痣细胞痣，是由痣细胞组成的良性新生物，为人类最常见的良性皮肤肿瘤。色素痣有发展、成熟及衰老等几个阶段，随着年龄增长逐渐由表皮移入真皮。

一、临床诊断要点

（1）色素痣可分为先天性和后天性，大小不一，先天性大的可以覆盖身体大部分，后天性一般较小。

（2）可发生于身体任何部位。

（3）皮损可隆起或扁平，也可为乳头瘤状、疣状或带蒂，表面可光滑或粗糙，有或无毛发。可发生于任何部位。大小有几毫米到几厘米，甚至面积更大。根据痣细胞内色素的含量可呈棕色、褐色、蓝色等。根据痣细胞在皮肤内位置的不同，分

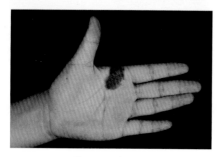

图15-1 交界痣

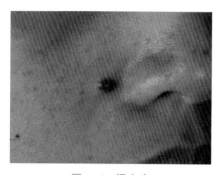

图15-2 混合痣

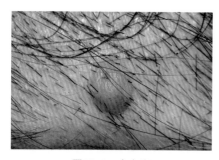

图15-3 皮内痣

为三种痣：

① 交界痣：直径几毫米到几厘米、深浅不同的褐色斑。平滑无毛，也可稍微高起皮面。可发生于身体任何部位。掌跖及生殖器之色痣常属于这一类，无性别差别（图15-1）。

② 混合痣：外观类似交界痣，但可能更高起皮面（图15-2）。

③ 皮内痣：成年人最常见，常见于头颈部，不发生于掌跖或生殖器部位。皮损大小几毫米到几厘米不等，边缘规则，呈深浅不同的褐色。表面可有毛发，较正常为粗。呈半球形隆起，或乳头瘤样或有蒂（图15-3）。

（4）本病进展缓慢，多无症状。

二、辅助检查

皮肤组织病理学检查 交界痣痣细胞呈巢状排列，位于表皮与真皮交界处的基底细胞层内，细胞内常含有大量色素颗粒，处于活跃状态；皮内痣痣细胞多呈立方形团块状，位于真皮浅层，细胞内含色素很少，相对处于静止状态。混合痣同时具有交界痣和皮内痣的特点。

三、鉴别诊断

1. 太田痣　一种波及巩膜及同侧面部三叉神经分布区域的灰蓝色斑状损害。

2. 疣状痣　呈淡褐色、棕褐色或污黑色。表层角化过度，常局限于身体一侧，多于出生时即已存在或在儿童时期内出现。

3. 雀斑　弥散分布的淡褐色斑点，表面平滑，不突出皮面。好发于日晒部位。

4. 老年疣　发生于中老年身体暴露部位，棕褐色面积大小不等的小圆形、椭圆形或不规则形的平滑或稍高出皮面的斑块。

5. 其他　本病还需与恶性黑色素瘤进行鉴别，病理检查可鉴别。

四、治疗

1. 治疗原则　不治则已，治则彻底。

2. 局部药物治疗

（1）激光、冷冻、电灼、化学腐脱治疗：适用于皮损较小、浅表、诊断明确的色素痣。较难掌握其深度，易留瘢痕或治疗不彻底。

（2）手术切除：适应于交界痣、有恶变前驱症状和皮损范围较大、表面粗糙、有结节、长毛等影响外观者。手术注意事项如下。

① 切口应距离肉眼可见色素痣边缘1～2mm处，以免切除不彻底而复发；

② 应呈楔形切除病变组织及部分正常皮下组织，如此缝合

后切口对合严密，表面平整；

③ 较大面积的皮内痣，如一次完全切除不能拉拢缝合者，可分次手术切除，两次手术间隔一般为3～6个月。

【说明】大多数无需治疗。治疗目的一是改善外貌，二是防止恶变。对掌跖、甲床的色素痣要加以注意，不要随便刺激，不滥用腐蚀性药物。发生于经常摩擦部位或者痣在短期内迅速增大，色泽加深变黑，边缘发红不规则，表面出血、破损以及周围出现卫星状损害应尽量手术切除，并做病理检查，发现恶变应扩大切除并对症治疗。

五、预防与调护

（1）色素痣避免搔抓、挤压等刺激，以免引起恶变。

（2）易摩擦部位如掌跖、腰围等的色素痣或疑有恶变者，建议预防性切除，切除时应扩大至痣外5mm，并行病理检查。

（3）局部治疗后的创面注意保持干燥，预防感染。

第二节　皮脂腺痣

皮脂腺痣（sebaceous nevus）又称先天性皮脂腺增生或皮脂腺错构瘤，是表皮、真皮及表皮附属器所构成的器官样痣，主要成分为皮脂腺。

一、临床诊断要点

（1）出生不久或出生时即发生皮疹。男女发病相当。

（2）好发于头皮、面部、颈部。

（3）皮损呈局限性稍隆起的斑块，淡黄或黄褐色，边界清楚。发生于头皮者部分或完全秃发。儿童期皮损隆起不明显，呈蜡样外观，缓慢增大；青春期皮损肥厚呈疣状，有密集乳头瘤样隆起；老年期皮损呈结节状增殖，质地坚实，呈褐色

（图15-4）。

（4）一般无明显自
觉症状。可继发其他皮
肤附属器肿瘤。可并发
眼畸形和动眼神经功能
减退。

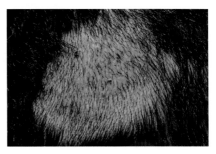

图15-4　皮脂腺痣

二、辅助检查

组织病理检查　儿
童期表现为不完全分化的毛囊结构，常见类似胚胎期毛囊的未
分化细胞索，有些毛囊结构表现为充满角质蛋白的扩大毛囊漏
斗。青春期表现为大量成熟或近于成熟的皮脂腺，皮肤呈乳头
瘤样增生。

三、鉴别诊断

1.幼年黄色肉芽肿　幼年发病，皮疹呈圆形或卵圆形丘疹
或结节，高出皮面，颜色开始为红色，以后变成黄红或棕色，
境界清楚，1～2岁内皮损自然消退。

2.疣状痣　损害大小、形态及分布不同，成带状、线状或斑
片状，全身均可出现皮疹，通常呈线状排列，淡黄色至棕黑色。

四、治疗

1.治疗原则　早发现早治疗。局部治疗为主，不需系统
用药。

2.局部治疗　青春期前治疗，皮损较小者可考虑冷冻、电
灼、激光等治疗，较大者可手术切除，或切除植皮。

五、预防与调护

（1）注意避免摩擦、搔抓、挤压等物理刺激。

（2）治疗后注意防止术口感染，保持局部干燥清洁。

第三节　血管瘤和脉管畸形

血管瘤（vascular tumor）和脉管畸形（vascular malformation）以往统称"血管瘤"，其本质区别是血管瘤有内皮细胞异常增殖，而血管畸形表现为血管管腔扩张。

一、临床诊断要点

1.血管瘤　血管瘤是指血管内皮细胞异常增殖的血管源性肿瘤，可分为婴儿血管瘤、先天性血管瘤、血管内皮瘤等，以下主要阐述婴儿血管瘤。

婴儿血管瘤也称草莓状血管瘤，出生时或出生后数周发生，增大迅速，在1年内增至最大，然后开始逐渐退化，大多数在5～7岁时完全消退。好发于颜面、头颈部或肩部，表现为高出皮面柔软分叶状鲜红色肿物，边界清楚，压之不退色（图15-5）。

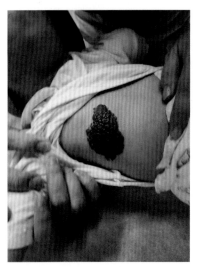

图15-5　血管瘤

2.脉管畸形　脉管畸形指脉管系统发育畸形，血管内皮细胞无异常增殖，可分为毛细血管畸形、静脉畸形、动静脉畸形、动静脉瘘等，以下主要阐述前两者。

（1）毛细血管畸形：也称鲜红斑痣，常在出生时或出生不久后出现，好发于颜面、颈部或头皮，偶发其他部位，表现为小的红斑到大的红色斑片，不高出皮面，颜色淡红或暗红，形状不规则，压之部分或完全退色，可随年龄增长颜色加深或高出皮面，出现结节（图15-6）。部分病例还可伴发其他系统疾病。

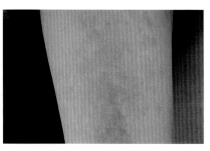

图15-6 毛细血管畸形

（2）静脉畸形：也称海绵状血管瘤，常在出生后数周内出现，数月内增长迅速，好发于头面部，亦可累及口腔或咽部黏膜等其他部位，表现为大而不规则的结节状或分叶状损害，界限不清，柔软而有弹性，

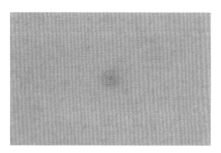

图15-7 静脉畸形

可压缩，状似海绵（图15-7）。皮损在1年内逐渐增大，亦可逐渐缓解，但难以完全消退。

二、辅助检查

组织病理学检查

（1）婴儿血管瘤：生长期可见增生的毛细血管，内皮细胞增生明显，胞体较大，呈不规则圆形或椭圆形，胞质染淡伊红色，胞核呈不规则椭圆形。其内皮细胞大而多层，在某些明显增生区域内，呈实性索状或团块状，管腔很小而不清楚。分化成熟时，部分毛细血管扩张明显，退变期毛细血管变性，以后发生纤维化。

（2）毛细血管畸形：真皮上、中部可见群集扩张的毛细血管及成熟的内皮细胞，随年龄增长，毛细血管扩张也增加，可延及真皮深层和皮下组织，但无内皮细胞增生，周围有排列疏松的胶原纤维，管腔内充满红细胞。

（3）静脉畸形：位于真皮深层和皮下组织内，由大而不规则的腔隙组成，甚似静脉窦，腔内壁衬以单层内皮细胞，很少增生，外围由厚薄不一的纤维组织包绕。

三、鉴别诊断

1.血管痣 多数皮损局限在数毫米至3cm，指压时大小和色泽均无变化。

2.血管球瘤 指、趾甲床及其附近的锐性疼痛性肿物。寒冷刺激时疼痛尤甚。位于甲下者，可见指甲、趾甲局部隆起，表面可呈浅红色、紫色或稍暗，多不让触碰。

四、治疗

1.治疗原则 婴儿血管瘤尽量等待自然消退。毛细血管畸形选择光动力疗法有一定疗效。静脉畸形可选择激光治疗或者手术切除，但对于皮损较深或面积较大患者治疗效果不理想。

2.局部治疗

（1）手术切除 适用于范围较大的静脉畸形。采用外科手术将病损组织切除，会遗留瘢痕。

（2）激光治疗 适用于表浅型婴儿血管瘤增殖期、毛细血管畸形等的治疗。常用脉冲染料激光，波长有585nm、595nm、1064nm等。

（3）局部硬化剂注射治疗 适用于较大的静脉畸形。将硬化剂注入到血管瘤瘤体组织中（不能注入血管中），引起无菌性炎症，局部出现纤维化反应，使血管瘤、血管腔缩小或闭塞。常用的药物有：5%鱼肝油酸钠溶液加2%利多卡因混合、95%

乙醇、消痔灵注射液与1% ～ 2%普鲁卡因混合等。

（4）光动力疗法适用于脉管畸形类疾病。是联合应用光敏剂及相应光源，通过光动力反应选择性破坏病变组织的一种治疗技术。其具有选择性治疗的优点，基本不影响正常组织。

五、预防与调护

（1）尽早发现，及时治疗。

（2）注意保护病损部位皮肤，避免摩擦出血。

（3）不可饮酒、吸烟，不食用辛辣刺激性食物。

（4）治疗后注意防止术口感染，保持局部干燥清洁。

第四节　瘢痕疙瘩

瘢痕疙瘩（keloid）为皮肤内结缔组织过度增生而引起的良性皮肤肿瘤。

一、临床诊断要点

（1）患者多具有瘢痕体质和家族倾向，有色人种较易发病。诱因与皮肤损伤有关，也可自行发生。

（2）好发于胸骨区，也可见于肩部、面部、颈部、耳部等。

（3）初始为小而坚硬的红色丘疹，缓慢增大，表面光滑发亮。形状为圆形、椭圆、条索状、蝴蝶状或者"蟹足状"向外伸展。有触痛，呈象皮样硬，表面有毛细血管扩张（图15-8）。

（4）自觉局部瘙痒、

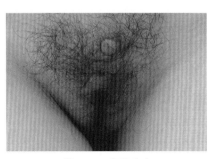

图15-8　瘢痕疙瘩

刺痛或知觉减退。

二、辅助检查

组织病理学检查　胶原纤维致密增生，纤维束增粗，可呈透明化；浅层胶原束与表皮平行排列，其下方胶原束则互相交织呈漩涡状。真皮乳头因受压而变平，弹力纤维则稀少；邻近附属器萎缩或消失，被推向外周。

三、鉴别诊断

肥厚性瘢痕　与原有损害范围相同。损害可在皮肤受到创伤后3～4周内发生，皮损范围不超过外伤部位，且在1～2年内可缩小变软。

四、治疗

1.治疗原则　抑制成纤维细胞的增生，减少胶原合成；增加胶原降解，抑制过剩胶原沉积。

2.局部药物治疗

（1）外用药治疗

处方一　肝素钠软膏或多磺酸黏多糖软膏 外用 bid

【说明】在角质软化剂、天然保湿剂的协同作用下，使胶原纤维软化、弹性增强，对增生性瘢痕有软化作用。肝素钠软膏有出血倾向者慎用。

处方二　维A酸霜 外用 qn

【说明】维A酸霜可调节表皮细胞的有丝分裂和表皮细胞的更新，使病变皮肤的增生和分化恢复正常。

（2）局部注射激素药物

处方一　曲安奈德混悬液2ml

　　　　 2%利多卡因注射液2ml ⟋ 瘢痕组织局部加压注射

处方二 得宝松注射液1ml
2% 利多卡因注射液1ml ╱ 瘢痕组织局部加压注射

【说明】注射时应严格掌握层次，只能将药液注入到瘢痕疙瘩实体中，当将药液注入到瘢痕实体中时，瘢痕会明显膨隆呈苍白色，表面呈橘皮样外观。当药液开始向周围组织浸润时应及时停止加压，拔出针头。拔针时应先将注射器减压，否则易使药液喷于体外。注射至正常皮肤可引起皮肤萎缩。每2～3周1次。

3.其他治疗 手术切除联合射线放射治疗。手术切除瘢痕组织，切除范围以切到正常皮肤为限，根据瘢痕大小创面直接拉拢缝合，或局部皮瓣转移或移植全厚皮片覆盖，术后即开始放疗。新鲜手术切口幼稚或纤维细胞和不稳定胶原纤维对射线相对敏感，手术后及早放疗能够提高治疗效果。放疗可大幅度地减少成纤维细胞的数量，从而减少胶原纤维的合成，并能促进胶原纤维的成熟，加快其分解，使瘢痕得以变平、变软。

五、预防与调护

（1）避免不适当的治疗，对局部不要经常摩擦。
（2）忌辛辣刺激饮食。
（3）瘢痕体质患者注意避免外伤。

第五节 脂溢性角化病

脂溢性角化病（seborrheic keratosis）又名老年疣，是因角质形成细胞成熟迟缓所致的良性表皮内肿瘤。

一、临床诊断要点

（1）多发于老年人，男性多在40岁以后，女性在60岁以后。

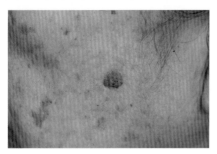

图15-9　脂溢性角化病

（2）好发于颜面、头皮、躯干、上肢，不累及掌、趾部位。

（3）早期在脂溢部位出现无痛性的、界限清楚的浅褐色丘疹或斑块，以后色泽加深，呈褐色甚至黑色，病变隆起呈疣状生长，表面呈颗粒状，直径小于3cm左右（图15-9）。

（4）一般无明显自觉症状。通常难以自行消退，呈良性经过，恶变者极少。

二、辅助检查

1.组织病理学检查　表皮角化过度、棘层肥厚和乳头瘤样增生。增生的瘤组织由鳞状细胞和基底细胞组成，其特点是瘤边界变平坦，且与两侧正常表皮位于同一平面上。在表皮真皮交界处及表皮上部尚可见黑素细胞。

2.皮肤镜　可见脑回样结构、粉刺样开口和粟丘疹。

三、鉴别诊断

1.黑色素瘤　表面不平整、色素不均匀，可伴有浸润、溃疡等，为恶性肿瘤。

2.色素性基底细胞癌　基底细胞癌初为小结节，有蜡样色泽边缘隆起，内卷，如卷心菜样，中央可破溃，常有毛细血管扩张。

3.日光角化病　开始为针头至黄豆大斑片，圆形或不规则形，表面痂黄而干燥，不易剥去，强行剥除可出血，皮损可溃破，形成溃疡，有发展成鳞癌的可能。

四、治疗

1. 治疗原则　一般不需要治疗，必要时可选择局部治疗。
2. 局部药物治疗　用于表浅及面积不大的早期皮损。
处方　3%氢醌霜　外用　tid
3. 其他治疗方法　激光、液氮冷冻、电烧灼疗法、手术切除等。

五、预防与调护

（1）避免强烈日光照射，不要经常刺激皮损
（2）少食荤腥、油腻、甘甜食物，多吃水果、蔬菜等清淡之物。
（3）治疗后注意防止术口感染，保持局部干燥清洁。

第六节　汗管瘤

汗管瘤（syringoma）为表皮内小汗腺导管的一种腺瘤。对健康无影响。

一、临床诊断要点

（1）多见于青年女性。

（2）好发于眼睑、额、两颊，其次为颈部、腹部或者女阴。

（3）皮疹大多与正常肤色相近，少部分呈淡黄色或褐黄色，直径1～3mm，高出皮面，稍有蜡样光泽，常密集散布，多互不融合（图15-10）。

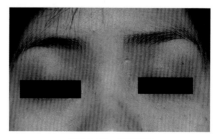

图15-10　汗管瘤

（4）慢性病程，很少自行消退，常无自觉症状，发生于女阴者常可伴剧痒。

二、辅助检查

组织病理学检查　真皮内可见较多小导管，导管腔含无定形物质，管壁由两排上皮细胞构成，大多扁平，但内排细胞偶有空泡化。上皮细胞团呈圆形、椭圆形或蝌蚪状。

三、鉴别诊断

1.粟丘疹　皮疹坚实，呈白色或黄白色，挑破后可挤出角质样球状颗粒。

2.扁平疣　丘疹顶部变平，表面光滑，可融合成片。

四、治疗

1.治疗原则　不需要全身治疗，局部治疗为主。

2.局部治疗　电灼法、激光、冷冻或化学剥脱术。

五、预防与调护

（1）避免摩擦局部。

（2）治疗后注意防止术口感染，保持局部干燥清洁。

第七节　粟丘疹

粟丘疹（milium）为起源于表皮或附属器上皮的良性肿物或潴留性囊肿，有些患者有遗传因素。

一、临床诊断要点

（1）可发生于任何年龄、性别，也见于新生儿。

（2）好发部位为面部，尤其是眼睑、颊及额部，婴儿多发